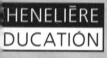

3ᵉ édition

SOCIOLOGIE DE LA SANTÉ

MARIE-THÉRÈSE
LACOURSE

Avec la collaboration de
MICHÈLE **ÉMOND**

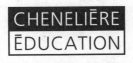

CHENELIÈRE
ÉDUCATION

Sociologie de la santé
3e édition

Marie-Thérèse Lacourse, avec la collaboration de Michèle Émond

© 2011 **Chenelière Éducation inc.**
© 2006, 2002, 1998 Les Éditions de la Chenelière inc.

Conception éditoriale : Luc Tousignant
Édition : Valérie Cottier
Coordination : Josée Desjardins
Révision linguistique : Nicolas Calvé
Correction d'épreuves : Maryse Quesnel
Conception graphique : Philippe Brochard
Conception de la couverture : Philippe Brochard

**Catalogage avant publication
de Bibliothèque et Archives nationales du Québec
et Bibliothèque et Archives Canada**

Lacourse, Marie-Thérèse

Sociologie de la santé

3e éd.

Comprend des réf. bibliogr. et un index.
Pour les étudiants du niveau collégial.

ISBN 978-2-7650-2983-0

1. Santé – Aspect social. 2. Maladies – Aspect social. 3. Habitudes sanitaires – Aspect social. 4. Santé, Services de – Administration – Québec (Province). 5. Santé – Aspect social – Québec (Province). I. Titre.

RA418.L32 2010   362.1'042   C2010-942349-6

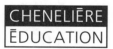

5800, rue Saint-Denis, bureau 900
Montréal (Québec) H2S 3L5 Canada
Téléphone : 514 273-1066
Télécopieur : 450 461-3834 ou 1 888 460-3834
info@cheneliere.ca

ISBN 978-2-7650-2983-0

Dépôt légal : 1er trimestre 2011
Bibliothèque et Archives nationales du Québec
Bibliothèque et Archives Canada

Imprimé au Canada

3   4   5   6   7   IMG   16   15   14   13   12

Nous reconnaissons l'aide financière du gouvernement du Canada par l'entremise du Fonds du livre du Canada (FLC) pour nos activités d'édition.

Gouvernement du Québec – Programme de crédit d'impôt pour l'édition de livres – Gestion SODEC.

Sources iconographiques

Couverture : en bas : © Anne de Haas / iStockphoto ; en haut, à gauche : © Rosemarie Gearhart / iStockphoto ; en haut, à droite : © Maridav / iStockphoto ; **p. 1 :** © Sean Locke / iStockphoto ; **p. 8 :** © Steve Debenport / iStockphoto ; **p. 14 :** Archives de l'Université McGill, PR012919 ; **p. 16 :** © Simone van den Berg / iStockphoto ; **p. 33 :** © Maxim Bolotnikov / iStockphoto ; **p. 44 :** Marie-Thérèse Lacourse ; **p. 59 :** Conception : Conseil québécois sur le tabac et la santé / Agence Pub point com ; **p. 66 :** © Lajos Repasi / iStockphoto ; **p. 81 :** Robert J. Daveant / Shutterstock ; **p. 85 :** © Denis Jr. Tangney / iStockphoto ; **p. 97 :** © Milen Slavov / iStockphoto ; **p. 102 :** © alandj / iStockphoto ; **p. 113 :** © digitalskillet / iStockphoto ; **p. 115 :** © Daniel Laflor / iStockphoto ; **p. 122 :** © Vikram Raghuvanshi Photography / iStockphoto ; **p. 135 :** © Brad Killer / iStockphoto ; **p. 147 :** © Shelly Perry / iStockphoto ; **p. 155 :** © Ian McDonnell / iStockphoto ; **p. 161 :** © Nikolay Titov / iStockphoto ; **p. 164 :** © Ivar Teunissen / iStockphoto ; **p. 169 :** © OMS. Tous droits réservés. www.who.int/features/factfiles/mental_health/mental_health_facts/fr/index1.html ; **p. 175 :** L'Imagier (www.limagier.com) ; **p. 177 :** Bibliothèque et archives Canada C22763 ; **p. 179 :** Édimédia / Publiphoto ; **p. 189 :** © Rich Legg / iStockphoto ; **p. 191 :** © David Sucsy / iStockphoto ; **p. 203 :** Alain Roberge / La Presse.

Dans cet ouvrage, le féminin est utilisé comme représentant des deux sexes, sans discrimination à l'égard des hommes et des femmes, et dans le seul but d'alléger le texte.

Les cas présentés dans les mises en situation de cet ouvrage sont fictifs. Toute ressemblance avec des personnes existantes ou ayant déjà existé n'est que pure coïncidence.

Au sujet des sites Internet proposés dans le présent ouvrage

Tous les sites Internet présentés sont étroitement liés au contenu abordé. Après la parution de l'ouvrage, il pourrait cependant arriver que l'adresse ou le contenu de certains de ces sites soient modifiés par leur propriétaire, ou encore par d'autres personnes. Pour cette raison, nous vous recommandons de vous assurer de la pertinence de ces sites avant de les suggérer aux élèves.

Le matériel complémentaire mis en ligne dans notre site Web est réservé aux résidants du Canada, et ce, à des fins d'enseignement uniquement.

À André Dontigny,
passionné de santé et d'équité sociale,
mon affectueux et indéfectible soutien.

Avant-propos

Dans toute société, la santé et la maladie constituent deux réalités fondamentales puisqu'elles ont un effet sur le déroulement de la vie biologique de même que sur celui de la vie sociale. Les membres d'une société éprouvent quotidiennement les effets de ces deux réalités, lesquelles varient aux différents moments de leur parcours biographique.

D'autre part, l'organisation sociale est modifiée par la présence ou l'absence des maladies touchant ses membres. Elle ne peut s'en désintéresser, comme l'ont montré ces dernières années, au Québec, les épisodes d'éclosion de la méningite, la progression de l'obésité chez les jeunes ou encore la pandémie de grippe A (H1N1). Au contraire, l'histoire des sociétés humaines nous apprend que ces dernières ont de tout temps cherché à contrer l'apparition des maladies, à apaiser les souffrances des malades et à promouvoir la santé. En fait, la maladie est le plus souvent considérée comme dangereuse pour la stabilité et le fonctionnement des groupes sociaux.

Le manuel *Sociologie de la santé* a été rédigé pour répondre aux besoins des enseignants des programmes d'études collégiales en techniques de la santé ainsi qu'à ceux de leurs étudiants. Il a pour but de permettre aux futurs professionnels des domaines de la santé et des services éducatifs ou sociaux de mieux saisir les dimensions sociales et culturelles de la santé, et de s'initier à la compréhension sociologique de nombreux aspects de la santé et de la maladie. Les observations et analyses proposées dans ce manuel sont illustrées d'exemples puisés dans la société contemporaine. De plus, l'accent y est mis sur les transformations de l'organisation des soins de santé au Québec, dans le contexte de crise sans précédent que connaissent les systèmes publics de santé en Occident. Cette nouvelle édition présente les données les plus récentes sur les comportements et l'état de santé des Québécoises et des Québécois et, lorsque possible, des comparaisons avec les données canadiennes.

Cet ouvrage propose une approche différente, c'est-à-dire complémentaire et non contradictoire, de celles d'autres domaines d'étude de la santé et de la maladie. Il a été conçu pour approfondir des aspects jugés fondamentaux dans la perspective sociologique de la santé. Ainsi, toutes les problématiques liées à la santé n'ont pu être abordées dans le cadre restreint de cet ouvrage.

Marie-Thérèse Lacourse

Remerciements

Nombreuses sont les personnes qui participent, d'une manière ou d'une autre, à mener à terme un ouvrage comme celui-ci. Leur contribution tout au long du processus est essentielle et appréciée.

Je tiens à remercier mes collègues enseignants pour leurs suggestions : Lise Côté (Cégep Limoilou, campus de Québec), Marie Charbonneau (Collège de Bois-de-Boulogne), Guillaume Fradette (Collège de Maisonneuve) et Lucie Mercier (Cégep de Saint-Jérôme). La pertinence de leurs commentaires a permis d'améliorer cet ouvrage. J'adresse un remerciement particulier à Michèle Émond, enseignante retraitée du collège Édouard-Montpetit, dont la contribution à la précédente édition de cet ouvrage demeure précieuse et transparaît dans le chapitre 5, et qui a accepté qu'une partie des textes qu'elle avait alors rédigés pour ce chapitre portant sur la santé mentale soit réutilisée dans la présente édition. Merci également à Sarah Boucher-Guèvremont, étudiante à la maîtrise en travail social, qui a effectué la recherche documentaire pour des sections des chapitres sur la santé mentale et les soins interculturels.

Le travail d'édition en est un de longue haleine, nécessitant une minutie et une rigueur qui font honneur à l'équipe d'édition de Chenelière Éducation. Je tiens à remercier tout particulièrement Luc Tousignant, éditeur principal, Valérie Cottier, éditrice, Josée Desjardins, chargée de projet, Nicolas Calvé, réviseur linguistique, et Maryse Quesnel, correctrice d'épreuves. Leur patience fut exemplaire.

L'apport des élèves qui se succèdent dans mes cours de sociologie de la santé est une source renouvelée de motivation pour poursuivre la révision de l'ouvrage initial. Ces étudiants sont les soignants de demain, celles et ceux qui contribuent à construire notre système de santé, à le rendre attentif à ses malades et à promouvoir la santé de toute la population québécoise. Leur défi professionnel et citoyen est élevé, et la conscience qu'ils en ont également. Merci à eux.

Enfin, je remercie affectueusement Estelle, Xavier, Clémence, Alexie et André de leur encouragement renouvelé à ce projet si accaparant. C'est avant tout leur compréhension et leur soutien au quotidien qui rendent possible l'aboutissement de ce travail. Je leur dois beaucoup. Je souhaite qu'ils s'épanouissent dans une société où la santé pour tous est une réalité associée à la solidarité sociale.

Marie-Thérèse Lacourse

Table des matières

Chapitre 1
La dimension sociale de la santé et de la maladie

Chapitre 2
Être en santé au Québec : un bilan positif, des défis à relever

Chapitre 3
Les inégalités sociales de santé

Chapitre 4
La culture et la santé

Chapitre 5
La santé mentale et la société

Chapitre 6
L'institution de la santé au Québec

CHAPITRE 1

La dimension sociale de la santé et de la maladie

Qu'est-ce que la santé ? Quelles sont les problématiques sociales soulevées par la santé et la maladie ?

Après avoir terminé l'étude de ce chapitre, vous devriez être en mesure :

▶ d'expliquer la dimension sociale de la santé et de la maladie ;

▶ de connaître les principes et les trois approches théoriques de la sociologie ;

▶ de définir les concepts de norme et de déviance en ce qui a trait à la santé et à la maladie ;

▶ de différencier les deux visions de la santé, l'idéale et la fonctionnelle, et de comprendre la notion de processus d'adaptation ;

▶ de montrer en quoi la maladie est un phénomène social et de reconnaître les maladies dominantes selon les époques ;

▶ de distinguer les déterminants de la santé ;

▶ de décrire les trois modèles d'étude des maladies et leurs particularités dans l'amélioration des problèmes de santé ;

▶ de savoir quelles sont les orientations de recherche en sociologie de la santé.

1.1.1 La santé, un état subjectif

D'entrée de jeu, posez-vous cette question : « Suis-je en santé ? » Peut-on affirmer hors de tout doute qu'on est en bonne santé ? Et si la santé n'était qu'un état subjectif, hautement hypothétique ?

« La santé occupe dans la vie [...] de nos contemporains autant de place peut-être qu'en occupait la religion aux grandes époques de foi », écrivaient en 1985 les auteurs d'un ouvrage collectif portant sur l'institution de la santé et de la maladie (Dufresne, Dumont et Martin, 1985). En cette deuxième décennie du XXIe siècle, une telle affirmation est plus vraie que jamais.

De tout temps, l'être humain a agi sur son corps et son esprit pour guérir ou amoindrir les maux dont il souffrait. Sorcier, guérisseur, chamane, mère de famille, curé, psychologue, infirmière, médecin… de nombreux intervenants aux noms et fonctions multiples se sont penchés sur le corps du petit d'homme, de sa naissance à sa mort.

Nos ancêtres se préoccupaient de leur santé et essayaient de prévenir les maladies. « En avril, ne te découvre pas d'un fil », « Une pomme chaque matin, le médecin sera loin »… Les dictons en disent long sur les liens que les générations passées établissaient entre certains comportements et une bonne santé.

« Pour vivre longtemps, il faut être vieux de bonne heure. »

« Pain d'homme et lait de femme font venir les enfants forts. »

« Habit de laine tient une peau saine. »

« La santé, comme la fortune, vient en dormant la fenêtre ouverte. »

Bien sûr, autrefois, la maladie était appréhendée avec une dose de fatalisme. On l'associait à la volonté divine ou au mauvais sort. Pourtant, les membres des sociétés traditionnelles pensaient aussi qu'on pouvait l'éviter grâce à des comportements préventifs (Loux, 1983). C'est ce que suggère l'étude des dictons.

En somme, aujourd'hui comme hier, la santé demeure une préoccupation majeure dans la vie des gens. Affirmeriez-vous être en bonne santé sans l'ombre d'un doute ? Peut-être hésitez-vous à le faire, car vous vous demandez ce qu'est la santé. Quels critères déterminent une bonne santé ? La santé perçue correspond-elle à la santé réelle, mesurée objectivement ? La santé est-elle un état permanent ou temporaire ?

Habituellement, une personne se sait en bonne santé parce qu'elle l'expérimente et l'interprète ainsi. Avoir le moral, se sentir en pleine forme, être bien dans sa peau, accomplir sans peine les activités de la vie quotidienne… voilà autant de façons d'exprimer l'idée de santé.

« Dire la santé, c'est aborder le territoire du subjectif. Selon les points de vue de chacun ou de chaque collectivité, dans le cadre d'une culture donnée, l'état de santé est perçu et interprété » (Lazarus et Aïach, 1996). Il n'existe aucune mesure objective de la santé « normale », mais un certain rapport de l'être humain à sa vie (Halpern, 2004).

---

exercice 1.1

Être en bonne santé

1. Que signifie, pour vous, être en santé ? Dans quelles circonstances considérez-vous l'être ? Répondez spontanément, en une seule phrase.

2. Pouvez-vous affirmer, hors de tout doute, être actuellement en parfaite santé ? Pourquoi ?

Discutez en groupe classe de vos réponses et de vos justifications. La signification accordée à la santé est-elle la même pour tous ? Résumez les dimensions liées à la santé qui ressortent des réponses à la première question. Où se situent les différences ? Combien d'élèves se disent en parfaite santé ? Pourquoi ?

La santé est un état subjectif

Professeur de santé publique, le Dr Antoine Lazarus réfléchit chaque année avec ses étudiants sur le concept de santé et la définition qu'en donne l'Organisation mondiale de la santé (OMS).

Lazarus note l'absurdité bien réelle du fait que toute naissance est le prélude à un décès, «et, quoi qu'il en soit, ce dont il s'agira si on parle santé, c'est de quelque chose qui va se passer entre la naissance et le moment de la mort». Que se passerait-il si la prévention était pleinement efficace? On soignerait tout le monde, et il n'y aurait ni vieillissement ni maladie transmissible. Les gens seraient immortels. «Alors, évidemment, on peut dire que, si on sait qu'on ne va jamais mourir, ce n'est pas la peine de désirer aujourd'hui ce que j'ai l'éternité pour vouloir.» C'est parce que la vie finit que la santé est désirée.

De même, dans la société contemporaine, comment expliquer que des gens en bonne santé «n'aiment pas leur santé, c'est-à-dire, n'aiment pas leur vie, ne restent pas dans des comportements protégeant la santé? Nous posons presque comme principe que tout le monde a envie de vivre le plus longtemps possible, et puis on s'aperçoit qu'il y a des gens qui n'ont pas envie de vivre.» Pensons aux personnes qui adoptent des comportements à risque — consommation de drogues dures, relations sexuelles non protégées, sports extrêmes, etc. Pour le médecin et professeur, la santé est quelque chose qu'on ressent, que ce soit individuellement ou collectivement. Dans un XXe siècle entièrement tourné vers le progrès technologique, «une définition pose comme fondement commun que la santé sera de l'ordre du subjectif, dépendant du point de vue de chacun ou de chacun des groupes, là où il se trouve, dans leur culture à eux».

Source: Adapté de Lazarus, A., et P. Aïach 1996. «La santé? C'est la vie!». *Prévenir*, n° 30, 1er semestre, p. 61-71.

1.1.2 La sociologie et la santé

Le corps humain n'est pas une entité neutre et dénuée de signification. Chaque partie de notre corps, chaque parcelle de notre vie biologique bat au rythme des rapports sociaux que nous établissons avec les membres de notre société. Nos groupes d'appartenance, notre famille, notre position dans la société, les rapports établis entre les sexes, les classes et les ethnies influent sur le rapport au corps, à notre corps.

Le corps existe et est nommé par la médiation de la société et de la culture. Il exprime ouvertement ou discrètement les règles sociales et culturelles. Pourquoi les femmes d'Amérique du Sud et d'Afrique mettent-elles leurs enfants au monde accroupies alors que celles d'Europe et d'Amérique du Nord s'allongent, parfois sans bouger pendant des heures, pour «se faire accoucher»? Pourquoi des jeunes en Occident adoptent-ils le *body piercing* ou les tatouages pour marquer leur écart par rapport au conformisme social et leur ressemblance entre eux?

La spécificité du regard sociologique repose sur la distinction que le chercheur établit entre la réalité biologique et la réalité sociale de la maladie, c'est-à-dire l'état de maladie défini par la société tout entière (Herzlich, 1986). Le sociologue aborde la santé et la maladie en tant que constructions sociales. Ilona Kickbusch, ex-directrice du département de promotion de la santé à l'OMS, déclarait dans le cadre d'une conférence internationale que la «santé est principalement une construction sociale: elle découle de l'interaction entre l'individu et son environnement au cours de la vie quotidienne: là où les gens vivent, s'aiment, apprennent, travaillent et jouent» (CONFINTEA, 1997, p. 295).

Postulat
Principe admis
comme point
de départ.

Rapports sociaux
Relations entre les
individus et entre
les individus et
les groupes.

Comment est-ce possible ?

Le sociologue pose la réalité sociale comme étant la conséquence des relations réciproques entre les individus et de l'influence qu'exerce la société sur ces derniers (Denis *et al.*, 2007). À partir de ce **postulat,** il cherche à montrer l'aspect social des réalités humaines : de quelle manière le fait de vivre en société, dans le contexte de **rapports sociaux** orientés et organisés par des règles, des normes, des valeurs et des institutions, permet-il de comprendre et d'expliquer les réalités humaines ?

En conséquence, la santé et la maladie, qui apparaissent comme deux réalités biologiques de l'être humain, intéressent tout autant le sociologue, qui conçoit qu'elles existent et prennent un sens à travers les relations sociales des membres d'une société.

Quels sont les statuts sociaux associés aux états biologiques ? Comment fonctionnent les institutions médicales et hospitalières ? Quels sont les enjeux de pouvoir dans les professions de la santé ? Quelle reconnaissance accorde-t-on à la profession infirmière dans le système de santé ? Qu'est-ce qui modèle la manière dont chacun expérimentera la maladie et son traitement dans des environnements culturels différents ? Pourquoi un type de maladie domine-t-il à une époque donnée ? Ce sont là quelques-unes des questions auxquelles tente de répondre le sociologue de la santé.

Les recherches sociologiques sont devenues indispensables dans un contexte où, depuis les années 1960, les enjeux entourant la santé et la maladie se sont multipliés. Pensons à l'étude des causes sociales des maladies, au développement des institutions hospitalières, gigantesques structures au cœur du système de soins, et au défi que pose leur réforme ; pensons à l'explosion des techniques médicales, aux coûts croissants des systèmes de santé, à la recherche biogénétique qui dépasse les limites éthiques, elles-mêmes sans cesse repoussées, aux technologies de la reproduction humaine, à l'accès aux soins, aux rôles et à l'expérience du malade. Sur tous ces enjeux, la sociologie apporte une connaissance et une réflexion permettant de comprendre les changements, de les critiquer, de saisir les rapports entre les individus, la santé et la maladie, et d'influer sur les orientations sociales et éthiques du système de santé. Bref, les sociologues contribuent, en tant que scientifiques et acteurs sociaux, au changement social et au mieux-être des personnes. À partir des années 1970, le recours aux sciences sociales dans le domaine de la santé est devenu pleinement légitime (Herzlich, 1986).

1.2 TROIS COURANTS THÉORIQUES

Comme toutes les disciplines scientifiques, la sociologie appréhende son objet d'étude selon une diversité de points de vue. Ces derniers peuvent être répartis en trois grandes théories sociologiques : la théorie fonctionnaliste, la théorie marxiste ou conflictuelle et la théorie interactionniste (Campeau *et al.*, 2009).

La théorie fonctionnaliste cherche à expliquer le fonctionnement global de la société. Elle conçoit cette dernière comme un ensemble d'éléments interreliés, les institutions sociales, qui contribuent au maintien de l'équilibre social. Cette approche met l'accent sur les mécanismes d'intégration sociale, le rôle et les fonctions des institutions ainsi que les valeurs fondamentales partagées par les membres d'une société. C'est ainsi que l'institution de la santé joue un rôle déterminant non seulement dans la prestation de soins aux malades, mais aussi dans le maintien de l'équilibre de la société. Les médecins et autres fournisseurs de soins ont des responsabilités particulières qui font en sorte que le système soit fonctionnel, et les patients sont amenés à se conformer aux valeurs liées à la santé.

La théorie marxiste (et plus largement la théorie du conflit associée à l'approche marxiste) voit au contraire dans les oppositions entre groupes sociaux le moteur du changement social. Les problèmes sociaux surgissent des actions de la classe dominante qui, dans une société capitaliste, détient le pouvoir économique, politique et médiatique. Ses membres cherchent à maintenir leurs privilèges, tandis que les groupes dominés tentent d'améliorer leur position sociale. Plus largement, les inégalités sociales en santé doivent être situées dans un contexte de luttes sociales : la pauvreté et la maladie sont des conséquences des mouvements sociaux et économiques à l'œuvre dans la société, et non seulement le fait de comportements individuels. La protection du droit à la santé et à des conditions de vie décentes pour tous est indissociable des revendications portées par les groupes sociaux qui en prennent la défense.

Enfin, la théorie interactionniste accorde une grande importance aux acteurs sociaux et à la dimension subjective de la vie en société : elle cherche à décoder les motivations sociales qui orientent les actions des individus. L'interactionnisme pose que «la vie en société est uniquement possible parce que les gens accordent une signification» (Brym et Lie, 2010, p.18) à l'environnement et aux éléments qui le composent. Toute explication du comportement social doit donc tenir compte de l'interprétation que les personnes en font. Par exemple, quelle signification les malades donnent-ils à leur maladie, à ses causes ? Quelle vision les gens se font-ils de la santé ? Comment expliquer que des comportements jugés sains par les infirmières qui font de la prévention et de l'éducation sanitaire soient si difficiles à adopter ?

Les grandes études en sociologie de la santé dont nous ferons état dans cet ouvrage s'inscrivent dans l'un ou l'autre de ces courants théoriques de la sociologie contemporaine.

---

savoir plus 1.1

La démarche sociologique

La sociologie est une science, surtout parce que ceux qui la pratiquent s'efforcent de le faire dans un esprit scientifique (Rabier, 1989). À l'instar de toute discipline scientifique, elle s'appuie sur l'observation objective des phénomènes, leur description et leur explication à l'aide de concepts et de théories générales. Pour réussir cet exercice, le sociologue doit s'éloigner du sens commun, qu'on appelle aussi sociologie spontanée, et découvrir les règles sociales qui s'apparentent à des contraintes pour l'individu et déterminent ses actions.

Un des axiomes de la sociologie veut que les actions individuelles concourent à produire du «social». Le social est extérieur à l'individu, il a son existence propre et détermine celle des personnes.

C'est ce que le sociologue doit observer et comprendre. Les agencements de faits sociaux ont un sens, lequel peut être mis en évidence par l'application de la méthode scientifique.

Un deuxième axiome veut que le social s'explique par le social. La sociologie a pour objet l'étude des déterminants sociaux des actions, au contraire de la psychologie, qui s'intéresse à leurs déterminants individuels. Dans le domaine de la santé et de la maladie, un sociologue qui étudie les causes des suicides chez les hommes au Québec en abordera les dimensions sociales et culturelles, qu'il pourra associer à l'éclatement des structures familiales et religieuses, tandis qu'un psychologue s'attardera de son côté à l'aspect individuel qu'est la faible estime de soi et qu'un médecin se penchera sur le diagnostic de dépression chez la personne suicidaire.

Sources : Adapté de Rabier, J.-C. 1989. *Introduction à la sociologie*. Bruxelles : Érasme ; Denis, C., *et al.* 2007. *Individu et société.* 4e éd. Montréal : Chenelière Éducation.

1.3 LE CONCEPT DE SANTÉ

Malgré les préoccupations anciennes et actuelles entourant la santé, il n'est pas simple de donner une définition précise et sans ambiguïté du concept de santé.

« Pourquoi vouloir définir la santé ? La quête même de cette définition est millénaire. Silence des organes, absence de maladie, équilibre des humeurs, osmose avec le milieu, ensemble de sécurités dans le présent et d'assurances dans l'avenir », la santé se juge selon son rapport temporel avec l'individu (Durand, 1996).

Toute définition de la santé dépend de la personne, spécialiste ou profane, qui la propose. Chaque définition sous-tend une approche et des valeurs qui en fournissent un code d'interprétation. On peut dire qu'une définition offre toujours une rationalisation permettant de comprendre la conduite des personnes par rapport à la santé et à la maladie, qu'il s'agisse des professionnels de la santé ou du reste de la société.

1.3.1 La santé : norme et déviance

De manière générale, les définitions de la santé cherchent à décrire l'état des individus dans leur relation avec une **norme** (Susser, 1974). Il peut s'agir d'une norme idéale : ce que devrait être la santé. Il peut aussi s'agir d'une norme relative aux comportements attendus : ce que les personnes devraient faire pour maintenir leur santé. Ou encore, ce peut être une norme visant les comportements réels : quels sont les comportements acceptés et lesquels sont déviants ? En somme, une personne est dite en santé quand son état ou son comportement correspond à une norme, une règle définie préalablement.

La notion de norme permet à son tour d'aborder la maladie en tant qu'écart à la norme, une situation de **déviance,** tant par rapport aux normes physiologiques ou biologiques qu'aux normes sociales. Dans la vie sociale, la maladie constitue en effet une déviance entravant l'accomplissement des rôles sociaux que doivent assumer quotidiennement les individus.

Illustrons de quelques exemples la notion de norme. La température du corps humain, observée empiriquement, est de 37,5 °C. Celle-ci constitue une norme physiologique. En deçà et au-dessus de cette température, on pourra parler d'écart par rapport à la norme. À partir de 38,5 °C, par exemple, on s'entend pour reconnaître un état fiévreux anormal, et on recommande d'utiliser des moyens pour abaisser la température du corps. La température normale du corps humain a été établie par l'observation de la température du corps auprès de centaines d'individus. Elle découle d'une moyenne statistique.

La norme du poids idéal d'une personne repose sur d'autres normes, à la fois statistiques et culturelles. Elle est établie suivant la distribution du poids des individus dans une population donnée. Cependant, pour un même poids, disons 60 kg, une femme mesurant 1,60 m peut être considérée comme étant de poids normal, mais se percevoir trop grosse selon des critères de beauté corporelle féminine. Nombre de jeunes femmes nord-américaines se trouvent grosses et sont obsédées par la minceur, alors que, dans plusieurs sociétés, un certain embonpoint est vu comme un signe de richesse et de santé. En Mauritanie, l'obésité est un canon de la beauté féminine : on trouvera la jeune fille trop mince, pas assez bien portante, ce qui conduit à une technique de gavage nocive menant à l'obésité des fillettes. On peut donc se demander sur quoi se fonde une norme. Sur la mannequin occidentale ultramince ou sur la jeune africaine aux formes épanouies ? Sur la taille du grand Américain ou sur le Pygmée qui mesure 50 cm de moins que lui? Peut-on dire que le Pygmée est en mauvaise santé parce qu'il est plus petit? Il est pourtant un redoutable chasseur, capable d'éventrer un éléphant à lui seul en se couchant sur la piste (Lazarus et Aïach, 1996).

Pour se garder de faire appel à la norme d'un poids idéal imposée à tous, médecins et nutritionnistes utilisent l'indice de masse corporelle (IMC) ou indice de Quételet. L'IMC est calculé en tenant compte de la musculature, de l'ossature et de la taille de chaque personne, et précise une nouvelle norme internationale de corpulence des personnes par rapport aux risques pour la santé. Les valeurs situées entre 18 et 25 constituent les repères communément admis pour un IMC normal, c'est-à-dire dans la norme statistique qui, selon l'OMS, ne présente pas de risque accru pour la santé[1]. Sous 18, il y a risque de dénutrition (en Espagne, les mannequins dont l'IMC est inférieur à 18 n'ont d'ailleurs plus le droit de défiler sur la passerelle). Au-delà de 25, on parle d'embonpoint. En 1998, de nouvelles directives de l'OMS ont abaissé ce seuil de 27 à 25, ce qui a fait bondir 30 millions d'Américains de la catégorie « poids santé » à la catégorie « embonpoint » (Wilson, 2005).

La figure 1.1 résume les relations entre santé, maladie, norme et déviance.

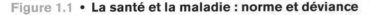

Figure 1.1 • La santé et la maladie : norme et déviance

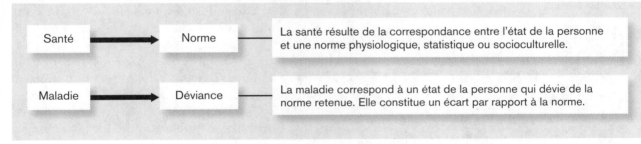

1.4 LES DEUX VISIONS DE LA SANTÉ

Deux visions de la santé se dégagent des définitions formulées au fil des travaux des intervenants et des chercheurs dans le domaine de la santé.

Ces conceptions sont importantes en ce qu'elles orientent l'élaboration des politiques de santé nationales et internationales. Elles déterminent les priorités accordées à des aspects de la santé plutôt qu'à d'autres. Pour illustrer ces points de vue sur la santé et les valeurs qui les sous-tendent, nous proposons deux définitions de la santé qui sont devenues célèbres dans les années 1950 et 1970.

1.4.1 La santé idéale

La première définition de la santé, et la plus fameuse, a été proposée par l'OMS dans le préambule de sa charte. La nouvelle organisation internationale fut créée par l'Organisation des Nations unies (ONU) dans l'espoir de construire un monde meilleur dans lequel la santé deviendrait une variable fondamentale. Il n'est pas anodin de noter que la santé fut associée à l'édification de la paix au sortir de la Seconde Guerre mondiale.

---

1. Les valeurs attribuées à un IMC normal varient selon les chercheurs.

L'OMS définissait alors la santé comme «un état complet de bien-être physique, mental et social, et non seulement l'absence de maladie ou d'infirmité» (22 juillet 1946). La définition de l'OMS, entérinée par 61 États membres des Nations Unies et entrée en vigueur en 1948, sert de référence pour l'élaboration de politiques de santé nationales et internationales depuis plus de 60 ans (OMS, 1946).

Que suggère cette définition ? D'abord que la santé est affaire de bien-être. Se sentir bien dans son être, c'est un état positif, un sentiment aussi. Mais c'est surtout un état complet : il englobe les dimensions mentale (psychologique et spirituelle) et sociale, et non seulement biologique. Cet état de bien-être existe en lui-même, pour soi. Autrement dit, l'absence de maladie ne suffit pas à définir la santé. À l'aube des années 1950, il s'agissait d'une conception novatrice. En effet, jusque-là, la science médicale et les efforts des gouvernements concernant la santé étaient tournés vers la maladie, considérée comme le point de référence de la santé. L'OMS inaugurait ainsi une vision globale et positive de la santé et des relations entre la personne et sa santé. De plus, cette définition n'était pas normée empiriquement : elle pouvait être utilisée dans différents contextes culturels et sociopolitiques.

N'est-ce pas idéaliste ?

Plusieurs critiques ont souligné que la vision de la santé suggérée par la définition de l'OMS, certes globale, constitue aussi une représentation idéaliste. Idéaliste en ce qu'elle fait de la santé un but dans la vie, un idéal à atteindre. C'est une nouvelle norme qu'on impose aux États et aux individus : atteindre un état de bien-être global.

En réalité, le bien-être physique, mental et social est un état fort précaire, dont l'harmonie doit être à tout moment reconstruite. Cet état est tout sauf définitif. Il exige de constants efforts. C'est pourquoi il peut être considéré par des catégories de personnes comme inaccessible et sans rapport avec les exigences et les contraintes de la vie réelle.

Somme toute, si cette définition de l'OMS est la plus connue, elle est aussi critiquée. On la dit trop globale et idéaliste, cache-misère, démagogique, trop statique, inopérante, incapable d'offrir une mesure rigoureuse de la santé. De plus, l'emploi du terme «état de santé» la rend statique.

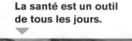

La santé est un outil de tous les jours.

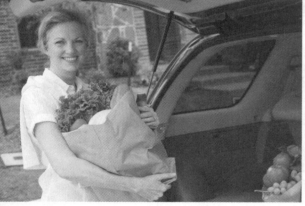

1.4.2 La santé fonctionnelle

À cette vision idéaliste de la santé, des chercheurs ont opposé dans les années 1960 une approche plus pragmatique. Dès 1965, le biologiste René Dubos critiquait la définition de l'OMS en postulant que la notion de santé parfaite et positive est une **utopie.** Il suggérait plutôt de la concevoir en fonction des aspirations et des besoins des personnes. Selon Dubos, les mots «santé» et «maladie» n'ont de sens «que si on les définit sous l'angle d'une personne donnée, fonctionnant dans un milieu physique et social donné» (Dubos, 1981, p. 60).

Utopie
Projet qui ne tient pas compte de la réalité.

Il ne serait donc pas possible de définir la santé dans l'abstrait, d'une manière irréfutable et universelle. La santé serait davantage «un état physique et mental relativement exempt de gêne et de souffrance, qui permet à l'individu considéré de fonctionner aussi efficacement et aussi longtemps que possible dans le milieu où le hasard ou le choix l'ont placé» (Dubos, 1981, p. 60). Voilà une vision fonctionnelle de la santé, désormais perçue comme une ressource pour la vie quotidienne, un moyen, un outil de tous les jours. Elle est moins un état positif à atteindre qu'une nécessité à maintenir en bon usage.

❓ La santé parfaite ne peut-elle pas exister ?

Certains auteurs n'hésitent pas, en critiquant la notion de santé idéale, à parler du mirage de la santé. Le mirage exercé par la notion de santé parfaite et positive ferait oublier que la bonne santé relève en premier lieu de la capacité à s'ajuster à un environnement en constante évolution, quels que soient le degré de développement des technologies biomédicales ou les modifications apportées à l'environnement (Halpern, 2005).

Nous mettons côte à côte ces visions fondamentales de la santé pour souligner le fait que le recours à des définitions n'est pas sans conséquence. Utilisées par des personnes qui prodiguent des soins ou qui planifient des politiques de santé, elles orientent les façons de soigner, de considérer la maladie ainsi que la place accordée aux personnes dans les processus de prévention et de guérison. À quelle perspective de la santé adhèrent, par exemple, les professionnels du système de santé québécois ? Dans la population, chez les étudiants, quel est l'objectif le plus important : atteindre un état idéal de santé ou pouvoir compter sur ses capacités intellectuelles et physiques pour accomplir ses activités, par exemple réussir ses examens ? Les groupes sociaux adoptent des conceptions différentes de la santé et de l'usage de leur corps, et agissent en fonction de ces conceptions. Le tableau 1.1 présente les caractéristiques des deux visions de la santé que nous venons de décrire.

Tableau 1.1 ● Deux visions de la santé

Santé idéale	Santé fonctionnelle
• Idéal à atteindre	• Moyen à conserver
• État positif global	• Ressource indispensable
• Équilibre précaire	• Nécessité de maintenir en usage
• But dans la vie	• Outil quotidien

1.4.3 Une synthèse contemporaine : la santé comme résultat d'un processus d'adaptation

Dans notre tentative de définir la santé, nous avons mis en opposition les visions idéaliste et fonctionnelle. Il faut aussi admettre qu'elles se complètent. Par exemple, l'approche fonctionnelle de la santé peut sembler trop limitée. Pourquoi restreindre la santé au seul plan de la capacité fonctionnelle, alors qu'être en santé consiste aussi à se sentir bien ? Certaines personnes ne sont pas malades physiquement ou mentalement, mais elles ne se sentent pas bien, pas en bonne santé.

Enfin, n'oublions pas que la définition de l'OMS est perpétuellement en chantier. Élaborée à la fin de la Seconde Guerre mondiale par un aréopage de médecins et d'hommes politiques, elle résulte de négociations entre des représentants de différents régimes politiques (capitaliste et socialiste) réunis dans l'espoir de bâtir un monde meilleur et avec l'idée que la santé est un des piliers de la paix. Mais elle marque aussi une rupture. Avant 1946, on n'avait jamais défini la santé de cette manière et dans un but collectif. Depuis, elle a été enrichie et a fait l'objet de divers amendements et compléments à l'occasion de conférences internationales (*voir l'annexe en fin de chapitre*).

En précisant les conditions nécessaires pour atteindre l'objectif de la santé pour tous à l'aube de l'an 2000 dans les pays industrialisés et dans les pays en développement, la Charte d'Ottawa élargit la définition initiale de l'OMS.

La Charte préconise que, pour parvenir à un état complet de bien-être physique, mental et social, l'individu ou le groupe doivent pouvoir définir et réaliser leurs ambitions, satisfaire leurs besoins et évoluer avec leur milieu ou s'y adapter. Ce concept est positif et met l'accent sur les ressources sociales et personnelles ainsi que sur les capacités physiques (Charte d'Ottawa, 1986). On y reconnaît aussi que les conditions sociales ont un effet sur la santé, les qualifiant de «conditions et ressources indispensables à la santé». Il s'agit de la paix, du logement, de l'instruction, etc. Les préalables à l'amélioration de la santé de toute personne en découlent (*voir la figure 1.2*).

Ilona Kickbusch affirmait que la santé doit être considérée davantage comme un processus que comme un état, vision qu'elle juge maintenant trop restrictive. «La santé peut être vue comme une forme évolutive très complexe, très dynamique, qui aurait sa vie propre.» (Kickbusch, 1996)

Ce point de vue, la sociologue Annie Thébaud-Mony le partage et le précise lorsqu'elle définit la santé comme «un processus dynamique par lequel l'individu se construit et chemine, processus qui inscrit dans le corps, dans la personne, les empreintes du travail, des conditions de vie, des événements, des douleurs, du plaisir et de la souffrance, de tout ce dont est faite une histoire individuelle dans sa singularité, mais aussi collective par l'influence des multiples logiques au cœur desquelles elle s'insère» (Thébaud-Mony, 1996).

Figure 1.2 • **Les préalables pour améliorer la santé selon la Charte d'Ottawa**

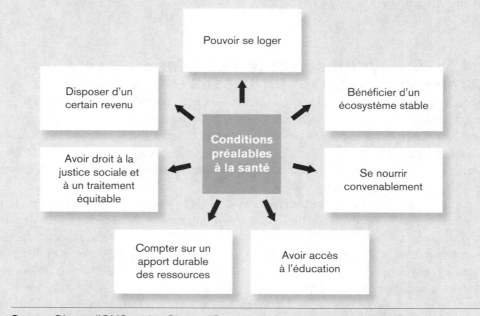

Source: D'après l'OMS. 1986. *Charte d'Ottawa pour la promotion de la santé.* [En ligne], www.who.int/fr

L'anthropologue Raymond Massé postule aussi que la santé est synonyme d'adaptabilité (Massé, 1995). Il allègue que le rapport entre maladie, environnement et culture doit être compris et analysé comme un système dynamique et changeant.

La santé est le résultat d'un processus dynamique et réciproque entre les personnes (et la collectivité) et l'environnement social et physique.

1.5 LA MALADIE, UN PHÉNOMÈNE SOCIAL

«La maladie est sociale dans sa nature et dans sa distribution, différente selon les époques et les sociétés.»

Claudine Herzlich, 1984.

Dans l'étude de l'apparition et de la distribution des maladies chez les humains, deux grandes variations nous montrent de quelle manière, sur le plan **macrosociologique,** la maladie et la santé représentent fondamentalement des faits sociaux. Ces deux grandes variations sont l'apparition des maladies à travers les époques — c'est-à-dire dans le temps — et la distribution des maladies parmi les groupes sociaux — c'est-à-dire dans l'espace social.

Macrosociologique
Qui concerne l'étude sociologique sur le plan des structures sociales.

1.5.1 La maladie varie selon les types de sociétés

Nos ancêtres mouraient-ils des mêmes causes, maladies et accidents que nos contemporains ? Souffraient-ils des mêmes problèmes de santé ? Si aucune société humaine n'a été épargnée par la maladie, «le type de **morbidité** et sa fréquence au sein d'une population varient d'une société à l'autre» (Chanlat, 1985). (*Voir le tableau 1.2, p. 12.*)

Morbidité
Caractère de ce qui est malade ; rapport entre le nombre de malades et la population.

❓ Quelles étaient les maladies d'autrefois ?

Le paléolithique supérieur — période d'apparition de l'*Homo sapiens,* entre 50 000 et 10 000 av. J.-C. — se caractérise par une faible densité démographique, une économie de subsistance axée sur la cueillette, la chasse et la pêche, et le nomadisme des populations (Jolly et White, 1995). Les causes de décès les plus fréquentes y sont les traumatismes dus aux accidents, aux chutes et aux combats. Les individus souffrent de rhumatisme chronique dans un contexte où les habitations sont rudimentaires et en l'absence d'une source de chaleur constante. Selon Chanlat (1985) : «Ces lésions frappent des personnes jeunes. L'espérance de vie à cette époque ne doit pas dépasser la trentaine.»

Les sociétés du néolithique connaîtront la première explosion démographique de l'humanité grâce à l'avènement de l'économie agricole. La densité de population s'accroît et les collectivités se sédentarisent. Les échanges commerciaux mettent les sociétés davantage en contact les unes avec les autres, de l'Orient à l'Occident. Cela n'est pas sans conséquence pour la santé, alors que les conditions de vie sont marquées par la sous-alimentation chronique et l'absence d'hygiène publique et privée.

De manière générale, les sociétés agricoles, qui existent dès le néolithique puis dans les périodes subséquentes de l'Antiquité et du Moyen Âge jusqu'à l'orée de l'industrialisation, subissent des maladies de carence telles que le rachitisme, le scorbut et les caries en raison de changements dans le régime alimentaire. Un autre groupe de maladies, les **maladies infectieuses,** se transmettent par le biais de différents **vecteurs.** Le plus souvent,

Maladie infectieuse
Contamination par contact avec des agents pathogènes.

Vecteur
Véhicule par lequel se propage la maladie.

Tableau 1.2 • Les principales causes de morbidité et de mortalité selon les types de sociétés

Type de société	Caractéristiques	Principales causes de morbidité et de mortalité
Paléolithique	Faible densité, économie de cueillette, de chasse et de pêche. Population nomade	• Traumatismes (accidents, chutes, combats) • Ostéarthrose chronique (rhumatisme)

Néolithique et agricole	Densité plus forte, économie agricole, échanges commerciaux, sédentarité, absence d'hygiène publique et privée, sous-alimentation chronique	• Maladies de carence (rachitisme, scorbut, caries)
		• Maladies infectieuses épidémiques
		  – Transmission entre humains sans possibilité de survivance en dehors d'importantes concentrations humaines (poliomyélite, rougeole, rubéole, variole…)
		  – Transmission de l'animal à l'homme, surtout par des rongeurs (peste)
		  – Maladies diarrhéiques dues à un besoin d'eau de plus en plus grand

Industrielle	Pendant la phase de décollage, conditions sanitaires semblables à celles des siècles précédents ou pires qu'elles	• Maladies de carence • Maladies infectieuses : recrudescence de la tuberculose, choléra
Industrielle avancée	Économie très diversifiée, consommation, éclatement social, suralimentation, rythme accéléré des changements, pollution environnementale	• Maladies de l'appareil circulatoire, ulcères • Cancers • Maladies mentales et accidents • Sida • Alzheimer • Obésité

Source : Adapté de Chanlat, J.-F. 1985. « Types de sociétés, types de morbidités : la socio-genèse des maladies ». Dans J. Dufresne, F. Dumont et Y. Martin. *Traité d'anthropologie médicale*. Québec/Lyon : IQRC, PUQ et PUL, p. 300.

Épidémie
Apparition d'un nombre anormalement élevé de cas d'une maladie selon le lieu et le temps.

Endémique
Présence quasi constante d'une maladie à un endroit donné.

cette transmission se fait entre les humains des villages et des villes surpeuplées de l'Antiquité ; la tuberculose, le paludisme, la poliomyélite, la rougeole, la rubéole et la variole constituent les principales maladies transmises par contact humain. Des infections sont aussi transmises de l'animal à l'homme. La peste, véhiculée par le rat, a fait des ravages en Orient pendant l'Antiquité, pour se déplacer en Europe de l'Ouest au Moyen Âge. À cette époque, donc, les populations sont périodiquement en proie à des **épidémies** plus ou moins meurtrières, comme ce fut le cas avec la peste noire au XIVe siècle, de même qu'à la présence **endémique** de maladies infectieuses telles la grippe, la lèpre, la diphtérie et la variole.

Durant la période de décollage du XVIIIe siècle, les sociétés industrielles présentent des conditions sociosanitaires semblables à celles de la période précédente. Les gens meurent toujours de maladies de carence et de maladies infectieuses. Deux nouvelles épidémies font rage : la tuberculose, dans les quartiers ouvriers des grandes villes industrielles, et le choléra, qui apparaît en Occident au début du XIXe siècle.

Cependant, dans les sociétés industrielles avancées, après la Seconde Guerre mondiale, les caractéristiques socioéconomiques changent. L'économie se diversifie et la société de consommation se développe. La suralimentation des individus détrône les famines; le rythme des changements s'accélère et provoque l'éclatement du tissu social. Ces changements dans les modes de vie s'accompagnent de la montée des maladies chroniques. L'espérance de vie s'améliore constamment avec le recul considérable de la mortalité infantile. Les causes de décès changent: on ne parle plus de maladies de carence, pour ainsi dire disparues, mais de maladies d'abondance. Les maladies de l'appareil circulatoire, les cancers, les ulcères, les maladies mentales et les accidents dominent. Le cancer acquiert le statut de maladie-fléau, qu'on associe à la mort. Il incarne désormais l'essence même de la maladie causée par la vie moderne. Dans les années 1980, il sera temporairement remplacé par le sida.

1.5.2 La maladie selon les groupes sociaux

On observe un changement des **maladies dominantes** au fil du temps, lié aux changements dans l'organisation sociale globale. Cependant, la répartition des maladies et de la mortalité varie aussi selon l'appartenance des personnes à des catégories sociales particulières (Dorvil, 1985).

Maladie dominante
Maladie la plus fréquente à un moment donné.

À partir du moment où les observateurs de la société ont accès à des données en quantité suffisante, ils constatent des écarts dans la distribution des maladies et de la mortalité en fonction des groupes sociaux, aussi bien en période d'épidémie qu'en temps normal. Les inégalités de santé sont découvertes en Europe au XIXe siècle «par Villermé en France, Chadwick et Engels en Angleterre et Virschow en Allemagne» (Frohlich *et al.*, 2008, p. 7). Les observateurs du temps remarquent que les taux de décès dans les quartiers des villes où s'entassent les familles ouvrières pauvres sont systématiquement plus élevés que dans les quartiers où vivent les nantis.

Ainsi, des variations apparaissent selon l'appartenance au groupe ethnique, au milieu (rural ou urbain) et à la religion, et selon le niveau d'instruction, la situation professionnelle ou la qualité de l'environnement social (Paquet, 1994).

Dès la décennie 1970, au Canada et au Québec, on documente ces variations. En 1974, l'écart le plus marqué dans la mortalité au Canada se situe entre les cadres supérieurs, dont l'indice de mortalité relative est de 75, et les ouvriers non spécialisés, dont l'indice est de 145 (Wilkins, 1980).

Aujourd'hui, les mêmes constats s'imposent: les hommes québécois vivant dans les milieux les plus défavorisés voient leur espérance de vie diminuer de huit années comparativement à ceux des milieux les plus favorisés. Chez les femmes, l'écart est de trois ans (MSSS, 2008). Des chercheurs français établissent les relations suivantes: le manœuvre meurt davantage que le professeur; la catégorie socioprofessionnelle du mari pèse sur la mortalité de son épouse; l'influence du milieu social se prolonge jusqu'aux âges élevés tant pour les hommes que pour les femmes; les personnes sans activités ont une mortalité plus élevée que les personnes actives du même âge; la vie de famille protège; la propriété sélectionne (Desplanques, 1990).

1.5.3 De la maladie à la santé

Du XVIe au XIXe siècle sévissent des maladies épidémiques qui affectent un grand nombre de personnes simultanément. «Dans l'épidémie on n'est pas malade, on ne meurt pas seul mais en nombre.» (Herzlich et Pierret, 1984, p. 13) Ces maladies de masse incarnent la mort. On n'en maîtrise ni l'apparition ni la diffusion. Cette période dite de la «maladie sociale» se distingue également par l'absence de statut accordé au malade. L'épidémie est conçue comme une forme de mort collective, parfois rapide et brutale comme dans le cas de la peste, du choléra ou de la grippe espagnole, parfois lente comme dans celui de la tuberculose et de la lèpre.

L'individualisation de la maladie prend naissance avec la maîtrise des épidémies, qui s'opère petit à petit au XXᵉ siècle. La science donne alors un statut au malade. La généralisation du **diagnostic différentiel,** alliée à la mise au point de traitements de plus en plus sophistiqués — qui guérissent ou soulagent —, confère un statut particulier au malade (Anctil et Martin, 1988). Grâce à la raréfaction des maladies infectieuses et à la possibilité de les guérir au moyen des antibiotiques, un changement s'effectue dans le statut du malade, qui acquiert une existence jusque-là déniée par la rapidité de la mort (Adam et Herzlich, 1994).

En effet, les maladies modernes, qui apparaissent à la fin des grandes épidémies ayant causé la terreur de la contagion et, partant, la peur du malade, sont maintenant des maladies dites chroniques et dégénératives.

Il existe un traitement qui, s'il ne le guérit pas toujours, permet néanmoins au malade de survivre un certain temps à sa maladie. L'individualisation de la maladie entreprise à la fin du XIXᵉ siècle caractérise toujours notre rapport aux maladies.

C'est après la Seconde Guerre mondiale que la notion de la responsabilisation individuelle de la santé se développera. Les progrès technologiques et les avancées scientifiques de la médecine clinique, combinés à une pharmacologie efficace — vaccins, pénicilline, antibiotiques —, permettent dès lors de substituer au modèle de médecine strictement médicale, qui a dominé le début du XXᵉ siècle, un modèle de médecine globale qui définit plusieurs déterminants de la santé. Ainsi, la conception de la santé individuelle culmine dans des campagnes publicitaires prônant le changement des habitudes de vie.

À partir du milieu des années 1980, un nouveau discours en santé publique tente de recentrer les interventions des gouvernements sur une vision plus écologique ou systémique de la santé, en situant cette dernière dans son environnement social, culturel, politique et économique. Ce discours nouveau figure dans plusieurs documents gouvernementaux : *Objectif Santé* et *Politique globale de santé,* au Québec ; *Santé pour tous,* au Canada ; et *La santé pour tous d'ici l'an 2000,* de l'OMS. Les préoccupations visent dès lors une approche de la santé populationnelle.

Diagnostic différentiel
Désignation d'une maladie à l'aide de ses symptômes en procédant par l'élimination des maladies les plus graves.

Une salle d'hôpital dans les années 1940.
▼

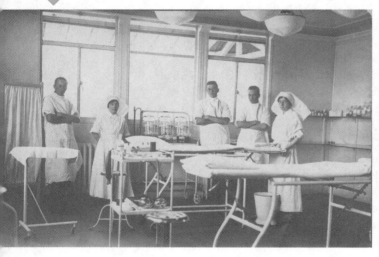

1.6 LES DÉTERMINANTS DE LA SANTÉ

❓ Quel facteur joue un rôle majeur dans le développement et le maintien d'une bonne santé ?

Dans un document phare paru dans les années 1970, *Nouvelle perspective de la santé des Canadiens* (Lalonde, 1974), les auteurs font état d'un cadre de référence commun susceptible « d'ordonner les milliers d'éléments constituant le secteur de la santé de manière à [pouvoir] y repérer rapidement toutes notions, problèmes ou activités [sic] s'y rapportant » (p. 33). C'est ainsi qu'est née la conception globale de la santé, qui repose sur quatre catégories d'éléments.

1.6.1 Les dimensions de la santé

Les quatre catégories présentées dans le document de travail canadien feront l'objet d'un consensus dans le milieu international de la santé publique et deviendront les quatre déterminants de la santé. Ces déterminants sont la biologie humaine, l'environnement, les habitudes de vie et l'organisation des soins de santé.

N'y a-t-il pas d'autres facteurs ?

Le concept de déterminants de la santé résume l'ensemble des causes et des facteurs inhérents à la morbidité et à la mortalité des populations, ainsi que l'influence qu'ils exercent sur les niveaux de santé. Associés à l'état de santé et aux conséquences des problèmes de santé, ils forment un modèle des dimensions de la santé d'une population (Chevalier *et al.*, 1995).

Dans ce modèle (*voir la figure 1.3*), les déterminants de la santé représentent les composantes prépathologiques. Ces dernières ne sont pas des maladies en elles-mêmes, mais peuvent être associées au développement des problèmes de santé. Elles se trouvent en amont de la santé.

L'état de santé renvoie, lui, à des états pathologiques présents à différents degrés de gravité. Il peut être décrit de manière objective, à travers les maladies, les hospitalisations et les causes de décès, ou de manière subjective, par l'évaluation que font les personnes de leur état de santé.

Enfin, les conséquences des problèmes de santé présentent divers degrés de gravité. Cette dimension inclut généralement des incapacités de fonctionnement, l'utilisation des services de santé et la consommation de médicaments.

Figure 1.3 • **Les éléments des dimensions de la santé**

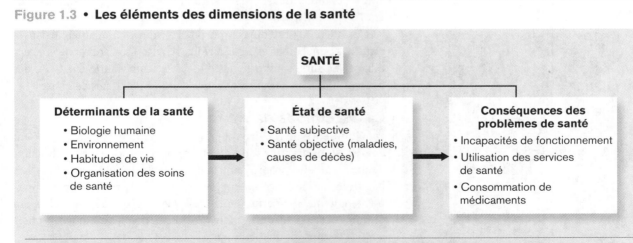

Source : Groupe de travail pour les systèmes d'information sur la santé communautaire et S. Chevalier, R. Choinière, M. Ferland, M. Pageau et Y. Sauvageau (Direction de la santé publique, Québec, 1995). *Indicateurs sociosanitaires. Définitions et interprétations.* Ottawa (Ontario) : Institut canadien d'information sur la santé, p. 29.

1.6.2 Les déterminants de la santé

La biologie humaine

La biologie humaine est le déterminant de la santé qui englobe tous les aspects de la santé physique et mentale ayant leur origine à l'intérieur de l'organisme et découlant de la structure biologique de l'espèce humaine. Ces aspects sont rattachés à la constitution systémique, organique, physiologique et génétique de l'individu. La biologie humaine inclut le sexe et l'âge des personnes, ainsi que leur patrimoine génétique à la naissance.

Est-ce le facteur le plus important ?

Cette dimension de la santé inclut des notions comme le patrimoine génétique d'une personne ou d'une population, le fonctionnement de divers systèmes organiques, la maturation, le vieillissement et la durée de vie maximale de l'espèce. Par le passé, la santé a le plus souvent été réduite à la biologie humaine. Il s'agissait cependant d'une vision réductrice de la santé et de la maladie.

L'environnement

L'environnement se subdivise en deux dimensions : l'environnement physique et l'environnement social (ce qui amène parfois certains auteurs à parler de cinq déterminants de la santé). L'environnement est constitué des facteurs, extérieurs au corps humain, qui ont un effet sur la santé et qui échappent partiellement ou totalement au contrôle de l'individu.

L'environnement physique comprend notamment le milieu physique, les contaminants et les agents nuisibles dans les milieux de vie et les milieux de travail, les produits consommés, la qualité de l'eau, de l'air et de l'environnement sonore.

Quant à l'environnement social, il inclut la culture et les représentations, le réseau social individuel et familial, la vie communautaire et la vie de quartier, le statut social, la composition sociodémographique du milieu social, la situation économique générale, le contexte politique, bref, les éléments qui contribuent à façonner le milieu social dans lequel évoluent les personnes et qui imposent des contraintes à la santé. Les deux grandes dimensions qui résument l'environnement social sont les structures sociales et la culture.

Considéré aujourd'hui comme un déterminant fondamental dans la santé des populations et des individus, l'environnement est un concept qui, par ailleurs, comporte des difficultés d'application et suscite des interrogations sur sa valeur effective dans les politiques de santé.

Les habitudes de vie

À la différence de l'environnement, les habitudes de vie impliquent des décisions des individus qui ont, à court et à long terme, des incidences sur leur propre santé et sur celle de leurs proches. Les habitudes de vie représentent les facteurs sur lesquels les personnes peuvent avoir une certaine maîtrise. De ce point de vue, celles qui ont un effet négatif sur la santé créent des risques auxquels les personnes s'exposent délibérément.

Qu'est-ce qu'une habitude de vie ?

Les habitudes de vie ou les comportements individuels sont définis relativement à des dimensions du mode de vie comme l'alimentation,

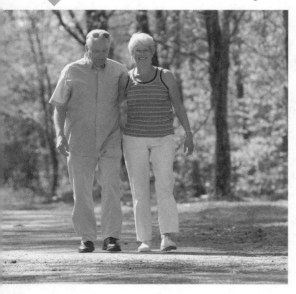

Les habitudes de vie des individus ont une incidence sur leur propre santé et sur celle de leurs proches.

l'activité physique, le sommeil, la consommation de drogues et les comportements routiers. Plusieurs habitudes préjudiciables à la santé ont ainsi été précisées, par exemple le tabagisme, la sédentarité, la consommation de drogue, la consommation excessive d'alcool, le manque de sommeil, la consommation élevée de gras et de sucre, des relations sexuelles non protégées.

L'organisation des soins de santé

Finalement, l'organisation des soins de santé — le **système de santé** — consiste en la mise en place de services et d'établissements de soins, et en l'accès à un nombre suffisant de professionnels pour répondre aux besoins des individus. Ce déterminant concerne donc la nature, la quantité, la qualité et l'agencement des soins, aussi bien que les rapports entre la population et les ressources engagées dans la distribution des soins de santé (Lalonde, 1975). Il touche la pratique médicale, les soins infirmiers, les hôpitaux, les établissements de soins de longue durée, les services pharmaceutiques, les services d'hygiène publique et de santé communautaire, les services

Système de santé
Organisation institutionnelle des soins et des services de santé.

---

regard 1.2

Le rôle de l'environnement social dans la santé

Le sociologue de la santé Marc Renaud fait état de nombreuses études qui visent à documenter le rôle de l'environnement social dans l'état de santé. Pour le chercheur, il est clair que c'est dans l'environnement social, économique et culturel de l'individu que se trouvent certains des secrets les mieux gardés de sa longévité et de sa bonne santé. En particulier, les moyens qu'utilise une personne pour faire face aux stress de la vie seraient fondamentaux. Et ces moyens, associés à l'estime de soi et au sentiment de contrôle, varient directement en fonction du statut socioéconomique.

Par exemple, une étude célèbre portant sur plus de 10 000 fonctionnaires anglais de White Hall (édifice de Londres où ils travaillaient), que l'on a suivis pendant environ 17 ans, montre «que plus quelqu'un est élevé dans la hiérarchie de l'emploi, que plus il a un sentiment de contrôle sur son travail, que plus il trouve que son travail est varié, alors plus il se sent stimulé et en santé». On a découvert que tous les fonctionnaires faisant l'objet de cette étude connaissaient une augmentation de leur tension artérielle en arrivant au travail. Mais curieusement, au retour à la maison, «la pression avait tendance à chuter beaucoup plus chez les personnes placées en haut de la hiérarchie que chez celles en bas, comme si les hauts fonctionnaires arrivaient à mieux s'affranchir des tensions ambiantes». Dans la catégorie des fonctionnaires manuels, 16% des gens étaient décédés au bout de dix ans, contre à peine 3% dans la catégorie des administrateurs…

D'autres hypothèses concernant les personnes risquant le plus d'avoir un problème cardiaque, soit celles qui expérimentent les stress les plus dommageables, désignent celles dont le travail impose des demandes imprévisibles, avec très peu de marge de manœuvre pour y répondre.

En somme, ce n'est pas le fait d'avoir un travail exigeant qui est dangereux pour la santé, mais bien de ne pas posséder les ressources permettant de s'en acquitter. D'ailleurs, si le lieu du travail procure soutien et amitié, les effets négatifs sur la santé sont moins importants. Des études québécoises portant sur les infirmières et les enseignantes le confirment: une plus grande liberté au travail et un plus grand pouvoir par rapport à la tâche sont deux éléments liés à la santé des personnes.

Cela amène Renaud à dire qu'il y a «quelque chose» dans l'environnement social qui influe fortement sur la gradation de la santé des personnes et de la santé d'une population.

Sources: Renaud, M. 1996. «L'environnement social comme déterminant de la santé». Dans *De la parole aux actes. Les actes du colloque de décembre 1994 et les décisions du congrès de la CSD sur l'avenir des services de santé et des services sociaux.* Sherbrooke: CSD, p. 16-40.; Renaud, M. 1994. *Interface*, nº 17, mars-avril 1994.

d'ambulance, l'accès universel aux services médicaux, l'accès aux médicaments, etc. Notons que le système de santé pourrait constituer un des éléments de l'environnement social. Cependant, compte tenu de l'importance qu'il a eue depuis le xxᵉ siècle dans les sociétés occidentales, la majorité des chercheurs en font un déterminant à part entière.

1.6.3 Le continuum des déterminants de la santé

Les déterminants de la santé ne sont pas synonymes de problèmes de santé et ils ne sont pas non plus une séquence d'événements menant droit à un résultat. Selon la direction qu'ils prennent, les chercheurs ont pu associer statistiquement ces facteurs à des problèmes de santé. On parlera alors de facteur de risque ou de facteur de protection (Ferland et Paquet, 1994).

Les composantes des déterminants de la santé interagissent les unes avec les autres, et cela est d'autant plus vrai pour celles qui ont une dimension sociale. Comme ces facteurs interagissent, il devient difficile d'évaluer la part respective de chaque déterminant dans l'origine d'un problème de santé.

Toutefois, si l'on met côte à côte la biologie humaine, l'environnement, les habitudes de vie et l'organisation des soins de santé, on obtient un continuum d'éléments qui diffèrent quant au contrôle que peut exercer un individu pour les changer. À un bout du continuum, il a une certaine possibilité de maîtrise : il peut agir de lui-même sur des habitudes de vie préjudiciables à sa santé. À l'autre bout du continuum, il en est incapable — à moins d'entreprendre des actions collectives qui réussissent à modifier l'environnement physique ou qui influent sur le coût des logements, par exemple. La figure 1.4 schématise le continuum des déterminants de la santé.

En conclusion, les déterminants de la santé ne sont pas hiérarchisés. Ils caractérisent un modèle de la santé dans lequel l'importance des facteurs sociaux contrebalance le poids traditionnellement accordé au système de santé. En pratique, cependant, jusqu'au milieu des années 1980, deux facteurs ont occupé le devant de la scène — les habitudes de vie et le système de soins —, sans doute parce qu'ils étaient mesurables et pouvaient faire l'objet de programmes précis comprenant des objectifs de santé à court terme. En faisant porter son intervention sur les habitudes de vie, le planificateur visait la maîtrise des coûts de l'organisation des soins (Brunelle, 1993).

Plusieurs chercheurs affirment que la santé de la population ne s'améliore pas proportionnellement aux sommes investies dans le système de soins (Agence de la santé publique du Canada [ASPC], 1999 ; Comissaire à la santé et au bien-être [CSBE], 1995). Cette constatation majeure dans un contexte de crise des finances publiques a été le déclencheur des réformes entreprises à la fin des années 1990, qui ont touché les systèmes de santé des pays occidentaux.

Figure 1.4 • Le continuum des déterminants de la santé

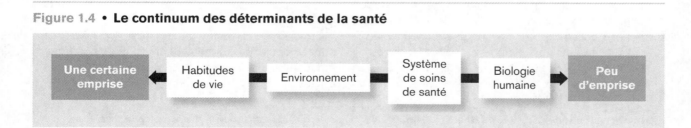

Pourquoi Éric est-il à l'hôpital ?

Pourquoi Éric est-il à l'hôpital ?
Parce qu'il a une grave infection à la jambe.

Pourquoi a-t-il cette infection ?
Parce qu'il s'est coupé gravement à la jambe et qu'elle s'est infectée.

Mais pourquoi cela s'est-il produit ?
Parce qu'il jouait dans le parc à ferraille près de l'immeuble où il habite, et qu'il est tombé sur un morceau d'acier tranchant qui s'y trouvait.

Mais pourquoi jouait-il dans un parc à ferraille ?
Parce que son quartier est délabré. Beaucoup d'enfants jouent là sans surveillance.

Mais pourquoi habite-t-il ce quartier ?
Parce que ses parents ne peuvent se permettre mieux.

Mais pourquoi ses parents ne peuvent-ils habiter un plus beau quartier ?
Parce que son père est sans emploi et que sa mère est malade.

Mais pourquoi son père est-il sans emploi ?
Parce qu'il n'est pas très instruit et qu'il ne peut trouver un emploi.

Mais pourquoi… ?

Extrait de : Agence de la santé publique du Canada (ASPC). 1999. *Pour un avenir en santé : Deuxième rapport sur la santé de la population canadienne*, p. VII. [En ligne], www.phac-aspc.gc.ca

Détaillez la situation vécue par Éric. Déterminez chacun des facteurs impliqués dans son problème de santé. Reliez chaque facteur à l'une des quatre catégories de déterminants de la santé. Envisagez une action de santé en expliquant quelle action en prévention devrait être accomplie pour éviter la reproduction d'un tel problème de santé.

1.7 LES MODÈLES D'ÉTUDE DE LA MALADIE

Les déterminants de la santé s'inscrivent dans le cadre conceptuel de trois modèles d'étude de la maladie. Il s'agit des modèles biomédical, biopsychosocial et écologique.

1.7.1 Le modèle biomédical

Le modèle dominant dans l'étude des maladies est le modèle biomédical. Construit au XIXᵉ siècle en Occident, il l'emporte sur toutes les autres conceptions de la maladie dès le début du XXᵉ siècle. Il fonctionne comme un véritable **paradigme** dans l'étude de la maladie. Un paradigme est constitué par des croyances, valeurs et techniques partagées par les membres d'une communauté scientifique — à partir desquelles ceux-ci élaborent leurs hypothèses, leurs théories et leurs méthodes. C'est une espèce de

Paradigme
Modèle de pensée dans une discipline scientifique.

modèle fondamental qui oriente l'organisation des données obtenues de l'observation du réel. Le sociologue et historien des sciences Thomas Kuhn a émis l'hypothèse voulant que l'histoire de la pensée scientifique puisse être un processus discontinu, où un paradigme dominant est remplacé par un autre, inconciliable avec le premier (Kuhn, 1972).

Le paradigme biomédical n'a pour sa part jamais été rejeté, mais a fait l'objet de critiques provenant tant de l'intérieur de l'institution médicale que de l'extérieur. Ces critiques favoriseront l'apparition des modèles biopsychosocial et écologique.

Le paradigme biomédical repose sur une conception positiviste de la maladie. Le **positivisme** postule que le principe de la connaissance se trouve dans l'observation objective des faits, et que la preuve empirique obtenue de l'observation est la seule preuve scientifique acceptable. À partir du XVIIIe siècle, la conception positiviste de la maladie s'oppose à la conception classique, qui l'explique à l'aide de différents systèmes spéculatifs (le plus connu étant la théorie des humeurs élaborée par Hippocrate dans l'Antiquité grecque) dans lesquels le patient est une composante de la maladie. Au contraire, dans l'approche positiviste, la maladie est saisie comme une entité qu'on peut isoler de l'individu qui en souffre (Corin, 1985). Ainsi, la maladie donne lieu à une série d'observations et de mesures permettant d'en préciser les caractéristiques objectives et généralisables. La maladie dépend de moins en moins de ce que l'œil peut en voir ou de ce que le patient peut en dire.

À la faveur de l'approche positiviste naît l'**étiologie spécifique,** qui découle de la théorie microbienne : pour chaque maladie particulière, il existe un agent pathogène (ou un microorganisme) que le chercheur doit déterminer. Cet agent **pathogène** — soit un virus, une bactérie ou un gène — est la cause de la maladie. L'étiologie spécifique sera tout entière tournée vers la recherche de l'agent pathogène, d'abord pour les maladies infectieuses aux XIXe et XXe siècles, domaine où elle remportera un succès incontesté, puis pour les maladies chroniques et héréditaires. La médecine s'intéressera aux causes et aux traitements des problèmes de santé en fonction de leurs origines biologiques. Même dans le cas d'une spécialité comme la psychiatrie, c'est le modèle biomédical qui servira à l'analyse des comportements (Shah, 1995).

De nos jours, le paradigme biomédical inspire toujours la médecine, et il est le fondement de toute la recherche en biogénétique. Il ne se passe pas une semaine sans que les médias nous annoncent la découverte du gène de l'arthrite, de l'obésité ou encore du cancer du sein. Dans les grands quotidiens, les articles portant sur la santé sont particulièrement orientés vers ce type de contenu. En février 2001, la publication des résultats du séquençage du génome humain a conforté la domination de l'approche biomédicale tout en la relativisant : si l'on connaît maintenant la carte génétique de l'espèce humaine, on découvre aussi que les gènes sont moins nombreux qu'on le supposait et, donc, que leurs relations sont plus complexes.

1.7.2 Le modèle biopsychosocial

Le modèle biopsychosocial représente un élargissement de la conception mécanique de la maladie. Il ne remet pas fondamentalement en question le modèle biomédical classique, mais prend en considération de nouveaux facteurs dans l'étiologie de la maladie ; on parle alors d'**étiologie sociale.**

Positivisme
Étude objective des phénomènes par l'observation et l'expérimentation.

Étiologie spécifique
Étude d'une cause spécifique d'une maladie.

Pathogène
Qui provoque une maladie.

Étiologie sociale
Étude des causes sociales des maladies.

Le modèle biopsychosocial dans les soins infirmiers et l'approche holiste de la personne

Il existe plusieurs modèles théoriques des soins infirmiers. Henderson et de Roy insistent sur l'ensemble des facteurs liés à l'état de maladie chez le patient et sur lesquels l'infirmière agira.

Dans le modèle de Virginia Henderson, décrit en 1984 par des infirmières québécoises, le patient est « un être humain formant un tout complet présentant 14 besoins fondamentaux d'ordre biopsychosocial ». Les facteurs agissant sur la satisfaction d'un ou de plusieurs de ces besoins sont d'ordre biologique, psychologique, sociologique et spirituel. L'infirmière a notamment pour rôle de suppléer à ce que le patient est incapable d'accomplir par manque de force, de connaissances ou de motivation.

Pour chacun des besoins fondamentaux, l'infirmière devra, entre autres, décrire la situation de dépendance (les symptômes pathologiques), reconnaître les facteurs qui influencent la satisfaction du besoin et planifier ses interventions dans l'optique d'aider le patient à maintenir son indépendance dans la satisfaction du besoin.

En 1997, le modèle des soins infirmiers de Henderson sera inséré dans un cadre systémique et holiste (global). Margot Phaneuf, qui en 1984 a contribué à traduire le modèle de Henderson dans la réalité québécoise de la pratique des soins, affine le modèle : l'être humain est considéré dans ses dimensions physique, cognitive, affective, sociale et spirituelle et dans ses liens avec l'environnement.

On notera l'insertion de la dimension spirituelle, étrangère au paradigme biomédical, dans le texte même des assises de l'exercice de la profession infirmière.

Sources : Adapté de Lévesque-Barbès, H. 2007. *Perspectives de l'exercice de la profession infirmière.* Montréal : OIIQ ; Riopelle, L., *et al.* 1984. *Soins infirmiers : un modèle centré sur les besoins de la personne.* Montréal : McGraw-Hill, p. 3-4 ; Phaneuf, M. 1996. *La planification des soins : un système intégré et personnalisé.* Montréal : Chenelière/McGraw-Hill, p. 4-5, et 70.

Le guérisseur et le mécanicien

Le journaliste Christian Lamontagne a fait une description imagée des différents modèles d'étude de la maladie.

Du modèle biomédical, il dit : « À gauche, ancré dans le cerveau gauche et l'expérimentation scientifique : le modèle biophysique et pharmacologique, celui qui vous découpe en petits morceaux, qui décrit minutieusement tous vos symptômes physiques, qui vous remplace un cœur et vous débouche les artères, qui est capable de vous faire "vivre" comme un légume et de vous prolonger jusqu'à temps [sic] que vous demandiez grâce... » C'est le modèle du « corps-machine ».

Du modèle biopsychosocial, il retient : « À droite, jouant le cerveau droit et la qualité de la relation patient-médecin : le modèle biopsychosocial, celui de la médecine à visage humain, où on est supposé vous écouter avant de faire quoi que ce soit. »

Pour la Dʳᵉ Madeleine Blanchette, qui a été interrogée par Lamontagne, il existe une scission à l'intérieur de la médecine. D'un côté, il y a les personnes qui prônent une science fondée uniquement sur des lésions observables et, de l'autre, il y a celles qui veulent inclure dans l'art médical les aspects subjectifs ayant une incidence sur la santé. Ce clivage se ferait en grande partie entre spécialistes et généralistes, les spécialistes accordant moins d'importance à la relation patient-médecin.

Source : Adapté de Lamontagne, C. 1991. « Le guérisseur et le mécanicien ». *Guide Ressources,* mars-avril 1991, p. 108-109.

❓ Les déterminants de la santé font-ils partie du modèle biopsychosocial ?

Ces nouveaux facteurs sont liés à l'environnement physique et social des personnes ainsi qu'aux composantes psychologiques dans la maladie. Le modèle biopsychosocial, même s'il faut lui reconnaître des racines dans la médecine hygiéniste de la fin du XIXe siècle, est créé dans le prolongement de la vision globale de la santé ayant émergé dans les années 1970. Il est à l'origine des déterminants de la santé, qui font une large place à l'environnement et aux habitudes de vie.

Il en découle que les traitements et les soins doivent aussi tenir compte des différentes dimensions de la personne, et non seulement du corps malade. En matière de soins infirmiers, cette approche sera formalisée dans de nouveaux modèles, par exemple le modèle conceptuel de Henderson et le modèle d'adaptation de Roy.

En prenant en considération les facteurs **exogènes** dans la genèse de la maladie, on s'intéresse désormais aux comportements du malade. La notion d'habitudes de vie néfastes à la santé devient primordiale dans le modèle biopsychosocial. De plus, ce modèle introduit la dimension psychologique dans la maladie. La médecine **psychosomatique,** qui admet l'existence objective de symptômes physiques découlant de causes psychologiques, connaît un développement décisif et influence grandement la pratique clinique. Puis, en marge de la pratique médicale essaime un réseau de thérapies à caractère « psychologisant ».

Exogène
Qui provient du dehors, de l'extérieur.

Psychosomatique
Se dit d'une maladie organique liée à des facteurs émotionnels.

1.7.3 Le modèle écologique ou systémique

Les nombreux échecs enregistrés par les programmes de santé publique dans les pays en développement, programmes lancés par les planificateurs occidentaux, ont entre autres montré que le système de santé occidental n'est pas exportable tel quel. Ils ont indiqué de manière radicale que les conceptions et comportements en matière de santé renvoient à leur contexte social et culturel global.

D'autre part, le modèle biopsychosocial, malgré ses prétentions à une prise en compte de la totalité des dimensions de la personne, a fréquemment été réduit dans les milieux institutionnels aux facteurs envisagés séparément. On a en quelque sorte reconnu la présence de différents facteurs, mais leur traitement a été réparti entre plusieurs intervenants de la santé, chacun étant spécialiste d'un facteur. Ainsi, le social revenait aux travailleuses sociales, le biologique aux médecins et aux infirmières, et le psychologique aux psychiatres et aux psychologues.

De ces constats est né le modèle écologique ou systémique, qui vise à rendre compte de l'interdépendance entre les paramètres biologiques, environnementaux et culturels dans la santé. Le modèle écologique traduit des préoccupations tournées vers la santé sociale et s'appuie sur une démarche systémique : l'ensemble des facteurs de santé forment un système dont les éléments influent les uns sur les autres, et où la santé est vue comme le résultat dynamique de ces interrelations et des interactions entre la personne et son environnement (Green *et al.*, 2000), comme nous l'avons vu dans la section 1.4.3, aux pages 9 à 11. Les mots clés de l'approche écologique sont donc les suivants : résultat dynamique, interactions, individus et environnements locaux et global.

❓ En quoi ce modèle est-il utile ?

L'approche écologique a connu un développement décisif dans le champ de la santé publique, de la prévention et de la promotion de la santé, et a donné naissance à la

santé populationnelle. En pratique, elle sert de cadre aux interventions multidisciplinaires dans les domaines de la prévention et du traitement, qui préconisent des changements autant des habitudes de vie que de l'environnement. Celles-ci ont donc lieu en amont des problèmes de santé en réduisant l'exposition au risque, et concernent toute la population. La connaissance « des mécanismes qui conditionnent la santé de la population ouvre de plus en plus la voie à des interventions dans les milieux de vie, en amont des problèmes de santé, afin de retarder, voire d'éliminer, des facteurs précurseurs de la maladie » (Agence de développement des réseaux locaux de services de santé et de services sociaux de Montréal [ADRLSSSM], 2004, p.3).

Pour toutes les personnes qui œuvrent dans le domaine de la santé, il est devenu incontestable que c'est dans l'interrelation des facteurs environnementaux, biologiques, sociaux, culturels et psychologiques que l'on doit chercher des solutions et intervenir en matière de prévention. En réduisant l'exposition à un risque pour l'ensemble d'une population, cette approche contribue largement à l'amélioration de la santé. (Agence de la santé et des services sociaux de Montréal [ASSSM], 2007, p. 9). Le tableau 1.3 illustre quelques interventions infirmières fondées sur l'approche de santé populationnelle.

La figure 1.5, à la page suivante, illustre un modèle écologique où l'environnement global, les milieux de vie et les individus interagissent pour mettre en place des conditions propices à la santé. Dans cette représentation, on perçoit que les décisions tou-

Santé populationnelle
Actions sur les facteurs qui influencent la santé au profit de toute une population plutôt que de personnes prises isolément ou uniquement des utilisateurs de services de santé.

Tableau 1.3 ● Quelques exemples d'interventions infirmières fondées sur l'approche de santé populationnelle autour du problème de santé de l'obésité

Thème	Élaborer des politiques publiques saines	Créer des environnements favorables	Renforcer l'action communautaire	Renforcer les aptitudes individuelles	Réorienter les services de santé
Accès à une alimentation saine en toute dignité	Présenter aux décideurs d'une commission scolaire un plaidoyer pour l'adoption d'un programme universel lait-école.	Soutenir des projets de jardins communautaires.	Rédiger en collaboration une demande de subvention qui aidera au maintien d'une cuisine collective.	De concert avec une diététiste, concevoir un atelier interactif de préparation de purées pour bébé.	Présenter, à la table de concertation des infirmières scolaires, un plan d'action visant l'intégration de la nouvelle politique alimentaire.
Accès à un milieu propice à l'activité physique	Appuyer un mouvement de citoyens pour la réduction de la limite de vitesse dans un quartier résidentiel.	Travailler avec l'organisateur communautaire et la Direction de santé publique à un projet d'élargissement du réseau des pistes cyclables.	Soutenir la programmation d'activités sportives dans les maisons de jeunes.	Travailler avec un kinésiologue à adapter le contenu d'un atelier de psychomotricité pour les jeunes enfants.	Encourager des collègues à promouvoir l'activité physique auprès de leur clientèle.

Source: Adapté de Bisaillon, A., *et al.* 2010. « L'approche populationnelle au quotidien ». *Perspective infirmière*, janvier-février 2010, p. 59.

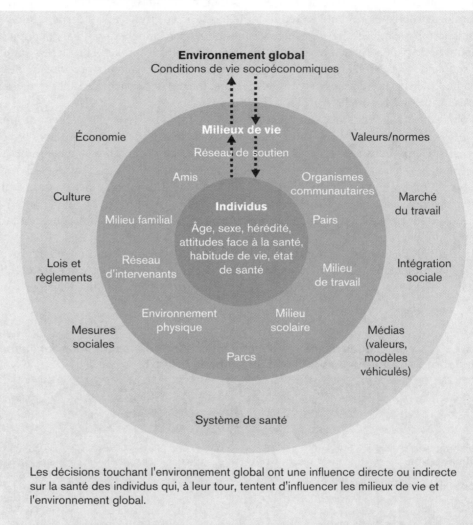

Les décisions touchant l'environnement global ont une influence directe ou indirecte sur la santé des individus qui, à leur tour, tentent d'influencer les milieux de vie et l'environnement global.

Source : Adaptée d'une figure de Baudet, N., et L. Renaud. 1991. Tirée de Absil, G. et C. Vandoorne. 2004. *L'approche par milieu de vie : introduction théorique.* Document PPT.

chant l'environnement global ont une influence directe ou indirecte sur la santé des individus qui, à leur tour, tentent d'influencer les milieux de vie et l'environnement global. Le système de soins est un médiateur de l'état de santé des individus : il agit en amont pour prévenir les problèmes ou en aval pour traiter la maladie si elle se présente. Cette représentation du modèle écologique est un exemple parmi plusieurs autres, de nombreux auteurs ayant élaboré au fil de leurs travaux des schémas de cette approche.

Le tableau 1.4 conclut quant à lui cette section en résumant les trois modèles d'étude de la maladie.

Tableau 1.4 • **Les trois modèles d'étude de la maladie**

Modèle	Particularités
Modèle biomédical	• Modèle dominant depuis le xixe siècle • Conception positiviste de la maladie • Recherche de l'agent pathogène qui cause la maladie : étiologie spécifique • Paradigme biomédical déterminant l'orientation des recherches sur les causes des maladies • Modèle privilégié par la science médicale courante
Modèle biopsychosocial	• À partir des années 1970 • Élargissement des causes des maladies : étiologie sociale • Inclusion de l'environnement social et des habitudes de vie • Inclusion des composantes psychologiques : médecine et approche clinique psychosomatiques • Approche holistique de la personne malade • Application dans les domaines des soins infirmiers et de la médecine familiale
Modèle écologique	• À partir du milieu des années 1980 • Orientation vers l'interrelation entre différents facteurs • Origine multifactorielle des maladies • Intégration des facteurs culturels, sociaux, politiques et économiques aux paramètres biologiques : vision systémique • Actions en amont pour réduire l'exposition au risque • Concept de santé populationnelle en santé publique

1.8 LA MALADIE EN TANT QUE PRODUCTION DE LA SOCIÉTÉ

Selon le chercheur québécois Marc Renaud, au cours de la deuxième moitié du xxe siècle, la sociologie est passée de préoccupations concernant le bon et le mauvais malade — la maladie en tant que conduite sociale — à des préoccupations concernant la bonne et la mauvaise médecine — la maladie en tant que production sociale. Ces deux perspectives théoriques ont contribué à définir la santé et la maladie en tant que phénomènes sociaux.

Plus précisément, en sociologie de la santé, à partir des années 1970, trois courants de recherche ont permis de reconnaître la maladie en tant que production sociale (Renaud, 1985). Le premier d'entre eux a rétabli la notion d'étiologie sociale. Le second a mis l'accent sur les limites de la médecine moderne dans la guérison des maladies, et, enfin, le troisième a critiqué la médicalisation des problèmes humains.

Les recherches effectuées dans le domaine de l'étiologie sociale ont porté sur les causes des maladies. Alors qu'à l'aube des années 1970 la médecine privilégiait une seule cause, de nature virale ou microbienne, pour expliquer la maladie, les recherches en sciences sociales et en épidémiologie ont mis en évidence le caractère multifactoriel des maladies. La maladie est occasionnée par plusieurs facteurs qui interagissent, et le milieu social en fait partie. Il reste cependant vrai que, dans un même groupe social, certains individus sont plus vulnérables que d'autres.

La fin des épidémies : révolution hygiéniste et révolution microbienne

La conjugaison de deux révolutions entraînera l'éradication des épidémies en Occident.

La mortalité associée aux maladies infectieuses commence sa lente régression avant même l'arrivée des vaccins. Selon François Guérard, historien du système de santé, il est généralement reconnu que l'hygiène publique joue un rôle important dans l'amélioration de l'état de santé de la population des pays industrialisés dès le XIXᵉ siècle. C'est la révolution hygiéniste. Des années 1880 jusqu'aux années 1920 environ, les interventions des **médecins hygiénistes** sont centrées sur l'hygiène du milieu, prise en charge, au Québec, par le gouvernement provincial.

Quelles sont les principales mesures adoptées durant cette période ?

- La mise en place des systèmes d'approvisionnement en eau – les aqueducs – en vue d'améliorer la qualité de l'eau de consommation, véhicule majeur de contagion, surtout dans le cas des maladies infantiles. On lance des campagnes pour chlorer ou filtrer l'eau potable.
- La construction de systèmes d'égout pour l'évacuation des excréments, de provenance humaine et animale, ce qui réduit le nombre de fosses d'aisances en milieu urbain.
- L'organisation de la collecte des ordures ménagères pour éliminer l'accumulation des déchets dans les cours et les ruelles. On recourt à l'incinérateur plutôt qu'aux dépotoirs à ciel ouvert. On lance des campagnes d'assainissement des quartiers ouvriers.
- L'isolement des malades contagieux et la désinfection de leurs biens.
- La réglementation pour régir la production et la vente du lait et des viandes. La pasteurisation du lait date des années 1920, alors qu'on tente aussi d'amener les cultivateurs à conserver le lait au froid et à faire régner une plus grande propreté dans les lieux, sur les ustensiles et chez les personnes.

Jusqu'à quel point ces mesures auront-elles contribué à réduire la mortalité occasionnée par les maladies contagieuses ? Guérard répond que cela reste difficile à évaluer, car « d'autres facteurs tels qu'une hausse du niveau de vie, une bonification de l'alimentation, ou d'éventuelles modifications dans les habitudes d'hygiène personnelle ont peut-être également joué un rôle ». Mentionnons aussi la régression spontanée des maladies infectieuses qui a lieu au début du XXᵉ siècle, comme cela s'était produit pour la peste au XVIIᵉ siècle. Il n'en reste pas moins que diverses études montrent des corrélations significatives entre les mouvements de la mortalité et les mesures d'hygiène publique, tout particulièrement celles touchant l'eau potable.

La révolution scientifique de **Pasteur** et de **Koch,** sur la connaissance microbienne causant les maladies — et qui aura des applications dans les vaccins, la pasteurisation et l'asepsie — permettra de renforcer ce que l'hygiène publique a amorcé. Au Québec, on rend obligatoire le vaccin contre la variole, puis celui contre la diphtérie. Suit l'instauration d'un programme de vaccination qui fait pratiquement disparaître les maladies contagieuses et mortelles chez les enfants. En même temps, les éducatrices sanitaires et les infirmières visiteuses font de l'éducation populaire auprès des mères par le biais des dispensaires comme La Goutte de lait. Des campagnes de lutte contre les maladies infectieuses sont lancées, tels les programmes de lutte antivénérienne et antituberculeuse. À la fin de la Seconde Guerre mondiale, l'utilisation massive des antibiotiques complétera l'arsenal thérapeutique de la médecine scientifique pour combattre les maladies infectieuses.

Sources : Adapté de Anctil, H., et C. Martin. 1988. « La promotion de la santé : une perspective, une pratique ». Dans *Santé et société.* Québec : MSSS, p. 5-6 ; Guérard, F. 1996. *Histoire de la santé au Québec.* Montréal : Boréal, p. 31, 39-40 ; Adam, P., et C. Herzlich. 1994. *Sociologie de la maladie et de la médecine,* nᵒ 128. Paris : Nathan, p. 28-30 ; Turmel, A., et H. Hamelin. 1995. « La grande faucheuse d'enfants : la mortalité infantile depuis le tournant du siècle ». *Revue canadienne de sociologie et d'anthropologie,* vol. 32, nᵒ 4, p. 439-462.

Le statut de malade : de l'épidémie à la médecine clinique

Les travaux de Herzlich et Pierret sur le statut de malade, à la fois historiques et sociologiques, permettent de saisir la radicalité du changement dans la position sociale du malade.

Les chercheuses rappellent que, dans les sociétés du Moyen Âge, l'épidémie est le prélude à un trépas collectif. Elle ne permet donc pas d'intégration sociale particulière des malades. Parallèlement, l'épidémie est associée à un châtiment de Dieu : elle est perçue comme la manifestation du péché et le lieu du désordre social. Dans ces sociétés, il existe un lien indissociable entre la personne et son mal, qui fait se superposer maladie et péché. La lèpre illustre parfaitement cette conception : la maladie est considérée comme une punition divine. Nous sommes en présence d'une conception « particulariste » de la maladie : la personne et sa maladie ne font qu'un.

Bien sûr, même au temps des épidémies, des maladies individuelles existent, ainsi qu'une multiplicité d'infirmités et d'invalidités, répandues particulièrement au sein du peuple. Mais aux dires de Herzlich et Pierret, ces maux et affections n'ont pas l'importance de l'épidémie et ne définissent pas l'image que l'on se fait de la maladie. Dans l'univers de la souffrance et de la mort, le statut de malade n'est pas structuré.

Pour qu'apparaisse le malade tel qu'on le connaît aujourd'hui, trois conditions semblent nécessaires. D'abord, la maladie doit cesser d'être un phénomène de masse. Ensuite, il faut qu'on ne meure pas à coup sûr de la maladie, et qu'elle puisse constituer une forme de vie autant qu'une forme de mort. Finalement, il faut que la diversité des souffrances soit réduite par un regard uniformisateur qui sera précisément celui de la médecine clinique. « De la diversité des maux du corps [naîtront] alors une condition et une identité communes : celles du malade. »

Le statut de malade marque le passage à une conception généraliste de la maladie : la maladie a une existence propre, extérieure à l'individu.

Source : Adapté de Herzlich, C., et J. Pierret. 1984. *Malades d'hier, malades d'aujourd'hui.* Paris : Payot, p. 46-47.

Le deuxième courant de recherche a analysé le mythe de l'efficacité de la médecine moderne. Si la médecine est utile et efficace, elle ne l'est pas totalement, du moins pas autant qu'on le laisse croire. Plusieurs auteurs soulignent que ce n'est pas la médecine seule qui a réalisé l'éradication des maladies infectieuses et le déclin de la mortalité infantile dans les pays occidentaux à la fin du XIXᵉ siècle. Elle n'a pu intervenir efficacement qu'une fois le mouvement à la baisse enclenché grâce à l'amélioration des conditions de vie des populations découlant des mesures d'hygiène publique, à l'amélioration de l'habitat et de l'alimentation, à la baisse de la fécondité et à l'augmentation générale du niveau de vie.

La figure 1.6, à la page suivante, illustre l'évolution du taux de mortalité due à la tuberculose. Les travaux en épidémiologie historique de McKeown ont montré que les grands bonds en avant en matière de santé ne sont pas uniquement attribuables à l'efficacité thérapeutique. Ainsi, si le taux de mortalité causée par la tuberculose a chuté de façon importante après la découverte, en 1944, du traitement à la streptomycine (un antibiotique), cela ne saurait expliquer la baisse encore plus spectaculaire survenue au siècle précédent. Dans les faits, cette baisse était liée à l'amélioration de la nutrition, à l'espacement des naissances, aux conditions d'hygiène et à l'augmentation des revenus (McKeown, 1981).

Les recherches associées à ce courant ont servi de catalyseur au développement des programmes de promotion de la santé. Elles ont aussi alimenté les critiques du recours systématique à l'hospitalisation et de l'utilisation extensive de la technologie médicale. Les tenants de ce courant reconnaissent cependant que la médecine a assurément contribué à l'amélioration de la qualité de la vie des malades.

Médecin hygiéniste
Spécialiste des moyens individuels et collectifs visant à préserver la santé.

Pasteur
Louis Pasteur (1822-1895), chimiste et biologiste français, révéla la nature microbienne des maladies infectieuses, conçut le vaccin contre la rage en 1885, et mit au point une méthode de conservation, la pasteurisation.

Koch
Robert Koch (1843-1910), médecin allemand, découvrit le bacille de la tuberculose en 1882 et celui du choléra en 1883, et mit au point la tuberculine.

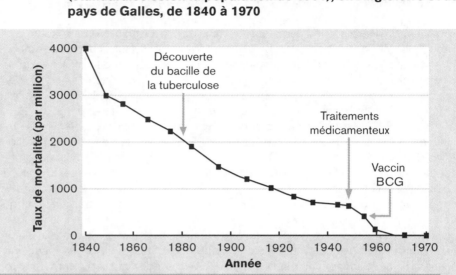

Source: McKeown. 1979. Dans Evans. 1996. *Être ou ne pas être en bonne santé*, p. 22.

Le troisième courant de recherche s'est voulu une critique de la médicalisation de la société. Les chercheurs ont remis en question la prise en charge par la médecine d'une série de problèmes sociaux et d'états psychosociaux: la sexualité, la reproduction, la naissance, le vieillissement, la mort, l'anxiété, l'obésité, l'homosexualité, etc. Malgré la prétention à la neutralité du modèle de la pratique médicale, le concept de médicalisation fait ressortir une composante normative et morale dans le rôle de l'institution médicale en ce qui concerne la définition de la maladie et l'attribution du rôle de malade (Zola, 1981).

Ce courant de recherche a connu une large diffusion puisqu'il a été porté par les mouvements sociaux qui ont fortement questionné la pratique médicale dominante: le mouvement féministe, le mouvement d'autosanté et le mouvement écologiste. Il a contribué à ouvrir la porte aux thérapies parallèles et a soulevé une polémique au sujet de l'interprétation de certains actes médicaux. Des changements concrets sont issus de ce courant critique et des actions collectives qu'il a suscitées. Par exemple, l'Association américaine de psychiatrie a retiré l'homosexualité de sa liste des maladies mentales. Au sein même du milieu hospitalier, des efforts importants ont été consacrés à l'humanisation de l'accouchement, et la société a accordé des droits aux patients et favorisé les mouvements d'entraide et d'autothérapie.

En bref

Dans ce chapitre sur la dimension sociale de la santé et de la maladie, nous avons vu les éléments suivants.

▶ **La santé, un regard subjectif**

L'état de santé est quelque chose de subjectif et est toujours lié à une norme. Il y a deux visions de la santé. Soit elle est perçue comme un idéal à atteindre, soit elle est définie comme une ressource permettant de fonctionner au quotidien. D'une manière plus dynamique, la santé résulte d'un processus dynamique et réciproque entre les personnes (et la collectivité) et l'environnement social et physique

▶ **L'utilité du regard sociologique**

Le sociologue cherche à montrer le caractère social de la maladie. En tant que science, la sociologie s'appuie sur l'observation objective, la description des phénomènes et leur explication et doit s'efforcer d'éviter les pièges du sens commun. Trois théories s'emploient à expliquer le social : la théorie fonctionnaliste, qui s'intéresse au fonctionnement de la société et aux institutions sociales ; la théorie marxiste ou conflictuelle, centrée sur l'opposition entre groupes sociaux aux intérêts divergents et sur le changement social ; la théorie interactionniste, qui se penche sur les motivations des acteurs sociaux et l'interprétation qu'ils donnent des situations sociales.

▶ **La maladie, un phénomène social**

La maladie ne se répartit pas au hasard dans la population. Les types de maladies dominantes varient selon les époques et le type d'organisation des sociétés humaines, du paléolithique aux sociétés industrielles avancées. Les observations permettent aussi de constater l'inégale distribution des maladies selon les groupes sociaux à l'intérieur de la société et des facteurs sociaux comme l'emploi, le milieu de vie, etc. Ces inégalités sociales de santé se maintiennent encore aujourd'hui. Dans les sociétés occidentales, on est passé du contrôle des maladies épidémiques à des préoccupations axées sur le maintien de la santé.

▶ **Les déterminants de la santé**

Les déterminants de la santé sont les facteurs qui peuvent être associés à des problèmes de santé. Les quatre déterminants sont la biologie humaine, l'environnement, les habitudes de vie et l'organisation des soins de santé. En Occident, on accorde plus de poids aux déterminants sociaux depuis quelques années. Il n'y a pas de correspondance proprement dite entre les ressources allouées au système de soins et les gains possibles quant à la santé de la population.

▶ **Les modèles d'étude de la maladie**

Le modèle biomédical de la maladie est le paradigme dominant dans l'étude des causes des maladies. Il est centré sur la recherche de l'agent pathogène, de nature biologique, qui cause la maladie. Le modèle biopsychosocial élargit le spectre des causes des maladies en incluant l'environnement, les habitudes de vie et les facteurs psychologiques. On parle alors d'étiologie sociale. Ce modèle est fortement associé à la promotion de saines habitudes de vie et au développement de la médecine et de la pratique clinique psychosomatiques. Enfin, le modèle écologique vise à comprendre l'interaction entre les facteurs et à agir en amont sur ceux-ci, dans une vision systémique. Il repose sur l'origine multifactorielle des maladies. Il intègre les facteurs culturels, sociaux, politiques et économiques aux paramètres de la biologie et du système de soins. L'approche de santé populationnelle est une application du modèle écologique.

▶ **La maladie en tant que production de la société**

Dans les années 1970, des chercheurs ont montré que la médecine et la maladie sont aussi des productions des sociétés. Trois courants de recherche sont apparus : l'étude des causes sociales de la maladie, soit l'étiologie sociale ;

l'étude de l'efficacité relative de la médecine dans la disparition des grandes épidémies du XIXᵉ siècle et du début du XXᵉ siècle ; et la médicalisation de la santé. Les résultats de ces recherches ont servi d'appui aux mouvements sociaux, qui ont obligé l'institution médicale et hospitalière à effectuer des changements.

Exercices de compréhension

1. Complétez en vos mots l'idée énoncée dans cette phrase : « La santé est quelque chose de subjectif. »

2. En quoi santé et norme sont-elles liées ?

3. Associez le modèle d'étude de la maladie le plus approprié (biomédical, biopsychosocial, écologique) à chacun des énoncés suivants, en fournissant de brèves explications.

Problème de contamination de la nappe phréatique dans la municipalité de Shannon, dans la région de Québec	
Limiter ou ralentir la dégénérescence associée à la maladie d'Alzheimer, en croissance dans la population vieillissante	
Interdiction de fumer dans les parcs de la ville d'Ancienne-Lorette	
Inviter les personnes âgées vivant en établissement de soins de longue durée à participer à des activités communautaires	

4. Répondez par VRAI ou FAUX.
  a) Le concept de santé fait appel à la perception subjective qu'en a l'individu.
  b) Le positivisme admet que l'étude objective des phénomènes peut s'appuyer sur l'idée qu'on s'en fait.
  c) Le sociologue voit la réalité sociale comme propre à chaque personne.
  d) La maladie individualisée est apparue dans la période des grandes épidémies.
  e) Au néolithique, les principales causes de décès sont les traumatismes.
  f) La théorie marxiste ou conflictuelle affirme qu'il existe des groupes sociaux aux intérêts opposés.

5. En puisant dans l'actualité, donnez un exemple d'une intervention visant à améliorer la santé, la reliant de manière précise à un déterminant de la santé

6. Associez un concept à chacun des énoncés suivants.
  a) Nous exprimons l'ensemble des facteurs qui influencent la santé.
  b) Je corresponds à un écart à la norme.
  c) Je perçois la santé comme un but à atteindre.
  d) Je suis un comportement individuel qui a un effet sur la santé.
  e) Je désigne l'apparition d'un nombre anormalement élevé de cas d'une maladie.
  f) Je suis une approche de la santé qui intervient en amont pour réduire l'exposition à des risques.
  g) J'affirme que la santé est un moyen à conserver.
  h) Je postule que la connaissance se trouve dans l'observation objective des faits.
  i) J'isole un seul agent pathogène pour une maladie.

7. Dites à quel déterminant précis de la santé fait référence chacune des situations énoncées ci-dessous.
  a) Campagne organisée par un CLSC pour diffuser la technique de lavage des mains dans les services de garde de son territoire.
  b) Vaccination antigrippale.
  c) Mesures économiques déterminées en concertation par plusieurs ministères québécois pour combattre la pauvreté des enfants.
  d) Fluoration de l'eau des municipalités.
  e) Campagne ayant lieu dans les écoles pour favoriser chez les enfants la pratique de l'activité physique pendant l'heure du dîner et après la classe.
  f) Campagne publicitaire de la SAAQ pour diminuer les accidents impliquant des motos aux intersections.

Médiagraphie

Lectures complémentaires

Marmot, M. 2010. *Fair Society, Healthy Lives. The Marmot Review.* London, UCL, 238 p. [En ligne] www.ucl.ac.uk/marmotreview

Marchand, G., *et al.* 2005. «La santé, un enjeu de société». *Sciences humaines,* hors série, nº 48, mars-avril-mai 2005, 102 p. [En ligne], www.scienceshumaines.com/la-sante-2c-un-enjeu-de-societe_fr_157.htm

Herzlich, C. 2005. *Santé et maladie. Analyse d'une représentation sociale.* Paris : École des Hautes études en sciences sociales, 214 p.

Paquet, G., et B. Tellier. 2003. «Les facteurs sociaux de la santé». Dans V. Lemieux *et al.* (dir.). *Le système de santé au Québec.* Sainte-Foy : PUL, p. 65-89.

Stefz, L. 1997. *La santé parfaite. Critique d'une nouvelle utopie.* Paris : Seuil.

Evans, R.G., M. L. Barer et T.R. Marmor. 1996. *Être ou ne pas être en bonne santé. Biologie et déterminants sociaux de la maladie.* Montréal : PUM, 359 p.

Site Web

Organisation mondiale de la santé (OMS) : www.who.int/about/fr
Vous trouverez sur ce site, entre autres, la *Constitution de l'Organisation de la santé,* 1947, et plusieurs autres publications traitant de domaine de la santé des populations.

Annexe

Déclarations issues de rencontres internationales pour la promotion de la santé tenues sous l'égide de l'OMS

Déclaration d'Alma-Ata sur les soins de santé primaires, 1978
• Maintenir les soins de santé primaires et les coordonner avec les autres secteurs du développement.
• Tous les individus ont le droit et le devoir de participer, individuellement et collectivement, à la mise en œuvre des mesures de protection sanitaire qui leur sont destinées.

Charte d'Ottawa pour la promotion de la santé publique, 1986
• La promotion de la santé est le processus qui confère aux populations les moyens d'assurer un plus grand contrôle sur les facteurs influençant leur santé.
• Cinq domaines d'action prioritaires : élaboration d'une politique publique saine, création de milieux favorables, renforcement de l'action communautaire, acquisition d'aptitudes personnelles, réorientation des services de santé.

Recommandations d'Adélaïde sur les politiques pour la santé, 1988
• Une politique favorable à la santé implique une préoccupation pour la santé et l'équité dans tous les domaines.
• Le but est de créer un environnement qui permette aux citoyens de faire des choix sains.

Déclaration de Sundsvall sur les milieux favorables à la santé, 1991
• Créer des milieux favorables, renforcer l'action sociale par l'éducation et permettre aux communautés/individus d'exercer un contrôle sur leur santé

Déclaration de Jakarta sur les nouveaux acteurs de la santé et la promotion de la santé au XXIe siècle, 1997
• Les approches globales du développement sanitaire sont les plus efficaces ; la participation des individus est essentielle.
• Cinq priorités : promotion de la responsabilité sociale, augmentation des investissements, développement de partenariats, augmentation des capacités des communautés à agir, mise en place d'une infrastructure de promotion de la santé.

Source : OMS. 1999. *Glossaire de la promotion de la santé.* [En ligne], www.who.int/hpr/NPH/docs/ho_glossary_fr.pdf

CHAPITRE 2

Être en santé au Québec : un bilan positif, des défis à relever

Les Québécois sont-ils en bonne santé ? Quels sont les indicateurs de santé d'une population ? Nos habitudes de vie s'améliorent-elles ? Que signifie le concept de médicalisation de la santé ?

Après avoir terminé l'étude de ce chapitre, vous devriez être en mesure :

▶ de discuter de l'état de santé global de la population et des changements qui sont survenus ;

▶ de définir le concept d'indicateur de santé ;

▶ de décrire l'état de santé des Québécois à l'aide des principaux indicateurs de santé ;

▶ de traiter de l'impact du vieillissement sur la santé ;

▶ de présenter les tendances en matière d'habitudes de vie des Québécois ;

▶ de porter un regard critique sur les campagnes de promotion de saines habitudes de vie ;

▶ de discuter de la médicalisation de la santé.

2.1 LA DESCRIPTION DES GRANDS INDICATEURS DE SANTÉ

«La nature des problèmes qui affectent le plus la santé des Québécois a beaucoup changé au fil des ans. Plusieurs problèmes de santé et problèmes psychosociaux sont évitables, et les moyens d'action sont à notre portée. Toutefois, on ne peut agir isolément, et les actions ne peuvent être unidimensionnelles. Il serait également vain de travailler à trouver la panacée, le remède miracle qui guérirait tous les maux. Les moyens d'action résident plutôt dans l'environnement économique, physique et social, les politiques publiques et les gestes de solidarité. La meilleure voie pour produire la santé se trouve exactement là, pas ailleurs.»

Dr Alain Poirier,
directeur national de santé publique,
MSSS, 2005a, p. 23.

En tant que Québécois, nous mangeons habituellement à notre faim, et même plus; nous habitons des maisons chauffées d'où l'humidité et le froid ont été chassés; nous avons aisément accès à l'automobile pour nous déplacer, et nous avons à portée de la main tout un réseau de spécialistes et d'institutions qui répondent à nos craintes et à nos demandes de soins et de services. Sommes-nous pour autant une population en bonne santé?

Dans le chapitre 1, lorsque vous avez évalué votre propre état de santé, avez-vous inclus vos amis, les membres de votre famille, votre milieu de vie? Si vous êtes en bonne santé, les gens autour de vous le sont-ils?

La population québécoise est-elle en bonne santé?

Prise globalement, la population québécoise est en bonne santé. La santé générale des hommes et des femmes s'est grandement améliorée au cours des 50 dernières années (MSSS, 2005a), et le bilan continue d'être favorable. «En fonction de la plupart des indicateurs de santé importants, le Québec se trouve dans le peloton de tête des États industrialisés. La mortalité infantile, par exemple, diminue d'année en année et, de façon générale, l'espérance de vie ne cesse de s'améliorer» (MSSS, 2007, p. 27). L'écart de surmortalité qui persistait entre le Québec et le reste du Canada s'amenuise. Récemment, un renversement dans la tendance de certains comportements montre l'effet positif des efforts conjugués de nombreux acteurs en ce qui a trait à la santé : la baisse spectaculaire du tabagisme depuis 2001, la diminution de la proportion des fumeurs débutants et l'augmentation de l'activité physique et de la consommation quotidienne de légumes et de fruits augurent bien pour l'avenir (MSSS, 2008b; Choinière, 2004).

Rappelons que l'amélioration de la santé collective du Québec s'est effectuée grâce à une plus grande richesse, à de meilleures conditions de vie, à des habitudes de vie plus saines et aux avancées de la médecine et des services de santé en général (MSSS, 2005a). Précisément, elle est associée à la baisse radicale de la mortalité infantile et de la mortalité découlant de plusieurs causes, tels les traumatismes, les accidents de véhicules à moteur et les maladies de l'appareil circulatoire. En somme, à toutes les étapes de la vie on est moins nombreux à mourir et plusieurs facteurs ont contribué à ces gains.

Par exemple, l'instauration du régime d'assurance maladie au Québec, en 1970, a joué un rôle majeur, ainsi que le progrès social et économique du début des années 1960. Des conditions de vie plus saines et de meilleures conditions de travail ont suivi le développement social et économique qu'a connu le Québec après la Seconde Guerre mondiale. Au cours de cette période, on a mis en place des politiques sociales qui ont créé un environnement plus favorable à la santé.

Cependant, faisant contrepoids à cette évaluation positive, d'autres problèmes sociaux et de santé surgissent, et certains comportements suscitent l'inquiétude. On ne peut passer sous silence la progression de l'embonpoint et de l'obésité dans la population québécoise, associés à la prévalence accrue du diabète de type 2, à la consommation excessive d'alcool et à l'introduction de la marijuana dans le mode de vie des jeunes. La détresse psychologique élevée, les suicides et les tentatives de suicide, la violence conjugale et parentale sont toutes des nouvelles formes de mal-être et de détresse sociale qui hypothèquent la santé des personnes et de la collectivité québécoise. De nouvelles affections comme la maladie d'Alzheimer, les maladies nosocomiales, le sida et l'épuisement professionnel forcent l'adaptation des services de santé. La recrudescence des infections transmises sexuellement et par le sang (ITSS) chez les jeunes montre que les gains en santé ne sont jamais définitifs.

Le bouleversement des valeurs, l'affirmation des droits individuels, la consommation effrénée, l'éclatement du tissu social et de l'ancienne solidarité communautaire, la restructuration de l'emploi et la crise du travail ainsi que le désengagement de l'État-providence sont autant de facteurs qui ont eu des répercussions sur la santé des membres de la société.

Le portrait de la mortalité et de la morbidité au Québec a donc changé au cours des 50 dernières années, en même temps que celui de l'ensemble des pays industrialisés. Quelques **indicateurs** nous permettent de prendre la mesure de ce changement et d'évaluer la santé de la population d'aujourd'hui.

2.1.1 Les indicateurs de santé

En sociologie, un indicateur est considéré comme un élément de la réalité sociale directement observable, relié aux dimensions de la variable à l'étude (Angers, 2005). En ce qui a trait à la santé, un grand nombre d'indicateurs peuvent être employés. Selon la Banque de données en santé publique, basée en France, « [l]es principaux indicateurs utilisés s'appliquent à la mortalité, à la morbidité, aux facteurs de risque, à l'incapacité et à des caractéristiques environnementales, sociales et culturelles » (Banque de données en santé publique [BDSP], 2003).

Pour qu'il soit utile, un indicateur doit être accessible à la population étudiée. Il devrait « être simple, facile à calculer, reproductible, précis et valide » (BDSP, 2003). Autrement dit, la correspondance entre les données recueillies à l'aide de l'indicateur et l'objectif de la recherche doit avoir été démontrée au cours d'enquêtes antérieures. L'indicateur doit également posséder une certaine notoriété (avoir été utilisé à plusieurs reprises dans des recherches d'envergure) afin de permettre de comparer différentes périodes et diverses enquêtes à l'échelle nationale et internationale. Jusqu'à récemment, les indicateurs classiques (par exemple, l'espérance de vie, la mortalité infantile, etc.) rendaient surtout compte de la santé objective, telle qu'évaluée par un professionnel de la santé habilité à poser un diagnostic ou à établir la présence d'un problème de santé. La vision biomédicale de la santé était donc prépondérante. Dans les années 1980, on s'est efforcé de créer et d'utiliser des indicateurs de la santé subjective comme l'état de santé perçu par les personnes interrogées dans le cadre d'enquêtes de santé.

Indicateur
Élément directement observable dans la réalité.

Indicateur de santé
Variable mesurant l'état de santé d'un individu ou d'une population, qui peut être quantitative ou qualitative.

Soulignons qu'il n'existe aucun indice global offrant une synthèse de l'état de santé d'une population : les indicateurs servent à décrire et permettent d'analyser de nombreux aspects de la santé, mais n'en fournissent pas d'indice unique, synthétique.

2.1.2 La structure par âge et le vieillissement

La répartition par groupe d'âge et par sexe est une donnée essentielle au portrait sanitaire d'une population, même si elle ne constitue pas au sens propre un indicateur de santé. Y a-t-il beaucoup d'enfants, de gens âgés, plus d'hommes ou plus de femmes ?

Les taux de mortalité et de morbidité sont influencés par la répartition des groupes d'âge et de sexe dans la population, dont il faut prendre en compte l'évolution.

Le vieillissement s'accentue

Le tableau 2.1 retrace l'évolution de la distribution de la population par groupe d'âge au Québec depuis 1961. Quelles observations pouvons-nous en tirer ?

D'abord, nous constatons le **vieillissement** croissant **de la population** québécoise, alors que le groupe d'âge des 65 ans et plus passe de 5,8 % en 1961 à 14,9 % de l'ensemble de la population québécoise en 2009. Cette même année, le Québec compte 1356 centenaires (1140 femmes et 216 hommes).

Vieillissement de la population
Proportion de gens âgés de 65 ans et plus dépassant 8 % de la population.

La validité : la valeur réelle du phénomène observé

En épidémiologie — science qui étudie la distribution et les causes des problèmes de santé dans une population —, la validité d'une mesure ou d'une étude correspond à sa capacité d'appréhender correctement un phénomène ou sa valeur réelle, en l'absence de biais.

Par exemple, une étude portant sur la santé d'une population permet-elle de connaître véritablement son état de santé ? Certains indicateurs sont-ils meilleurs que d'autres ? Si je questionne un individu sur sa perception de son état de santé (excellent, bon, mauvais), est-ce que je dispose dès lors d'une mesure adéquate de son état de santé ? Lorsque j'évalue la tension artérielle d'un patient, ma mesure représente-t-elle la valeur réelle ?

Plusieurs sources de biais nuisent à la validité : appareil mal calibré, utilisation d'un critère d'observation erroné, mauvaise méthode de lecture d'un appareil, répondants non représentatifs de la population à l'étude, etc. Le biais nuit à la validité d'une mesure ou d'une étude. C'est pourquoi, dans toute étude scientifique, les auteurs, au moment de la rédaction du rapport de recherche, discutent des biais possibles et de leur impact sur les résultats.

La validité comporte deux dimensions. La validité externe est la capacité de généraliser un résultat obtenu dans le cadre d'une étude basée sur un échantillon aléatoire (probabiliste). Par exemple, dans l'échantillon de l'*Enquête sur la santé dans les collectivités canadiennes* (ESCC) de 2007, 25 % des répondants québécois ont déclaré fumer. Compte tenu des règles d'échantillonnage probabiliste, cette donnée peut être généralisée à l'ensemble de la population québécoise âgée de 12 ans et plus. La validité interne représente quant à elle la capacité d'une étude ou d'un outil à mesurer ce qu'il prétend mesurer. Elle repose sur le choix des indicateurs et la qualité des techniques de cueillette. Elle est reconnue par les pairs scientifiques.

Sources : Adapté de Simpson, A., C. Beaucage et Y. B. Viger. 2009. *Épidémiologie appliquée.* 2e éd. Montréal : Gaëtan Morin ; Banque de données en santé publique (BDSP). 2003. *Glossaire européen en santé publique.* [En ligne], http://bdsp.ehesp.fr/Glossaire/Default.asp (Page onsultée le 29 avril 2010)

Tableau 2.1 • La population du Québec selon la structure par âge, le rapport de dépendance et l'âge médian

Année	0-14 ans (%)	15-29 ans (%)	30-49 ans (%)	50-64 ans (%)	65 ans et + (%)	Rapport de dépendance[a]	Âge médian (ans)
1961	35,4	22,8	25,0	11,0	5,8	0,71	24,0
1971	29,6	27,3	23,9	12,3	6,9	0,57	25,6
1981	21,7	28,7	26,7	14,0	8,8	0,43	29,6
1991	19,8	22,5	32,4	14,2	11,0	0,45	34,0
2001	17,4	19,7	32,2	17,5	13,0	0,44	38,5
2009	15,7	19,5	28,7	21,0	14,9	0,44	42,4

[a] Rapport de dépendance : 0-14 ans + 65 ans et plus / 15-64 ans.

Source : Institut de la statistique du Québec (ISQ). 2010a. *Le Québec chiffres en main*, édition 2010. [En ligne], www.stat. gouv.qc.ca/publications/referenc/pdf2010/QCM2010_fr.pdf (Page consultée le 16 août 2010)

Cette croissance du groupe des gens âgés s'accompagne d'une diminution de la proportion des jeunes. Le groupe des 0-14 ans a vu sa part relative dans l'ensemble de la population passer de 35,4 % en 1961 à 15,7 % en 2009.

C'est la surreprésentation des cohortes du *baby-boom* qui réduit la part des jeunes dans la population totale. En nombre, il y a autant de jeunes aujourd'hui qu'au moment du *baby-boom* ; « ce qui différencie les deux époques est plutôt la force relative de ce nombre » (Langlois, 2010, p. 4) dans la population totale. Au fur et à mesure que les *baby-boomers* vieilliront, la répartition des groupes d'âge se rééquilibrera. Selon Langlois, l'important est de retenir « que le nombre de jeunes continue de rester important au Québec, contribuant au dynamisme de la société » (Langlois, 2010, p. 2), dans un contexte où le groupe des personnes de plus en plus âgées constitue un défi d'adaptation pour la société québécoise. Les personnes les plus nombreuses au Québec sont actuellement âgées de 45 à 54 ans. Le poids de cette catégorie d'âge influe considérablement sur divers aspects des comportements quotidiens — santé, famille, travail, loisirs et consommation.

Devant ces données, le sociologue Simon Langlois précise que, si le Québec n'a pas encore une population très vieille (le taux est inférieur aux taux européens et à celui du Japon [21,6 %]), la tendance au vieillissement est nettement présente et va s'accélérer à partir de la décennie 2020. La reprise récente de la natalité et la hausse de l'immigration retarderont cependant le vieillissement prévu. Le rapport de dépendance entre actifs et non-actifs se maintient à 0,44 en 2009. Il faut prendre en considération que les dépendants sont maintenant des personnes âgées, dont bon nombre possèdent un patrimoine, plutôt que des enfants sans ressources économiques.

En somme, le poids relatif des différents groupes d'âge au Québec connaît un changement profond et rapide. Le premier tiers du XXIᵉ siècle verra une accélération du vieillissement cependant que le groupe des jeunes demeurera important en nombre. Un nouvel équilibre s'établira entre les groupes d'âge, alors que grands-parents, parents et enfants auront tous vécu dans des familles de deux ou trois enfants en moyenne, à mesure que disparaissent les cohortes à forte fécondité (Langlois, 2010).

❓ Y a-t-il autant d'hommes que de femmes ?

Le tableau 2.2 montre l'importance de chacun des sexes en fonction de la répartition par groupe d'âge. Les femmes sont plus nombreuses que les hommes dans le groupe des 65 ans et plus, et sont un peu moins nombreuses dans le groupe des moins de 44 ans. La vieillesse est avant tout celle des femmes. Au-delà de 85 ans, le ratio est de 4 hommes pour 6 femmes. Pourtant, un changement lent et bien réel est en train de se produire : la part des hommes après 44 ans a augmenté entre 2004 et 2009, résultat de la diminution de leur mortalité à tous les âges.

Tableau 2.2 ● **L'importance relative selon le sexe par groupe d'âge, au Québec, en 2009**

Groupe d'âge (ans)	Masculin (%)	Féminin (%)
0-14	51,2	48,8
15-44	51,1	48,9
45-64	49,5	50,3
65-74	47,4	52,6
75-84	41,8	58,2
85 et plus	30,0	70,0

Source : Calculs de l'auteure. D'après ISQ. 2010. Tableau : *Données démographiques. Population par année d'âge et par sexe, 2009.* [En ligne], www.stat.gouv.qc.ca/donstat/societe/demographie/struc_poplt/201_09.htm (Page consultée le 16 août 2010)

Notons enfin que l'augmentation du nombre des personnes âgées s'effectue à des âges très avancés. Entre 2001 et 2009, le groupe des 75 ans et plus est passé de 5,6 % à 6,8 % de la population québécoise (ISQ, 2010a). Il est donc frappant de constater l'augmentation du nombre des personnes très âgées et la féminisation de la vieillesse.

La pyramide des âges de la figure 2.1 traduit plusieurs de ces phénomènes : vieillissement général, féminisation du grand âge et disproportion entre femmes et hommes qui en résulte, arrivée massive des générations du *baby-boom* aux âges de la cinquantaine et fluctuations de la fécondité québécoise.

❓ Pourquoi ce vieillissement de la population ?

Dans les sociétés contemporaines, le vieillissement s'explique par l'amélioration de l'espérance de vie à la naissance, qui résulte des changements dans la mortalité. En effet, cette dernière a diminué à tous les âges de la vie. Associée à la chute radicale de la fécondité depuis 1990, cette diminution s'exprime par des changements dans la répartition des groupes d'âge.

Imaginez le scénario suivant. Vous mettez au monde un enfant aujourd'hui. Votre enfant naît, resplendissant, il passe le cap de la première année de sa vie. Garçon ou fille, il grandit allègrement durant les 15 années suivantes, épargné de toutes les maladies infantiles qui avaient tué tant d'enfants de ses arrière-grands-parents. Il adopte des habitudes de vie saines et ressent à l'occasion des malaises bénins. Il échappe à quelques accidents qui lui ont donné la frousse. Il se promet, en vieillissant, de faire plus attention. Arrivé à la soixantaine, il craint de mourir d'un cancer ou d'une maladie vasculaire. Au même âge, si c'est une femme, elle se plaint davantage de problèmes de santé chroniques, voit ses compagnons disparaître autour d'elle et atteint vraisemblablement les 75 ans, qu'elle a de fortes chances de dépasser.

Cet itinéraire de santé d'un enfant imaginaire est en tout point semblable au vôtre.

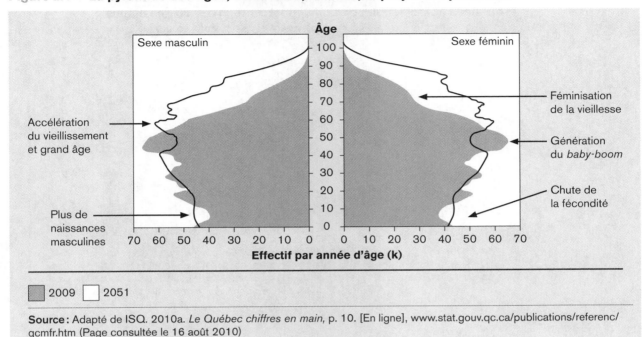

Source : Adapté de ISQ. 2010a. *Le Québec chiffres en main*, p. 10. [En ligne], www.stat.gouv.qc.ca/publications/referenc/ qcmfr.htm (Page consultée le 16 août 2010)

❓ Le Québec est-il plus jeune ou plus vieux que d'autres sociétés ?

Situons le Québec parmi d'autres sociétés occidentales. Au cours des dernières années, toutes les régions du Canada ont connu une croissance semblable de leur population âgée.

À l'échelle internationale, la structure par âge de sa population fait du Québec l'une des plus jeunes sociétés développées. Selon les projections effectuées dans la décennie 1990, c'est l'accélération de son vieillissement qui sera plus élevée, comme le montre la projection pour 2050 dans le tableau 2.3, à la page suivante, où le Québec rejoint le pourcentage des pays européens. Cependant, les données démographiques de la fin de la décennie 2010 montrent un ralentissement au Canada, au Québec et aux États-Unis, où l'on constate une reprise de leur natalité (*voir le tableau 2.3*). Enfin, il ne faut pas oublier les pays en voie de développement, qui verront leurs populations vieillir plus rapidement encore que celle des pays développés, alors que, selon l'Organisation des Nations Unies (ONU), ils sont les moins préparés à répondre aux besoins et conséquences du vieillissement.

Le vieillissement et ses impacts sur la santé

Quelles sont les conséquences sanitaires et économiques du vieillissement de la population ? Les hypothèses émises par plusieurs chercheurs — il est impossible de prévoir avec précision ces conséquences au-delà d'une dizaine d'années — annoncent des répercussions importantes sur la morbidité générale.

La plupart des experts prévoient en effet une augmentation du nombre des personnes atteintes de maladies chroniques, car la santé décline avec l'avancement en âge, surtout

Tableau 2.3 ● Le vieillissement des populations dans certains pays développés, données et projection pour 2050 (pourcentage des 65 ans et plus)

Pays	1950	1995	2008	Projection 2050
Allemagne	9,7	15,5	23,7	32,5
Canada	7,7	12,0	13,7	25,5
Espagne	7,3	15,4	20,7	31,8
États-Unis	8,3	12,5	12,8	21,6
France	11,4	15,0	20,7	26,9
Italie	8,3	16,8	24,4	33,3
Japon	4,9	14,6	25,7	37,8
Royaume-Uni	10,7	15,9	20,0	22,9
Suisse	9,6	14,3	20,5	26,0
Suède	10,3	17,6	21,9	24,1
Québec	5,7	12,0	14,6	28,0

Sources : ISQ. 2010. *Le Québec dans le monde. Statistiques économiques internationales.* [En ligne], www.stat.gouv.qc.ca/publications/comparaisons_econo/pdf/quebec_monde.pdf (Page consultée le 16 août 2010) ; ONU. 2009. *World Population Prospects : The 2008 Revision Population Database.* [En ligne], http://esa.un.org/unpp (Page consultée le 3 mai 2010)

après 70 ans. Les personnes malades connaîtront probablement des épisodes de maladie plus lourds et plus incapacitants pour la santé fonctionnelle au fur et à mesure qu'elles vieilliront.

Attention, cependant ! L'augmentation des maladies chroniques n'est pas proportionnelle au nombre de personnes âgées, car on peut également prévoir que celles-ci seront en meilleure santé que les personnes âgées des générations précédentes. Il faut donc faire preuve de circonspection. Le vieillissement n'est pas synonyme de maladie pour les générations du *baby-boom* et les suivantes. Selon le portrait de santé du Québec et de ses régions brossé en 2006, les Québécois peuvent s'attendre à vivre une vieillesse longue et vécue majoritairement en bonne santé.

Deux facteurs viennent tempérer les hypothèses pessimistes liées au vieillissement. Il y a d'abord l'effet des groupes d'âge dans le temps et de la distribution des ressources. Aujourd'hui, un homme de 75 ans subissant un pontage coronarien et une femme de 80 ans hospitalisée pour plusieurs maladies chroniques n'ont pas eu accès, au cours de leur jeunesse, aux soins de santé fournis par le réseau de la santé sur une base universelle et gratuite ; ils ont dû payer de leur poche toutes les dépenses de santé lorsqu'ils ont mis leurs enfants au monde (David, 1995). Ce n'est pas le cas des adultes d'aujourd'hui, qui ont bénéficié du régime de l'assurance maladie et des soins les plus sophistiqués.

Le deuxième facteur en cause est celui des inégalités sociales. Les personnes âgées ne forment pas une catégorie homogène. La population âgée se répartit dans tout l'éventail de la différenciation sociale, et les inégalités sont même accentuées. Les femmes âgées seules sont les plus vulnérables : elles constituent le groupe le plus pauvre de la société. La pauvreté des femmes âgées, plutôt que leur âge, explique leur état de santé (Rose, 2009). Comme le souligne la chercheuse Chantal Lagacé, la classe sociale est l'élément le plus déterminant du vieillissement « parce que la classe sociale est l'élément structurel qui est le plus systématiquement lié à la quasi-totalité des mesures de santé et de maladie » (Lagacé, 2007, p. 45). C'est pourquoi il importe de distinguer les différentes composantes du phénomène du vieillissement.

Les générations de *baby-boomers* qui arrivent à l'âge de la retraite auront eu de meilleurs emplois. Globalement, elles ne seront pas aussi démunies. Entre 1980 et 2003, le revenu total moyen (après impôt) des couples aînés au Canada a augmenté de 18 %, passant de 36 300 $ à 42 800 $ (Statistique Canada, 2007, p. 68). Les *baby-boomers* seront aussi demeurés plus longtemps sur le marché du travail. Les femmes de ce groupe auront un profil différent. Ayant travaillé une bonne partie de leur vie, elles bénéficieront des allocations de la Régie des rentes du Québec, du Régime de pensions du Canada et de régimes de rentes privés ou collectifs. Malgré tout, leurs revenus de retraite risquent d'être inférieurs à ceux des hommes (Rose, 2009). Les emplois occupés majoritairement par les femmes sont faiblement rémunérés, atypiques et moins souvent syndiqués. Aussi vivent-elles des parcours de travail entrecoupés d'arrêts liés aux maternités et aux responsabilités familiales (Lagacé, 2007).

Enfin, le modèle biomédical (que nous avons étudié dans le chapitre 1) a défini le vieillissement en tant que déclin par rapport à l'âge adulte. L'hégémonie du modèle biomédical a pour effet d'imposer une conception clinique et médicale du processus du vieillissement (David, 1995) et de transmettre une perception négative de ce dernier. Toute notre réflexion au sujet du vieillissement de la population s'en ressent.

Il n'en reste pas moins que, avec la croissance du nombre de personnes âgées, la perte d'autonomie et les incapacités fonctionnelles (touchant la vie quotidienne : manger, se lever de son lit, cuisiner, faire l'épicerie, etc.) augmenteront.

Parallèlement à l'accroissement des maladies chroniques, il est généralement admis que le vieillissement crée une pression à la hausse sur l'hospitalisation et les coûts des services de santé. Les personnes âgées qui sont malades utilisent davantage les services médicaux pour des épisodes de maladie plus graves. Les économistes pensent que le vieillissement de la structure par âge entraînera une augmentation des dépenses allouées à la santé. Les experts ne s'entendent pas sur la part de la croissance des coûts du système de santé imputable au vieillissement et la capacité des gouvernements à y faire face. Des scénarios catastrophiques, comme celui de l'Institut Fraser, envisagent l'effondrement du système de soins canadien si un virage radical n'est pas amorcé vers la privatisation des soins médicaux (Roverer et Skinner, 2009).

D'autres analystes s'insurgent contre ces estimations. Ainsi, nombre d'entre eux pensent que les coûts les plus importants liés au vieillissement de la population découleront de l'hébergement (Béland, 2001 ; Paré, 2000). Les institutions d'hébergement pour personnes âgées sont moins dispendieuses que les hôpitaux universitaires sur lesquels on fonde les calculs économiques. De plus, le virage ambulatoire a changé la façon de prodiguer les soins.

Dans un rapport rédigé en 2007 pour le Centre canadien de politiques alternatives (CCPA), l'économiste Marc Lee conclut que le vieillissement de la population n'a contribué à l'augmentation des dépenses en soins de santé au Canada que de 0,8 % par an au cours de la décennie précédente (Lee, 2007, p. 5). De même, les économistes Lefebvre et Soderstrom concluent que, au cours des 30 dernières années, au Québec et dans les autres provinces canadiennes, le vieillissement de la population n'a eu qu'un effet assez limité sur les dépenses de santé (Lefebvre et Soderstrom, 2000).

Le facteur le plus important qui détermine la croissance des dépenses en santé est la hausse du nombre moyen des services utilisés par les personnes ainsi que la croissance totale de la population. L'escalade des coûts des médicaments d'ordonnance, l'innovation technologique et les interventions de fin de vie sont ce qui coûte le plus cher au système. Une augmentation de 4,4 % du budget alloué à la santé, raisonnable dans un contexte de croissance économique, aurait pour effet de maintenir le niveau des services actuels au Canada, estime Lee dans son étude sur le système de santé canadien (Lee, 2007).

En somme, plusieurs causes doivent être examinées dans l'augmentation des coûts liés à la santé, et le vieillissement de la population, en tant que facteur pris isolément, semble être surestimé. C'est le nombre moyen de services par personne âgée qui sera déterminant pour l'augmentation des coûts. Par conséquent, il faut analyser et comprendre les raisons de cette augmentation — qui ne touche pas seulement les gens âgés, mais l'ensemble des groupes de la population — afin de la limiter.

La chercheuse Hélène David soulignait en 1995 que la thèse du fardeau des personnes âgées repose sur une projection de l'état de santé des cohortes nées avant la Seconde Guerre mondiale. Or, une grande partie des nouveaux aînés se portent bien : 77 % des Canadiens âgés de 65 à 74 ans décrivent leur santé comme étant bonne à excellente (Statistique Canada, 2007). En 2010, c'est 86 % des Québécois âgés de 50 à 64 ans qui se disent en bonne et excellente santé, et 75 % d'entre eux qui se voient en bonne santé à l'âge de 75 ans (AQESSS, 2010). La rubrique Savoir plus 2.2 présente le profil des *baby-boomers* ainsi que leur vision de la santé et du vieillissement.

savoir plus 2.2

Les *baby-boomers* : la volonté de rester jeunes et en santé

En se fiant aux réponses données par un échantillon de 686 Québécois âgés de 50 à 64 ans, il appert que les *baby-boomers* « se voient jeunes et en santé » (Champagne, 2010, p. A9). Le sondage, réalisé en avril 2010 pour l'Association québécoise d'établissements de santé et de services sociaux (AQESSS), met en évidence le fait que les *baby-boomers* se préparent à vieillir en santé. Ils modifient leurs habitudes de vie, bénéficient d'un suivi médical régulier et prévoient demeurer actifs. Rendus à 75 ans, « 82 % vont aider des proches, 77 % auront des activités de loisirs pendant que 49 % pratiqueront des sports, 37 % feront du bénévolat tandis que 10 % seront aux études et 6 % ont toujours l'intention de travailler » (AQESSS, 2010).

Les *baby-boomers* qui ont répondu au sondage se répartissent en cinq types selon leur degré d'autonomie et de dépendance à l'État. La moitié d'entre eux se disent bien entourés et préparés, alors qu'un bon tiers sera redevable du soutien de l'État. Toutefois, ils sont 16 % à envisager carrément une vieillesse vécue dans la pauvreté et en mauvaise santé.

Le professeur Jacques Légaré confirme que les *baby-boomers* forment une génération revendicatrice qui exigera des soins à domicile, des moyens de transport adaptés, etc. Aux États-Unis, on qualifie ce phénomène de *silver economy,* ou pouvoir gris. « Ils ne se laisseront pas parquer dans des mouroirs, et la plupart ont les revenus pour obtenir ce qu'ils veulent » (Champagne, 2010, p. A9).

Sources : Adapté de Champagne, S. 2010. « Les boomers, jeunes de cœur et d'esprit ». *La Presse,* 7 mai 2010, p. A9 ; Association québécoise d'établissements de santé et de services sociaux (AQESSS). 2010. *Sondage auprès des Québécois âgés de 50 à 64 ans sur le vieillissement. Mai 2010,* 54 p. [En ligne], www.aqesss.qc.ca/docs/pdf/Grands_dossiers/personnes_agees/CROP_AQESSS_PALV.pdf (Page consultée le 16 août 2010)

2.1.3 L'espérance de vie à la naissance et l'espérance de vie en bonne santé

L'**espérance de vie** peut être considérée comme le principal indicateur de santé d'une population. Celui-ci renseigne sur la longévité moyenne. Quel est le nombre potentiel d'années de vie des membres d'une société ? Avec le taux de mortalité infantile, l'espérance de vie est l'indicateur de santé le plus souvent utilisé : il permet d'établir des comparaisons géographiques et temporelles, tant sur le plan local qu'à l'échelle internationale.

Concrètement, l'espérance de vie (ou durée de vie moyenne) représente le nombre moyen d'années qu'une personne peut s'attendre à vivre en tenant compte des probabilités de décéder à différents âges. L'espérance de vie est donc un indicateur associé aux décès et à l'état de santé général de la population. Il permet l'appréciation globale de la situation sociosanitaire d'un groupe donné.

En 2009, au Québec, l'espérance de vie à la naissance est de 78,8 ans pour les hommes et de 83,3 ans pour les femmes, pour une espérance de vie moyenne de 81,05 ans. Le tableau 2.4 montre la progression de l'espérance de vie québécoise de 1930 à 2009. L'écart entre les femmes et les hommes, après avoir culminé dans les décennies 1970 et 1980, tend à diminuer depuis 15 ans. Entre 2004 et 2009, il est passé de 5,1 ans en faveur des femmes à 4,5 ans. On constate aussi que, à 65 ans, l'espérance de vivre plusieurs autres années est de 18,3 ans pour les hommes et de 21,6 ans pour les femmes. À cet égard, les hommes font le gain le plus important.

Au Québec et au Canada, l'espérance de vie est plus élevée chez les femmes que chez les hommes, chez les riches que chez les pauvres, chez les personnes mariées que chez les célibataires (*voir le chapitre 3 pour une discussion sur les inégalités sociales envisagées sous l'angle de l'espérance de vie*).

Espérance de vie
Nombre moyen d'années de vie qui tient compte de la mortalité.

exercice 2.1

Le vieillissement et ses effets sur la santé : versants optimiste et pessimiste d'un même phénomène

1. En vous référant au texte précédent et en utilisant des données récentes sur le sujet, présentez sous forme de tableau à deux colonnes les faits sur le vieillissement de la population et ses effets sur le système de santé (état de santé, coûts liés à la santé, etc.) en les classant selon deux visions : le versant pessimiste, plus alarmiste, qui relève les effets négatifs sur la société et son système de santé ; et le versant optimiste, plus nuancé, qui relativise les effets négatifs.

2. Quelle est votre propre analyse de la situation ?

Tableau 2.4 ● **L'espérance de vie à la naissance et à 65 ans, selon le sexe, au Québec, pour certaines périodes (en années)**

PÉRIODE	À la naissance			À 65 ans		
	HOMMES	FEMMES	ÉCART	HOMMES	FEMMES	ÉCART
1930-1932	56,2	57,8	1,6	12,6	13,2	0,6
1955-1957	66,1	71,0	4,9	12,9	14,7	1,9
1975-1977	69,4	77,0	7,5	13,5	17,5	4,0
1995-1998	74,6	81,0	6,4	15,5	19,8	4,3
2002-2004	77,2	82,3	5,1	16,9	20,7	3,7
2007-2009	78,8	83,3	4,5	18,3	21,6	3,2

Source : ISQ. 2010. *Banque de données de statistiques officielles* (BDSO). [En ligne], www.bdso.gouv.qc.ca/pls/ken/iwae. proc_acce?p_temp_bran=ISQ (Page consultée le 16 août 2010)

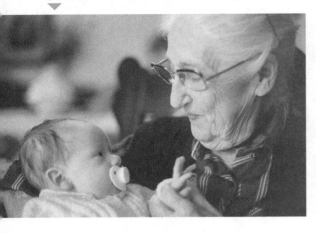

Les enfants ont une espérance de vie à la naissance supérieure à celle de leurs grands-parents.

L'espérance de vie la plus faible est celle des nations autochtones : en 2000-2003, l'espérance de vie moyenne était de 63,3 ans au Nunavik et de 77,4 ans dans la région des Terres-Cries-de-la-Baie-James (INSPQ, 2006).

Par le passé, une faible espérance de vie s'expliquait surtout par un taux de mortalité infantile élevé. Depuis les années 1970, l'ajout de sept années à l'espérance de vie est aussi le reflet de l'amélioration importante des conditions de vie pour une grande partie de la population et du développement accéléré du système sociosanitaire, tant du côté des soins que de la prévention.

Aujourd'hui, la part la plus importante des gains quant à l'espérance de vie dépend plutôt de la baisse de la mortalité chez les personnes de 65 ans et plus. En tenant compte des progrès du contrôle de la mortalité touchant les groupes d'âge avancé, on peut estimer que l'espérance de vie continuera à augmenter, même lentement.

En somme, le Québec connaît une augmentation continue de l'espérance de vie et une diminution de l'écart entre les hommes et les femmes. En cela, le Québec suit la tendance canadienne et mondiale. En 2005, il se trouve respectivement « au quatrième et au deuxième rangs favorables des provinces canadiennes pour l'espérance de vie des hommes et des femmes » (MSSS, 2008b, p. 14). Le tableau 2.5 compare l'espérance de vie des hommes et des femmes du Québec, du Canada et de différents pays.

Vit-on toutes ces années en bonne santé ?

Ces années de vie auxquelles nous sommes promis seront-elles pour autant synonymes de santé ? La santé est-elle une question de durée ou de qualité de vie ? Un meilleur traitement des maladies les plus mortelles laisse-t-il en vie des personnes gravement handicapées ?

Tableau 2.5 ● L'espérance de vie à la naissance, selon le sexe, dans quelques pays

Pays	Année	Hommes	Femmes	Sexes réunis[a]
Québec	2007-2009	78,8	83,3	81,0
Canada	2008	79,0	83,0	81,0
États-Unis	2008	76,0	81,0	78,5
France	2008	78,0	85,0	81,5
Japon	2008	79,0	86,0	82,5
Russie	2008	62,0	74,0	68,0
Suède	2008	79,0	83,0	81,0

[a]Calcul par l'auteure de la moyenne de l'espérance de vie des hommes et des femmes

Sources : OMS. *Statistiques sanitaires mondiales 2010*. [En ligne], www.who.int/whosis/whostat/2010/fr/index.html (Page consultée le 16 août 2010) ; ISQ. 2010. *Banque de données de statistiques officielles* (BDSO). [En ligne], www.bdso.gouv.qc.ca/pls/ken/iwae.proc_acce?p_temp_bran=ISQ (Page consultée le 16 août 2010)

Ainsi, depuis une vingtaine d'années, on cherche à évaluer l'espérance de vie des personnes selon leur état de santé: c'est qu'on appelle l'**espérance de santé.** Cette mesure, qui tient compte de l'état de santé dans lequel les années sont vécues, permet d'estimer le nombre moyen d'années en bonne santé. Plusieurs outils ont été élaborés en ce sens depuis 1986 au Québec et au Canada, mais ils sont difficiles à comparer car ils ont recours à des concepts différents: **incapacités,** limitations dans les activités de la vie quotidienne, santé fonctionnelle, dépendances, etc. Le type d'enquête d'où sont tirées les données sur l'état de santé varie également (INSPQ, 2007a). Suivre l'évolution de l'espérance de santé est dès lors difficile à réaliser.

Au Québec, en 2003, l'espérance de vie ajustée en fonction de la santé (EVAS), mesure utilisée dans l'ESCC, indique un nombre moyen d'années de vie sans incapacité de 69,2 ans pour les hommes et de 72,8 ans pour les femmes. Cet indicateur tient compte de la qualité de vie au cours des années en fonction de divers attributs, dont la mobilité et la gravité des problèmes éprouvés (INSPQ, 2007a, p. 22).

? Les hommes et les femmes sont-ils malades pareillement?

Les femmes vivront en moyenne 9,8 années avec des incapacités, et les hommes, 8,4 années. Les incapacités les plus fréquentes touchent la mobilité (9%), l'agilité (8%) et la douleur (8%) (MSSS, 2008b, p. 16).

Les femmes vivent plus longtemps malades. Les hommes vivent moins longtemps et accumulent moins d'années de vie avec des incapacités ou des restrictions liées à la maladie. Les décès des hommes surviennent plus tôt et plus subitement dans leur itinéraire de santé. Enfin, les années d'incapacité ne surviennent pas nécessairement toutes à la fin de l'existence, car il s'agit d'une moyenne.

En se fiant à l'EVAS, les chercheurs notent, pour la population canadienne, une amélioration de la qualité de vie des personnes qui vieillissent. À cet égard, le Québec occupe une position avantageuse par rapport aux autres provinces, car les femmes et les hommes y vivent plus longtemps et en meilleure santé. Les Québécois déclarent moins de limitations d'activité que les autres Canadiens. On ne sera pas non plus surpris de constater que le groupe le plus favorisé financièrement affiche une meilleure espérance de vie sans limitation.

Selon vous, le fait que les hommes vivent moins longtemps avec des incapacités, même s'ils meurent plus jeunes que les femmes, est-il un signe de santé?

Les résultats de nombreuses études montrent qu'il existe une **pandémie** d'incapacité légère et modérée. C'est donc dire que la réduction de la mortalité s'accompagne d'une hausse de l'incapacité légère (Pampalon, 1994).

Le tableau 2.6, à la page suivante, reprend les principaux éléments qui caractérisent l'espérance de vie à la naissance et l'espérance de vie en santé.

2.1.4 La santé objective: la mortalité et les principales causes de décès

Paradoxalement, c'est en observant le contraire de la santé, soit la maladie et la mort, qu'on obtient des données sur l'état de **santé objective.**

La mortalité est considérée comme une donnée objective de l'état de santé puisqu'elle n'est pas basée sur l'appréciation des personnes et que la détermination de la cause du décès relève du diagnostic médical. Les deux indicateurs de la santé objective les plus utilisés sont la mortalité infantile et la mortalité générale.

Espérance de santé
Espérance de vie selon l'état de santé.

Incapacité
Limitation de l'habileté à exercer les activités normales de la vie quotidienne.

Pandémie
Épidémie à l'échelle mondiale.

Santé objective
Santé décrite par les statistiques sur la mortalité et la morbidité.

Tableau 2.6 • L'espérance de vie à la naissance et l'espérance de vie en santé

Indicateur	Signification
Espérance de vie à la naissance	• Elle représente le nombre moyen d'années de vie en tenant compte des probabilités de décéder. • Elle est fondée sur la mortalité aux différents âges. • Elle est liée à l'état de santé général d'une population. • Elle est sensible au taux de mortalité infantile. • Dans les pays occidentaux, la réduction de la mortalité due aux maladies cardiovasculaires explique la progression actuelle de l'espérance de vie à la naissance. • Elle varie selon les conditions de vie, le sexe, le revenu, la région. • Les femmes vivent plus longtemps que les hommes. • L'écart entre les hommes et les femmes tend à diminuer.
Espérance de vie en santé	• Elle prédit l'espérance de vie sans incapacité. • Elle est fondée sur la mortalité, l'hospitalisation et la mesure des restrictions de fonctionnement. • Elle est une mesure subjective de l'incapacité physique. • Les femmes vivent plus longtemps malades. • Les hommes vivent moins d'années avec une incapacité. • L'écart diminue entre les hommes et les femmes. • Il y a une augmentation de l'incapacité légère à l'échelle mondiale.

Mortalité infantile
Nombre de décès d'enfants âgés de moins de un an.

La **mortalité infantile** indique la proportion des enfants qui meurent avant d'avoir atteint leur premier anniversaire. Depuis les années 1960, dans les sociétés industrialisées, la mortalité infantile se concentre chez les enfants âgés de moins de un mois qui présentent un faible poids à la naissance. Le faible poids à la naissance constitue le principal facteur médical de risque de mortalité infantile.

D'autre part, le développement social et économique d'un pays, la mise en place d'un réseau sanitaire et l'accès aux soins de santé pour les mères et les enfants constituent les principaux déterminants sociaux de la santé infantile. Leur insuffisance explique la forte mortalité infantile dans les pays en développement ainsi que la mortalité infantile plus élevée observée chez les groupes défavorisés des sociétés développées. Les enfants ne naissent pas égaux : ceux des familles pauvres, des groupes minoritaires et des familles autochtones meurent davantage.

Cependant, la variation des taux de mortalité infantile entre les pays industrialisés s'explique surtout par le degré de précision des déclarations de naissances vivantes ou la capacité des équipes médicales spécialisées à sauver de grands prématurés. Dans la majorité de ces pays, les femmes enceintes sont en bonne santé et les mères ont accès à des soins de qualité.

Au Québec, le taux de mortalité infantile connaît une chute importante, se situant à 4,2 décès pour 1000 naissances (376 décès) en 2009. Dans le passé, la surmortalité masculine liée à des facteurs biologiques a toujours donné des taux de décès infantiles masculins plus élevés que ceux des filles. L'écart a fortement diminué ces dernières années : pour l'année 2009, le taux masculin est de 4,4 et le taux féminin, de 4,1.

Le tableau 2.7 et la figure 2.2 décrivent bien la diminution de la mortalité infantile.

Tableau 2.7 ● Les décès infantiles et le taux de mortalité infantile selon le sexe, au Québec, pour quelques années

Année	Mortalité infantile (‰)			Décès (total)
	SEXE MASCULIN	SEXE FÉMININ	TOTAL	
1971	19,4	15,1	17,3	1624
1981	9,0	7,7	8,3	797
1991	6,4	5,4	5,9	578
2001	5,1	4,3	4,7	350
2009	4,4	4,1	4,2	376

Source : ISQ. 2010. *Tableaux statistiques. Naissances et décès.* [En ligne], www.stat.gouv.qc.ca/donstat/societe/demographie/naisn_deces/308.htm (Page consultée le 23 août 2010)

Figure 2.2 ● Les taux de mortalité infantile (0-364 jours) de 17 régions sociosanitaires, et pour l'ensemble du Québec, 2000-2003

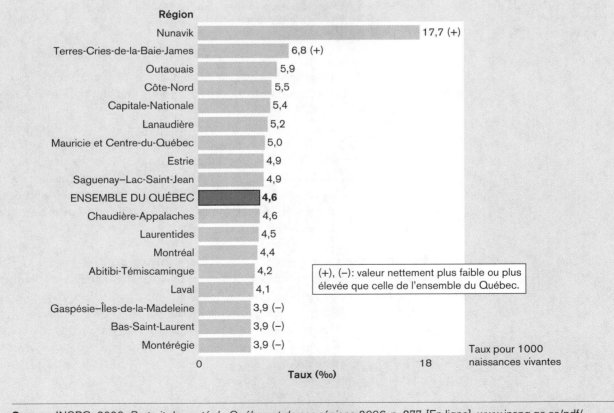

Source : INSPQ. 2006. *Portrait de santé du Québec et de ses régions 2006,* p. 277. [En ligne], www.inspq.qc.ca/pdf/publications/545-PortraitSante2006_Statistiques.pdf (Page consultée le 16 août 2010)

Le taux de mortalité: une mesure des décès survenus

Un taux est une donnée qui représente un aspect de la réalité sociale. Cette réalité a la particularité de varier dans le temps, et le taux mesure cette variation.

Le taux est une forme particulière de proportion[a] exprimée par rapport à un nombre constant: 1, 100, 1 000, 10 000 ou 100 000. Le taux permet d'observer un phénomène et d'effectuer des comparaisons dans le temps (d'une période à l'autre) et dans l'espace (d'un pays à l'autre).

La notion de taux est appliquée dans l'univers des faits sociaux, économiques, démographiques et épidémiologiques. Du point de vue de l'épidémiologie, le taux mesure plus particulièrement la vitesse ou l'intensité à laquelle un phénomène survient dans une population donnée et pendant une période déterminée. Si nous examinons les décès, le taux brut de mortalité exprime le rapport entre le nombre de décès au cours de l'année (au total, par tranche d'âge ou par sexe) et la population au milieu de la période, pour une tranche de 100 000 personnes.

Le taux de mortalité infantile exprime quant à lui le rapport entre le nombre de décès d'enfants âgés de moins de un an au cours de l'année et le total des naissances vivantes pendant la même période, pour une tranche de 1 000 naissances.

[a] Une proportion mesure la fréquence relative d'une catégorie par rapport à la population totale considérée. Le numérateur est toujours inclus dans le dénominateur. Par exemple, deux élèves ont la grippe parmi les 35 élèves de la classe; 2/35 ou 0,057 ou 5,7 % des élèves.

Sources: Adapté de Simpson, A., *et al.* 2009. *Épidémiologie appliquée*. Montéal: Gaëtan Morin, p. 40-41; INSPQ. 2006. *Portrait de santé du Québec et de ses régions 2006*. [En ligne], www.inspq.qc.ca/pdf/publications/545-PortraitSante2006_Statistiques.pdf (Page consultée le 16 août 2010)

Les taux de mortalité infantile varient grandement d'une région à l'autre (*voir la figure 2.2, p. 47*), mais toutes les régions du Québec ont connu une diminution de la mortalité infantile entre 1985 et 2003.

Alors qu'il a longtemps été plus élevé que le taux canadien, le taux de mortalité infantile québécois est maintenant inférieur à la moyenne canadienne. À l'échelle mondiale, l'OMS confirme une nette diminution de la mortalité infantile, même si de fortes inégalités persistent entre les pays et les continents. Les pays développés ont généralement tous connu une baisse des décès des moins de un an, plusieurs se situant à des taux inférieurs à 4 décès pour mille, les plus bas étant ceux du Japon et de la Suède. Le tableau 2.8 offre une comparaison des taux de mortalité infantile de quelques pays.

Y a-t-il beaucoup de décès après l'âge de un an ?

Après la première année de vie, la mortalité diminue considérablement. Elle se maintient à un niveau très bas jusqu'à l'âge de 15 ans, où elle augmente, particulièrement chez les garçons. À partir de 40 ans, elle progresse fortement pour les deux sexes.

La mortalité la plus faible se situe entre l'âge de 5 et 10 ans pour les garçons et les filles. Autour de 20 ans, la mortalité causée par les accidents provoque une saillie dans les courbes. De 20 à 25 ans, les hommes meurent 3,3 fois plus que les femmes. Près de 80 % des décès se produisent dans le groupe des 65 ans et plus.

De quoi les gens meurent-ils ?

Depuis 2000 au Québec et 2005 au Canada, les tumeurs malignes (cancers) constituent la première cause de décès. Les maladies de l'appareil circulatoire occupent le deuxième

Tableau 2.8 • Les taux de mortalité infantile dans quelques États

États	Année	Taux (‰)
Québec	2009	4,2
Canada	2010	4,9
États-Unis	2010	6,1
France	2009	3,6
Islande	2008	3,2
Japon	2010	2,7
Royaume-Uni	2009	4,8
Russie	2008	10,8
Suède	2009	2,7

Sources : OMS. *Statistiques sanitaires mondiales 2010.* [En ligne], www.who.int/whosis/whostat/ 2010/fr/index.html (Page consultée le 16 août 2010) ; Site PopulationData.net. *Statistiques sur les populations et les pays du monde.* [En ligne], www.populationdata.net/index2.php?option= palmares&rid=2&nom=mortalite-infantile (Page consultée le 16 août 2010) ; ISQ. 2010. *Tableaux statistiques. Naissances et décès.* [En ligne], www.stat.gouv.qc.ca/donstat/societe/demographie/ naisn_deces/308.htm (Page consultée le 16 août 2010)

rang et les maladies de l'appareil respiratoire, le troisième rang. Ainsi, au Québec, en 2007, les cancers constituent la cause de 33 % des décès, les maladies cardiovasculaires de 25 %, les maladies de l'appareil respiratoire de 19 % et les traumatismes de 5 % (MSSS, 2008b, p. 12).

Les cancers sont devenus la première cause de décès parce que la mortalité liée aux maladies cardiovasculaires a considérablement diminué chez les hommes, et que le cancer du poumon est en progression chez les femmes depuis trente ans. De plus, les tumeurs malignes sont associées à l'âge : le vieillissement engendre une augmentation du nombre des cancers. Toutefois, comme l'illustre la figure 2.3, à la page suivante, les données montrent aussi que les taux de mortalité diminuent depuis une décennie, à l'exception du taux lié au cancer du poumon chez les femmes. Le cancer le plus mortel pour les deux sexes est celui du poumon, suivi du cancer colorectal chez les hommes et du cancer du sein chez les femmes. La plus forte **prévalence** est associée au cancer de la prostate chez les hommes et à celui du sein chez les femmes (*voir la figure 2.4, p. 51*).

Prévalence
Nombre de personnes touchées par une maladie à un moment donné

Les causes de mortalité varient selon les groupes d'âge. Avant 45 ans, ce sont les blessures découlant de traumatismes de toute sorte et les intoxications qui dominent, suivies des cancers. De 45 à 65 ans, les cancers et les maladies de l'appareil circulatoire supplantent les traumatismes. Après 65 ans, les maladies de l'appareil respiratoire devancent les traumatismes, qui deviennent alors la quatrième cause de décès.

Aujourd'hui, le risque de décès est-il plus élevé ou plus faible ?

En chiffres absolus, le nombre de décès continue d'augmenter. Cela se traduit par un taux brut de mortalité en croissance. Cependant, pour mieux évaluer la progression de la mortalité dans le temps, il faut tenir compte de la structure par âge de la population, laquelle se modifie, comme nous l'avons observé précédemment. Le taux ajusté de mortalité (appelé aussi taux normalisé ou taux comparatif) permet une comparaison dans le temps qui fait abstraction des variations de la structure d'âge d'une population. La méthode utilisée consiste à multiplier, pour chaque groupe d'âge, un taux de mortalité observé par l'effectif d'une population de référence pour ce même groupe d'âge. Le tableau 2.9, à la page 51, indique le nombre de décès et le taux brut pour quelques années. La figure 2.5, à la page 52, montre

Figure 2.3 • **Les taux ajustés des principales causes de décès, au Québec, entre 1981 et 2007**

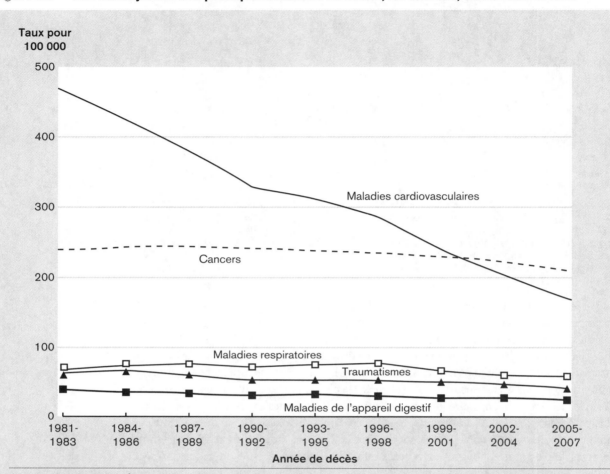

Source : MSSS. 2008. *État de santé de la population québécoise. Quelques repères*, p. 17. [En ligne], http://publications. msss.gouv.qc.ca/acrobat/f/documentation/2008/08-228-02.pdf (Page consultée le 16 août 2010)

quant à elle le taux ajusté entre 1983 et 2006. Malgré une structure par âge ayant vieilli, la probabilité de décès a diminué : le taux ajusté pour la population totale passe de 938 décès pour 100 000 personnes en 1983 à 693,1 en 2006. Le risque de décès a baissé de manière considérable pour les hommes.

Que conclure concernant la mortalité ?

- Entre 1981 et 2009, le nombre des décès au Québec a augmenté de 33 %. Exprimée en taux brut de mortalité, la hausse est de 12,3 %. Cette hausse concorde avec l'augmentation de la population totale et son vieillissement.
- Depuis 2006, les décès féminins surpassent les décès masculins alors que, historiquement, ils leur étaient nettement inférieurs. La croissance des décès féminins s'explique de deux manières. Premièrement, la féminisation du grand âge. Deuxièmement, l'adoption par les femmes de comportements à risque autrefois exclusivement masculins, en particulier le tabagisme, ce qui les expose à des causes de décès comme le cancer du poumon, les maladies de l'appareil circulatoire et les traumatismes.

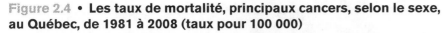

Figure 2.4 • Les taux de mortalité, principaux cancers, selon le sexe, au Québec, de 1981 à 2008 (taux pour 100 000)

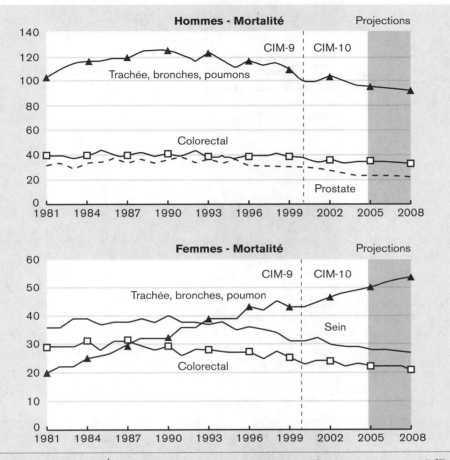

Source : MSSS. 2008. *État de santé de la population québécoise. Quelques repères,* p. 17. [En ligne], http://publications.msss.gouv.qc.ca/acrobat/f/documentation/2008/08-228-02.pdf (Page consultée le 16 août 2010)

Tableau 2.9 • Le nombre de décès et les taux bruts de mortalité selon le sexe, au Québec, pour quelques années

Année	Nombre de décès			Taux bruts de mortalité (‰)		
	FÉMININS	MASCULINS	TOTAL	FÉMININS	MASCULINS	TOTAL
1981	17 974	24 791	42 765	5,4	7,6	6,5
1991	22 317	26 926	49 243	6,2	7,7	6,9
2001	26 919	27 453	54 372	7,2	7,5	7,4
2009	29 052	28 148	57 200	7,4	7,3	7,3

Source : ISQ. 2010. *Tableaux statistiques. Naissances et Décès.* [En ligne], www.bdso.gouv.qc.ca/pls/ken/p_afch_tabl_clie?p_no_client_cie=FR&p_param_id_raprt=800 (Page consultée le 16 août 2010)

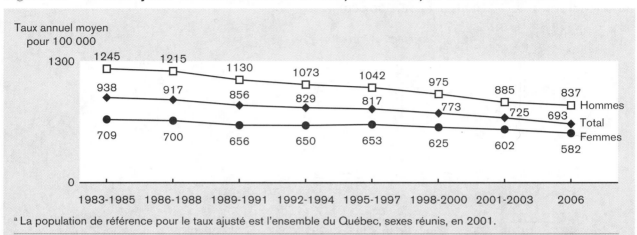

[a] La population de référence pour le taux ajusté est l'ensemble du Québec, sexes réunis, en 2001.

Sources : INSPQ. 2006. *Portrait de santé du Québec et de ses régions. Québec*, p. 234. [En ligne], www.inspq.qc.ca/pdf/publications/545-PortraitSante2006_Statistiques.pdf (Page consultée le 16 août 2010) ; Éco-Santé Québec. 2009. [En ligne], www.ecosante.fr/index2.php?base=QUEB&langh=FRA&langs=FRA&sessionid= (Page consultée le 16 août 2010)

- Le ralentissement des décès masculins résulte de la diminution de la mortalité associée aux maladies cardiovasculaires et aux accidents ou traumatismes.

Examinons maintenant le taux ajusté. Le taux ajusté a pour objectif d'annuler l'effet du vieillissement de la structure par âge et de donner une meilleure mesure du risque de décès. En réalité, malgré l'augmentation nette des décès au Québec, le risque de mourir a diminué de 26 % entre 1983 et 2006. En d'autres mots, on risque de moins en moins de mourir prématurément, c'est-à-dire avant 65 ans.

Cette apparente contradiction entre les données brutes et les taux ajustés reflète simplement deux tendances que nous avons soulignées. La population augmente et vieillit, ce qui a pour effet d'augmenter le nombre total des décès ; d'autre part, pour toutes les causes, y compris le suicide, il y a moins de décès à tous les âges de la vie. On meurt en moyenne plus vieux, et, par voie de conséquence, l'espérance de vie continue d'augmenter. En somme, il faut tenir compte de la structure par âge dans l'évaluation de la santé globale d'une population.

Illustrons ce que nous venons de décrire en examinant la mortalité par cancer du poumon. Pour la période 2000-2002, le taux brut de décès par cancer du poumon (pour 100 000 personnes) était de 53,5 au Canada, de 67,6 au Québec et de 48,7 en Ontario. Les taux ajustés étaient cependant les suivants : 47,3 au Canada, 57,3 au Québec et 43,8 en Ontario. Le cancer du poumon est le plus meurtrier, mais le risque d'en mourir a nettement diminué au Québec, même si le taux y demeure plus élevé que partout ailleurs au Canada (Choinière, 2005).

Les causes de décès

Au cours des dernières années, les causes de décès ont changé. Certaines ont perdu de l'importance tandis que d'autres ont pris de l'ampleur, comme nous l'avons souligné à propos du cancer, qui a détrôné les maladies cardiovasculaires comme première cause de décès. Ainsi, la mortalité par cancer du poumon chez les femmes a connu une croissance de 200 % depuis 1976, découlant du tabagisme féminin.

Parmi le groupe des maladies de l'appareil circulatoire, ce sont les cardiopathies ischémiques (infarctus) qui font le plus de ravages. Les maladies vasculaires cérébrales (AVC) touchent un peu plus les femmes que les hommes.

Près de 60 % des décès masculins dus aux traumatismes, aux empoisonnements et aux accidents surviennent avant l'âge de 50 ans. La mortalité par suicide est une fois et demie plus élevée que la mortalité due aux accidents de la route. Malgré leur considérable diminution au cours de la dernière décennie, il s'agit des deux principales causes de mortalité prématurée chez les hommes âgés de 15 à 54 ans. La mortalité causée par le sida a régressé, mais cette maladie fait encore quatre fois plus de victimes masculines que féminines (ISQ, 2010).

Finalement, en comparaison avec le Canada, le Québec présente un excédent de mortalité associé au cancer du poumon (21 %), au cancer colorectal (23 %), aux maladies chroniques des voies respiratoires (18 %) et au suicide (49 %) (Choinière, 2004).

2.1.5 La santé subjective : appréciation de sa santé

Les personnes ne répondent pas toutes de la même façon lorsqu'on les interroge sur leur état de santé. Présentant les mêmes symptômes physiologiques, certaines le diront bon et d'autres le diront mauvais. L'état de santé autoévalué reflète le bilan qu'un individu fait de sa santé physique et mentale en fonction de ses valeurs, de sa situation courante et de sa trajectoire de santé au cours de sa vie (INSPQ, 2006, p. 207).

Il faut savoir que la perception de l'état de santé est considérée comme un excellent indicateur de santé. Des études montrent une relation étroite entre cette perception, qui est subjective, et des mesures objectives de la morbidité, de la mortalité et de l'utilisation des services de santé (Camirand *et al.*, 2009).

Plusieurs facteurs influencent la perception qu'ont les individus de leur état de santé : l'âge, le sexe, les caractéristiques de santé (comme les maladies et les incapacités) et les caractéristiques socioéconomiques. Les personnes qui qualifient leur santé de moyenne et de mauvaise se trouvent plus souvent parmi celles qui ont une faible scolarité, vivent dans des ménages pauvres, sont sans emploi, à la retraite ou à la maison. Les fumeurs, les personnes qui ont un indice de masse corporelle insatisfaisant et celles qui ont un faible soutien social font aussi partie des gens qui évaluent le plus négativement leur état de santé (Levasseur, 2001).

En 2007, au Québec comme au Canada, près de 60 % de la population se considère comme étant en excellente santé ou en très bonne santé (MSSS, 2008b, p. 16). Si l'on inclut la bonne santé, la proportion grimpe à plus de 89 %. C'est âgés de 12 à 45 ans que les hommes et les femmes se disent le plus souvent en excellente santé. Les hommes se déclarent généralement en meilleure santé que les femmes.

Une personne sur dix considère que sa santé est mauvaise : la proportion atteint 10,3 % en 2005, comme le montre la figure 2.6, à la page suivante. Depuis 15 ans, cette proportion a fluctué pour revenir à la valeur observée en 1994. Ce pourcentage passe à 16 % à partir de 55 ans et atteint 28 % à 75 ans. Camirand conclut que « la grande majorité des personnes vivant en ménage ordinaire se considère en bonne santé, même à un âge plus avancé » (Camirand *et al.*, 2009, p. 3). Une comparaison entre la France et le Québec indique que les Français âgés de plus de 55 ans sont plus nombreux à se déclarer en mauvaise santé que les Québécois du même âge, soit 25 % contre 20 %. L'écart est particulièrement évident chez les personnes très âgées qui, en France, vivent souvent à domicile, alors qu'au Québec plus de personnes âgées sont hébergées, soit 17 % contre 10 % en France (Camirand *et al.*, 2009, p. 10).

Un tableau des décès pour quelques causes au Québec en 2007 est disponible à www.cheneliere.ca/lacourse

Santé subjective
Appréciation par les personnes de leur état de santé.

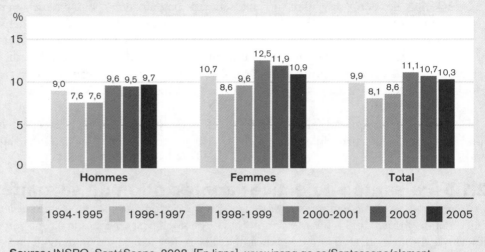

Figure 2.6 • Les hommes et les femmes ne se percevant pas en bonne santé, en pourcentage, au Québec, de 1994-1995 à 2005

Source : INSPQ, SantéScope. 2008. [En ligne], www.inspq.qc.ca/Santescope/element. asp?NoEle=118 (Page consultée le 27 juin 2010)

❓ Quelles sont les maladies les plus fréquemment rapportées ?

En 2007, deux Québécois sur trois (66 %) déclarent avoir au moins un problème de santé. Il s'agit plus souvent d'une femme que d'un homme. Une personne sur quatre (25 %) déclare souffrir d'allergies non alimentaires, ce qui en fait le problème de santé le plus fréquemment rapporté. Les catégories de problèmes qui viennent en tête de liste sont les maux de dos (16 %), l'hypertension (16 %), l'arthrite (11 %), les migraines (9 %) et l'asthme (8 %), comme l'illustre la figure 2.7

Depuis les années 1990, plusieurs problèmes de santé chroniques connaissent une **incidence** élevée, tels le diabète, dont la prévalence relative est passée de 1,6 % à 6,5 % en 2005, et l'hypertension artérielle, qui a doublé en dix ans. On peut dire la même chose des problèmes ostéo-articulaires, de l'asthme et des allergies. Comment expliquer cette augmentation ? Trois facteurs semblent en cause. Le vieillissement de la population, qui accroît les problèmes multisystémiques, l'efficacité des techniques de dépistage précoce, qui facilite le travail diagnostique des professionnels de la santé, et, enfin, les technologies thérapeutiques plus performantes, qui améliorent l'espérance de vie.

Enfin, les infections transmissibles sexuellement et par le sang (ITSS) ont connu une progression inquiétante durant la dernière décennie (MSSS, 2010). Selon les estimations du MSSS, c'est plus de 40 000 jeunes Québécois qui recevront un diagnostic d'ITSS : chlamydiose, gonorrhée, syphilis, VIH, hépatite C, virus du papillome humain (VPH), herpès, etc. Selon les auteurs du *Quatrième rapport national sur la santé de la population du Québec* (2010), qui porte sur ces infections, une véritable « épidémie silencieuse » sévit. « La chlamydiose et la gonorrhée font des ravages chez les jeunes. Même une infection que l'on croyait pratiquement disparue, la syphilis, a refait surface au cours des dix dernières années » (MSSS, 2010, p. 6). L'infection au VIH continue de frapper, affectant deux groupes en particulier : les hommes ayant des relations homosexuelles et les personnes qui font usage de drogue par injection, chez qui, en outre, on note une propagation fulgurante du virus de l'hépatite C.

Incidence
Nouveaux cas d'une maladie apparus dans une période donnée.

Figure 2.7 • **Les principaux problèmes de santé déclarés, en pourcentage, au Québec, en 2005-2007**

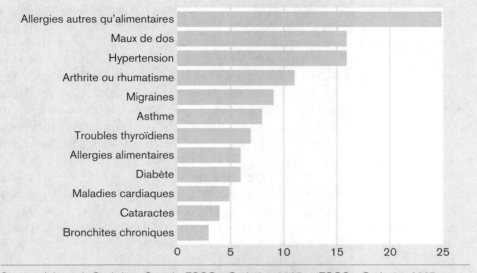

Source: Adapté de Statistique Canada, ESCC – Cycle 3.1, 2005, et ESCC – Cycle 4.1, 2007. Données tirées de Principaux problèmes de santé déclarés, Québec, 2005-2007 MSSS. 2008b. *État de santé de la population québécoise. Quelques repères* (2008), p. 22. [En ligne], http://publications. msss.gouv.qc.ca/acrobat/f/documentation/2008/08-228-02.pdf (Page consultée le 16 août 2010)

L'infection à la chlamydia est l'ITSS la plus répandue dans tout le Québec (*voir la figure 2.8*), surtout chez les jeunes. Les trois quarts des personnes affectées sont des femmes, pour la fertilité desquelles cette infection peut avoir de graves conséquences.

Figure 2.8 • **Les taux d'incidence de cas déclarés d'infections génitales à *C. trachomatis*, selon le sexe, au Québec, de 1990 à 2009**

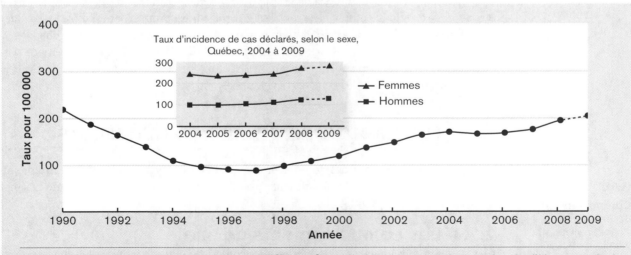

Source : MSSS. 2010. *L'épidémie silencieuse,* p. 15. [En ligne], http://publications.msss.gouv.qc.ca/acrobat/f/documentation/ 2010/10-228-02.pdf (Page consultée le 16 août 2010)

On estime que, en 2010, 15 000 personnes en recevront le diagnostic et que, depuis 2000, environ 100 000 cas ont été déclarés (MSSS, 2010, p. 15). La gonorrhée a augmenté de 59 % entre 2003 et 2007, et la syphilis infectieuse, de 58 %.

Parallèlement à la morbidité, des problèmes d'adaptation sociale ont un effet dévastateur sur l'état de santé de la population.

Parmi les problèmes sociaux qui ont été jugés prioritaires quant à leurs effets sur la santé physique ou mentale se trouve la violence familiale et conjugale, qui touche au premier chef les femmes et les enfants. La violence affecte également les personnes âgées, qui la subissent dans les milieux familiaux et institutionnels. Depuis peu, des données permettent de documenter la violence subie par les hommes en contexte conjugal.

Vient ensuite la toxicomanie, qui a toutes sortes d'effets, dont la détérioration des conditions de vie, qui finit par nuire à la santé, et, plus directement, les maladies associées à la consommation de drogues.

Enfin, l'état de santé mentale et le bien-être psychologique sont deux autres dimensions qui doivent être examinées pour compléter le portrait de santé de la population au Québec. À ce titre, la détresse psychologique, le stress et les suicides sont des indicateurs qui donnent un aperçu de l'état de santé mentale. Nous les aborderons dans le chapitre 5, qui porte sur la santé mentale.

Que retenir de ce portrait de santé ?

Tirons une conclusion provisoire de ce portrait de santé. Oui, la population québécoise est en bonne santé, en meilleure santé qu'au cours des décennies précédentes. Évidemment, « conserver une parfaite santé, exempte de tout problème physique ou psychosocial, est un objectif que bien peu d'entre nous peuvent se vanter d'atteindre » (MSSS, 2005a, p. 4). Toutefois, « dans le bon vieux temps », on mourait plus. Aujourd'hui, on est malade pour d'autres raisons, on meurt d'autres maladies et on peut espérer vivre longtemps, en santé. On décède des trois grandes faucheuses : les cancers, les maladies de l'appareil circulatoire et les maladies respiratoires.

Évaluée globalement, la santé des hommes, des femmes, des personnes âgées et des enfants a tendance à s'améliorer, et non à se dégrader. Cependant, pour que cette tendance se maintienne, les autorités de la santé publique devront faire face à de nouveaux problèmes, comme la progression de l'obésité ou des ITSS. Aussi la santé des hommes et des femmes doit-elle être abordée en tenant compte de la socialisation qui leur est propre : par exemple les suicides masculins et les troubles alimentaires féminins. C'est ce que nous verrons dans le chapitre 5.

Les comportements ayant des effets sur la santé des Québécois sont également surveillés de près. La section suivante s'y intéresse, tout en posant un regard critique sur la « santéisation » touchant les sociétés développées.

2.2 LES HABITUDES DE VIE DES QUÉBÉCOIS

Les habitudes de vie sont des comportements individuels ayant un impact, favorable ou défavorable, sur la santé. Ils constituent l'un des quatre grands déterminants de la santé des individus et des populations.

Comportement de santé
Action individuelle ayant un impact positif ou négatif sur la santé.

2.2.1 Les comportements de santé

Ce sont leurs conséquences qui définissent les comportements de santé plutôt que les motifs personnels qui les sous-tendent. Ainsi, les **comportements de santé** sont des comportements sociaux au même titre que les autres, comme le fait de voter pour tel parti politique ou d'acheter telle marque de vêtement (Godin, 2002). Le comportement doit être une action observable.

Les personnes ont une certaine maîtrise sur leurs comportements : elles peuvent les modifier et les ajuster tout au long de leur vie et en fonction de variables comme une limitation de l'activité ou une modification du contexte de vie. Pourtant, les comportements liés à la santé sont la plupart du temps adoptés pour d'autres raisons que la recherche d'une bonne santé. Selon Godin, une erreur fréquente des professionnels de la santé consiste à croire que le spectre d'une maladie convaincra les personnes d'adopter un comportement sain. Bien plus de gens pratiquent une activité physique pour des raisons d'apparence et de sociabilité que pour des raisons de santé. De la même manière, sans doute que de nombreux automobilistes respectent les limites de vitesse davantage pour éviter les contraventions que les blessures graves. De plus, « changer un comportement lié à la santé n'est pas une tâche facile. Si cela l'était, les automobilistes porteraient tous leur ceinture de sécurité, les baigneurs feraient usage de la crème solaire, les fumeurs cesseraient de fumer la cigarette et plusieurs professionnels de la santé seraient au chômage ! » (Godin, 2002, p. 375).

Enfin, comme le suggère Godin, plusieurs types d'interventions, et non seulement celles dirigées vers la personne (ce qu'on appelle l'éducation sanitaire ou l'enseignement), sont nécessaires pour amener celle-ci à modifier ses comportements. Selon les circonstances, les interventions s'appliqueront à l'environnement physique (par exemple, la fluoration de l'eau potable) ou à l'environnement social (par exemple, les services d'accompagnement en voiture pour les personnes ayant consommé trop d'alcool ou les lois antitabac).

On comprend donc que les changements de comportements dans une population sont complexes et doivent être examinés à moyen terme. Même s'il est question d'actes individuels, ces derniers s'inscrivent dans un cadre collectif, c'est-à-dire dans un contexte économique, social et culturel.

2.2.2 L'état des habitudes de vie : tendances et faits saillants

En 1992, le gouvernement du Québec adoptait une politique de la santé et du bien-être (PSBE) définissant 19 objectifs en matière de résultats de santé, à atteindre pour 2002. En 2003, un premier Programme national de santé publique (PNSP) a été adopté par le gouvernement ; il a été mis à jour en 2008. Les objectifs de santé à atteindre pour 2012 ont été réactualisés. Nous examinerons ici l'évolution des principaux comportements liés à la santé durant les décennies 1990 et 2000 selon les objectifs du PNSP. La définition de résultats de santé attendus donne une bonne indication du chemin parcouru et de ce qui reste à faire. Le tableau 2.10, à la page suivante, résume l'influence de plusieurs facteurs de risque liés aux comportements individuels dans la genèse des maladies.

L'usage du tabac : baisse importante des fumeurs

En ce qui concerne le tabagisme, le fait le plus remarquable des 40 dernières années est la tendance à la baisse du nombre de **fumeurs** au Québec et au Canada, tant chez les hommes que chez les femmes. La proportion de ceux qui déclarent fumer a diminué au fil des ans, et la proportion de ceux qui disent être d'anciens fumeurs a augmenté. De plus, au Québec, l'usage du tabac chez les élèves du secondaire a connu une diminution considérable entre 1998 et 2008, passant de 30,4 % à 15 % (cigarette seulement) selon l'*Enquête québécoise sur le tabac, l'alcool, la drogue et le jeu chez les élèves du secondaire* (ETADJES) de 2008. Cette baisse est en grande partie attribuable à la non-initiation au

Fumeurs (ou fumeurs actuels)
Inclut les fumeurs quotidiens et les fumeurs occasionnels.

Tableau 2.10 • **La contribution des principaux facteurs de risque au fardeau total de la maladie**

Facteur de risque	Fardeau de la maladie (%)
Tabac	12,2
Tension artérielle	10,9
Alcool	9,2
Cholestérol	7,6
Excès de poids, obésité	7,4
Faible consommation de fruits et de légumes	3,9
Inactivité physique	3,3
Drogues illicites	1,8

Sources: Adapté de l'OMS. 2002. *Reducing Risks, Promoting Healthy Life*, p. 83. Tiré de *Contribution des principaux facteurs de risque au fardeau total de la maladie;* Morin, R. 2003. *La santé, l'alcool et les pratiques commerciales ou le difficile équilibre entre les intérêts économiques et sociosanitaires*, présentation aux JASP, 2003. [En ligne], www.inspq.qc.ca/aspx/docs/jasp/presentations/2003/ 2-PolitiquesPubliques/JASP2003-Morin_Alcool. pdf (Page consultée le 16 août 2010)

tabagisme: le nombre de jeunes déclarant n'avoir jamais fumé est passé de 47 % en 1998 à 74,6 % en 2008, et l'âge moyen de l'initiation au tabac a grimpé à 12,7 ans (ETADJES, 2008, p. 49 et 52). La baisse touche les filles et les garçons, mais ces derniers plus que les premières. De 2006 à 2008, l'usage des cigarillos, nouvelle mode chez les jeunes, a aussi diminué, passant de 21,6 % à 17,6 % (*voir la figure 2.9*). Il s'agit en somme de bonnes nouvelles, même si le Québec demeure à la traîne par rapport au reste du Canada.

Figure 2.9 • **L'usage de la cigarette et du cigarillo chez les élèves du secondaire, au Québec, de 1998 à 2008**

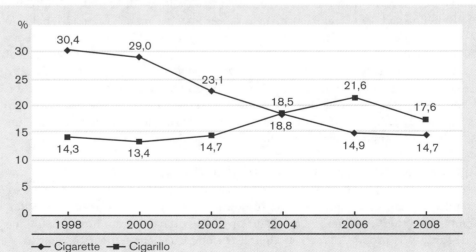

Source: ISQ. 2009b. *Enquête québécoise sur le tabac, l'alcool, la drogue et le jeu chez les élèves du secondaire, 2008*, p. 65. [En ligne], www.stat.gouv.qc.ca/publications/sante/pdf2009/Tabac_ alcool2008.pdf (Page consultée le 16 août 2010)

Des proportions variables

Deux enquêtes menées par Statistique Canada fournissent des séries statistiques sur la proportion des fumeurs au Québec et au Canada. Bien qu'elles n'arrivent pas aux mêmes résultats, toutes deux témoignent d'une diminution du tabagisme, qui a atteint son plus bas niveau par rapport à toutes les statistiques antérieures.

L'enquête de surveillance de l'usage du tabac au Canada (ESUTC), menée auprès d'un échantillon de 1 100 personnes au Québec, observe une prévalence de 18 % de fumeurs (de 15 ans et plus) au Québec, et de 17 % au Canada en 2009. Les données suivent une courbe descendante depuis 1999 (Statistique Canada, 2010a). Cette enquête portant uniquement sur le tabagisme peut susciter un biais de désirabilité de la part des répondants, ce qui expliquerait la faible proportion de fumeurs déclarés.

Les données de l'ESCC indiquent quant à elles un taux de 22,5 % de fumeurs de 12 ans et plus au Québec en 2009 (Statistique Canada, 2010c). La tendance est à la baisse depuis 1987 (*voir la figure 2.10*). Ce sont les données de l'ESCC qui sont utilisées et diffusées par les instances de la santé en ce qui a trait à la prévalence des fumeurs au Québec et dans ses régions. L'encadré 2.1, à la page suivante, présente les faits saillants de l'usage du tabac au Québec. Le Québec fait partie du groupe des provinces où l'on fume le plus, avec le Nouveau-Brunswick, la Saskatchewan et Terre-Neuve-et-Labrador.

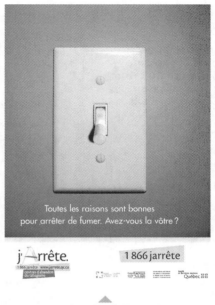

La lutte contre le tabagisme a entraîné une baisse importante du nombre de fumeurs.

Figure 2.10 • **Les fumeurs (%), 15 ans et plus, au Québec, de 1987 à 2009**

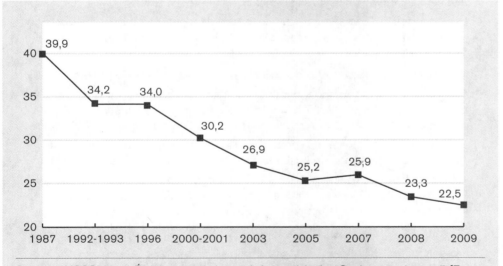

Sources: MSSS. 2008. *État de santé de la population québécoise. Quelques repères*, p. 7. [En ligne], http://publications.msss.gouv.qc.ca/acrobat/f/documentation/2008/08-228-02.pdf (Page consultée le 16 août 2010) ; Rathjen, H., et F. Doucas. (2010). « Taux de tabagisme au Québec ». Coalition québécoise pour le contrôle du tabac (CQCT). Document envoyé le 3 juin 2010 par courrier électronique aux directeurs de santé publique. Adresse de la coalition : coalition@cqct.qc.ca ; Statistique Canada. 2010. Tableau « Fumeurs, selon le sexe, provinces et les territoires ». [En ligne], www40.statcan.gc.ca/l02/cst01/health74b-fra.htm (Page consultée le 6 août 2010)

Encadré 2.1 ● L'usage du tabac au Québec : faits saillants

L'objectif du PNSP pour 2012 est de réduire à 18 % la **prévalence du tabagisme** chez les personnes âgées de 15 ans et plus, et de réduire l'exposition à la fumée de tabac dans l'environnement.

Tendances

- Le tabagisme est à la baisse tant au Québec qu'au Canada.
- Au Québec, la prévalence des fumeurs est passée de 40 % dans les années 1980 à 22,5 % en 2009. Cette baisse s'explique par la cessation du tabagisme chez des fumeurs et une diminution de l'initiation chez les jeunes.

Différences selon le sexe et les groupes d'âge

- La baisse du tabagisme est visible dans tous les groupes d'âge.
- Les données indiquent que le plus grand nombre de fumeurs se situe dans le groupe des 20-24 ans, suivi des 25-44 ans et enfin des 15-19 ans. C'est après 45 ans que les hommes et les femmes cessent de fumer.
- Globalement, les hommes fument plus que les femmes : ils consomment aussi une plus grande quantité de cigarettes (plus gros fumeurs) et inhalent davantage la fumée du tabac. Chez les Québécois allophones, à Montréal, la proportion de fumeurs masculins atteint presque le double de celle des femmes.
- Différentes études portant sur le tabagisme chez les jeunes du secondaire font état d'une diminution du nombre de fumeurs. Par contre, toutes les recherches soulignent que les filles fument plus que les garçons (16,5 % contre 13 % en 2008), particulièrement chez les fumeurs quotidiens. Après 19 ans, la prévalence masculine augmente. L'âge de l'initiation est le même pour les deux sexes.
- Les cohortes nées récemment fument moins de cigarettes que celles qui sont nées au début du xxe siècle, mais, s'initiant plus tôt au tabac (12,7 ans contre 20 ans), elles fumeront pendant une plus longue période.

Différences selon la défavorisation matérielle et la langue parlée

- On constate une plus grande proportion de fumeurs chez les groupes à faible revenu. Par exemple, en 2007, à Montréal, la proportion des fumeurs passe de 19,6 % à 25,4 % selon que le niveau de défavorisation matérielle est faible ou élevé.
- La tendance au tabagisme diminue avec l'augmentation de la scolarité, mais, quel que soit leur niveau de scolarité, les hommes fument plus que les femmes.
- À Montréal, on trouve une plus forte proportion de fumeurs chez les francophones (26,7 %) que chez les anglophones (22,2 %) ou les autres groupes linguistiques (17,6 %). La langue maternelle est, avec le sexe, la variable la plus discriminante en ce qui concerne le tabagisme, davantage que la scolarité.

Sources : Adapté de Statistique Canada. 2010. Tableau « Fumeurs, selon le sexe, provinces et les territoires ». [En ligne], http://www40.statcan.gc.ca/l02/cst01/health74b-fra.htm (Page consultée le 6 août 2010) ; INSPQ. 2007b. *Monitorage du Plan québécois de lutte contre le tabagisme 2007.* [En ligne], www.inspq.qc.ca/pdf/publications/752_MonitorageTabac.pdf (Page consultée le 16 août 2010) ; INSPQ. 2009. *Enquête sur le tabagisme chez les jeunes 2004-2005. Comparaisons Québec-Canada,* 11p. [En ligne], www.inspq.qc.ca/pdf/publications/944_EnqueteTabacJeune04-05.pdf (Page consultée le 16 août 2010) ; Pour les données concernant Montréal, DSPM. 2008. *Suivi du tabagisme à Montréal, 2007.* Montréal, Agence de la santé et des services sociaux (ASSS). [En ligne], www.santepub-mtl.qc.ca/Portrait/montreal/sondage/pdf/tabac.pdf (Page consultée le 16 août 2010)

L'alcool et les drogues : des générations consommatrices

Est-il usuel de prendre de la bière, du vin ? Est-ce un comportement dangereux pour la santé ? La consommation d'alcool est largement répandue dans la population ; elle fait partie des modes de vie actuels. La sociabilité masculine particulièrement, comme celle des jeunes, s'exprime par la consommation d'alcool. L'objectif de santé est d'en contrôler l'usage (*voir l'encadré 2.2*). En effet, la consommation excessive d'alcool — cinq verres d'alcool ou plus lors d'une même occasion, 12 fois ou plus par année — augmente la probabilité d'avoir des problèmes particuliers de santé et est associée à des problèmes d'ordre social comme la

---

Encadré 2.2 • La consommation d'alcool et de drogues au Québec : faits saillants

Le PNSP cible pour 2012 la réduction des problèmes liés à la consommation de drogues et d'alcool.

Tendances

- Plus de huit Québécois sur dix (84 %) consomment de l'alcool. Cette proportion est stable depuis 2003. Près de 66 % en consomment régulièrement. Le vin est la boisson alcoolisée la plus fréquemment consommée par les trois quarts des Québécois. La bière vient au deuxième rang, suivie des spiritueux.

- La consommation excessive d'alcool présente un risque pour la santé. En 2007, elle atteint 21 % au Québec, tout comme en Ontario et au Canada.

- Le cannabis est la substance illicite la plus consommée au Québec. Treize pour cent de la population de 15 ans et plus en a fait usage plus d'une fois durant une période de douze mois, alors que le tiers en a déjà consommé au cours de sa vie. L'usage du cannabis est plus répandu chez les hommes (16 %) que chez les femmes (10 %), et plus chez les 15-24 ans (39 %) que chez les 25-64 ans (10 %).

Différences selon le sexe, le statut socioéconomique et l'âge

- Les femmes sont proportionnellement moins nombreuses à consommer de l'alcool (82 % contre 87 %) et plus abstinentes que les hommes. Cependant, les jeunes filles tendent à adopter les comportements à risque des garçons.

- La consommation d'alcool est plus répandue chez les personnes dont le niveau de scolarité est élevé (89 % de buveurs actuels) que chez celles dont il est faible (71 %) ; la proportion de buveurs augmente avec le revenu des ménages.

- Depuis 2000, la consommation d'alcool et de cannabis est à la baisse chez les jeunes, même si ces comportements font partie de leur mode de vie. Entre 2000 et 2006, la proportion des élèves du secondaire qui ont consommé de l'alcool a baissé, passant de 71 % à 60 % ; la consommation excessive d'alcool est passée de 46 % à 40 %.

- En 2006, 50 % des jeunes de cinquième secondaire ont rapporté avoir consommé du cannabis au cours de l'année précédente, alors même qu'entre 2000 et 2006 on constatait une diminution de la proportion de jeunes du secondaire déclarant en avoir consommé (40,6 % contre 29,4 %).

- Le comportement des amis est le facteur d'influence qui a le plus d'impact sur la consommation d'alcool et de drogues au début de l'adolescence.

Sources : Adapté de MSSS. 2008b. *État de santé de la population québécoise. Quelques repères.* [En ligne], http://publications. msss.gouv.qc.ca/acrobat/f/documentation/2008/08-228-02.pdf (Page consultée le 16 août 2010) ; ISQ. 2010b. *Étude sur la santé mentale et le bien-être des adultes québécois : une synthèse pour soutenir l'action,* p. 41-42. [En ligne], www.stat. gouv.qc.ca/publications/sante/pdf2008/sante_mentale_methode.pdf (Page consultée le 16 août 2010) ; INSPQ. 2009a. *L'usage de substances psychoactives chez les jeunes québécois.* [En ligne], www.inspq.qc.ca/pdf/publications/950_ UsaSubsPsychoJeunesQueb.pdf (Page consultée le 16 août 2010)

violence conjugale et parentale ou les accidents de la route. À part l'alcool, le cannabis est la drogue la plus populaire auprès des jeunes Québécois.

L'alimentation : amélioration et insécurité alimentaire

Vous diriez-vous satisfait de vos habitudes alimentaires ? Dans votre famille, est-ce qu'on privilégie tous les jours légumes et fruits (au moins cinq portions), fibres et viandes maigres, poissons ? Notre alimentation s'est indéniablement améliorée au cours des dernières décennies. Pensez à la popularité grandissante des fruiteries, des halles et des marchés publics. La moitié des Québécois consomme cinq portions et plus de légumes et de fruits par jour ; il s'agit du taux le plus élevé au Canada — 49 % contre 41 % (MSSS, 2008b, p. 9). C'est aussi le cas des produits laitiers et céréaliers. Au Québec, la consommation de viande et de substituts est similaire à celle de l'ensemble canadien, alors que la consommation d'autres aliments y est inférieure (*voir la figure 2.11*), principalement en ce qui a trait à l'eau, au café et au thé.

Malgré ces changements, on peut poser deux constats. D'une part, l'amélioration des habitudes alimentaires est insuffisante, car on mange encore trop peu de bons aliments et, outre ces « aliments santé », on consomme des produits dont la valeur nutritive est nulle. Les jeunes enfants et les adolescents sont particulièrement visés par l'industrie des aliments à base de sucre. Ils forment une génération de « brouteurs »[1] grignotant devant leur écran de télévision ou d'ordinateur. Les adultes les y rejoignent de plus en plus, selon un rapport de l'INSPQ portant sur les habitudes alimentaires des adultes québécois (2009b).

D'autre part, concurremment à l'abondance de la nourriture « obésogène », de nombreux ménages connaissent l'insécurité alimentaire et doivent recourir à des banques alimentaires ou à d'autres stratégies pour combler leurs besoins (*voir l'encadré 2.3, p. 64*).

Figure 2.11 • **La comparaison[a] de la consommation des groupes d'aliments par les adultes québécois et les autres Canadiens**

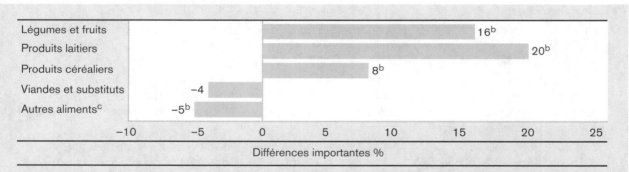

[a]Différences relatives du nombre moyen de portions ou de grammes consommés, les autres provinces canadiennes étant la base de référence.
[b]Différences importantes ($p < 0,05$) selon l'analyse de la variance.
[c]La catégorie « autres aliments » inclut : eau, café, thé, boissons gazeuses et alcoolisées, sucreries et grignotines.

Source : INSPQ. 2009b. *La consommation alimentaire et les apports nutritionnels des adultes québécois*, p. 30. [En ligne], www.inspq.qc.ca/pdf/publications/931_RapportNutritionAdultes.pdf (Page consultée le 16 août 2010)

---

1. Selon la belle expression de certaines nutritionnistes.

Le poids corporel et la pratique de l'activité physique : le poids de la sédentarité

Même si les Québécois ont amélioré leur alimentation au fil des années, ils sont nombreux à présenter un excès de poids (*voir la figure 2.12 ci-dessous, et l'encadré 2.4, p. 65*). Ce phénomène s'explique, entre autres, par une dépense d'énergie insuffisante alors que la population québécoise est majoritairement sédentaire dans ses loisirs. Le Québec (47,1 %) arrive tout de même avant-dernier au Canada (50 %), devant la Colombie-Britannique (46,1 %), en ce qui concerne la proportion de sa population en excès de poids (embonpoint et obésité) (INSPQ, 2008).

Dans les enquêtes portant sur le poids corporel, les taux d'obésité mesurée sont toujours plus élevés que les taux d'obésité autodéclarée, tant chez les jeunes, où le taux double, que chez les adultes, où la différence peut atteindre de 10 % à 50 %. Plus les personnes interrogées sont près de leur poids santé, plus il y a concordance entre le poids autodéclaré et le poids mesuré. Lorsque les personnes s'éloignent de leur poids santé, l'effet de désirabilité biaise l'autodéclaration (ASPC, 2009).

Un tableau montrant la proportion de la population en excès de poids pour toutes les provinces est disponible à www.cheneliere.ca/lacourse

Figure 2.12 ● **Le poids corporel et l'IMC moyen, selon le sexe, 18 ans et plus, au Québec, en 2005 (en pourcentage, données autodéclarées)**

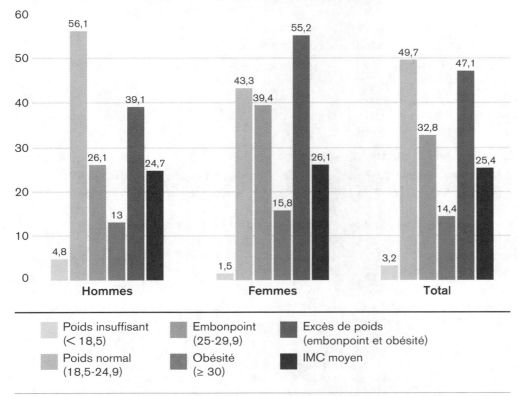

Poids insuffisant (< 18,5)
Poids normal (18,5-24,9)
Embonpoint (25-29,9)
Obésité (≥ 30)
Excès de poids (embonpoint et obésité)
IMC moyen

Source : Données compilées de l'ESCC 3.1. INSPQ. 2008. *Poids corporel de la population adulte québécoise : mise à jour 2005*, p. 7. [En ligne], www.inspq.qc.ca/pdf/publications/739_PoidsCorpoPopuAdulteQuebecoise.pdf (Page consultée le 16 août 2010)

Encadré 2.3 ● L'alimentation : faits saillants

L'objectif du PNSP pour 2012 est d'augmenter à 80 % la proportion des personnes qui consomment au moins cinq portions de légumes et de fruits par jour, ainsi que de réduire la prévalence de l'insécurité alimentaire à moins de 8 %.

Tendances

- Depuis 10 ans, les Canadiens augmentent leur consommation de légumes et de fruits, de céréales, de poisson et de poulet.

- En 2007 au Québec, une personne sur deux (49 %) âgée de 12 ans et plus consomme cinq portions et plus de légumes et de fruits par jour.

- Les données de l'étude de l'INSPQ portant sur la consommation alimentaire et les apports nutritionnels des adultes québécois (2009b) sont les suivantes :
  - La proportion d'adultes québécois consommant cinq portions et plus de légumes et de fruits atteint 54 %, et un petit nombre d'entre eux consomme plus de 10 portions par jour (5 % de femmes et 11 % d'hommes). Cependant, 39 % ne consomment pas le nombre minimal de portions recommandé ;
  - Les Québécois réduisent leur consommation de gras et de sucre, mais ne compensent pas suffisamment avec de meilleurs aliments. Les produits laitiers sont sous-représentés dans les régimes alimentaires. Quant aux produits céréaliers, ceux à grains entiers sont trop peu fréquents au menu, de même que les noix, les légumineuses ou le tofu ;
  - Aussi, l'apport en sodium est élevé pour 90 % des adultes, et 25 % de l'apport calorique provient d'aliments tels que les croustilles, les sauces et les confiseries.

- On constate une progression constante du nombre de personnes :
  - qui consomment des repas préparés à l'extérieur de la maison (congelés ou frais, restaurant, restauration rapide), soit 49 % des adultes québécois en 2004 ;
  - qui vivent une forme d'insécurité alimentaire reliée à l'incapacité financière, soit la restriction de l'apport alimentaire ou la monotonie du régime alimentaire. En 2004, 8,6 % des ménages québécois vivaient en situation d'insécurité alimentaire.

Différences selon l'âge, le sexe et la situation socioéconomique

- De 19 à 30 ans, les hommes consomment un peu moins de légumes et de fruits que les femmes, mais, dans les autres groupes d'âge, on ne constate pas de différence significative. C'est après 70 ans que la consommation chute.

- Les conditions socioéconomiques sont étroitement liées à la sécurité alimentaire, davantage que les connaissances en nutrition ou les habiletés culinaires. Les personnes défavorisées courent plus de risques d'insécurité alimentaire : 15,2 % des personnes vivant seules, 18,9 % des ménages monoparentaux féminins et 47,9 % des ménages prestataires de l'aide sociale.

- Les communautés autochtones sont affectées par l'insécurité alimentaire. Le coût des aliments est de 1,2 à 2,4 fois plus élevé sur leur territoire que dans la région montréalaise. La variété des aliments accessibles est limitée et de piètre qualité.

Sources : Adapté de INSPQ. 2009b. *La consommation alimentaire et les apports nutritionnels des adultes québécois.* [En ligne], www.inspq.qc.ca/pdf/publications/931_RapportNutritionAdultes.pdf (Page consultée le 16 août 2010) ; Statistique Canada. 2010b. *Statistiques sur les aliments 2009.* N° de catalogue 21-020-X. [En ligne], http://dsp-psd.tpsgc.gc.ca/collection_2009/statcan/21-020-X/21-020-x2008001-fra.pdf (Page consultée le 16 août 2010) ; MSSS. 2008c. *Cadre de référence en matière de sécurité alimentaire,* 37 p. [En ligne], http://publications.msss.gouv.qc.ca/acrobat/f/documentation/2008/08-208-01.pdf (Page consultée le 16 août 2010)

L'objectif du PNSP pour 2012 est de réduire la prévalence de l'embonpoint à 22 % et de l'obésité à 10 % chez les adultes, ainsi que de prévenir l'excès de poids chez les enfants et les adolescents.

Tendances

- Partout dans le monde on observe une croissance du pourcentage de personnes obèses, même dans les pays en développement. Au Québec et dans l'ensemble du Canada, on constate une progression constante de l'embonpoint et de l'obésité, qui a doublé depuis 1987 tant chez les hommes que chez les femmes, et ce, dans tous les groupes d'âge.

- Les données autodéclarées de l'ESCC de 2005 montrent que, au Québec :
  - presque une personne sur deux (47,2 %) présente un excès de poids :
  - les hommes québécois font plus d'embonpoint et d'obésité que les femmes. Parallèlement, plus de femmes sont en insuffisance de poids (une femme sur vingt), ce qui cause de graves problèmes de santé.
  - depuis les années 2000, on observe une augmentation considérable du nombre d'adultes en excès de poids chez les plus scolarisés, même si la proportion des personnes en excès de poids demeure plus élevée pour les gens sans diplôme secondaire (55 %) que pour ceux ayant un diplôme universitaire (43,6 %).
  - les adultes ayant le revenu le plus élevé sont plus affectés par l'excès de poids que ceux dont le revenu est faible (47,2 % contre 45,3 %).

Sources : Adapté de INSPQ. 2008. *Poids corporel de la population adulte québécoise : mise à jour 2005*, 25 p. [En ligne], www.inspq.qc.ca/pdf/publications/739_PoidsCorpoPopuAdulteQuebecoise.pdf (Page consultée le 16 août 2010) ; ASPC. 2009. *Obésité au Canda. Aperçu*, 6 p. [En ligne], www.phac-aspc.gc.ca/publicat/2009/oc/pdf/oc-fra.pdf (Page consultée le 16 août 2010)

Au fil des enquêtes de l'ESCC, les chercheurs ne constatent pas d'association entre l'embonpoint élevé et les faibles revenus. *A contrario,* l'obésité a davantage progressé chez les hommes bénéficiant d'un meilleur revenu. Cette association inversée peut être attribuable, selon une hypothèse des chercheurs, à des différences dans les habitudes alimentaires (plus de repas pris au restaurant pour les ménages à revenu élevé) et à la cessation du tabagisme, fréquente dans ce groupe.

Chez les jeunes âgés de 12 à 17 ans, l'écart entre les données autodéclarées et les données mesurées est plus important que chez les adultes, particulièrement chez les filles. La médiatisation de la problématique du poids (dans les magazines féminins) influence la désirabilité sociale. Les données mesurées en 2004 donnent 24,6 % de jeunes Québécois âgés de 12 à 17 ans en excès de poids (15,5 % d'embonpoint et 8,8 % d'obésité), alors que les données autodéclarées de 2005 indiquent 16,8 % d'excès de poids (12,4 % d'embonpoint et 4,3 % d'obésité). Les garçons sont proportionnellement plus nombreux que les filles à connaître l'obésité (un garçon sur 10 contre une fille sur 13).

L'augmentation du poids corporel dans la population doit être observée par rapport à la pratique de l'activité physique de loisir (APL) ou de transport (APT) comparativement à la sédentarité des personnes. Encore une fois, il est difficile de suivre l'évolution sur 20 ans de la pratique de l'activité physique, les enquêtes passées ayant eu recours à des indicateurs et à une méthodologie différents, mais, globalement, elle a progressé depuis

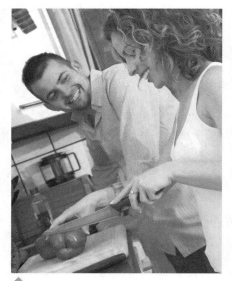

Les Québécois font davantage attention à leur alimentation, mais sont tout de même de plus en plus nombreux à présenter un surplus de poids.

les années 1990. Selon l'ESCC 2005, 38 % des Québécois sont très actifs dans leurs loisirs : ils pratiquent au moins 30 minutes d'activité physique d'intensité moyenne à élevée chaque jour. Les autres se répartissent entre moyennement actifs (19,5 %), un peu actifs (18,2 %) et sédentaires (24 %) (Camirand et Dumitru, 2008, p. 2). Selon ces données, la proportion des personnes sédentaires aurait diminué au Québec, et celle des personnes actives appartenant aux deux premières catégories était en augmentation jusqu'en 2005.

Par contre, les données préliminaires pour 2007 indiquent une baisse des Québécois actifs à 35 % (MSSS, 2008b, p. 8). Le tableau 2.11 résume l'activité physique au Québec selon quelques caractéristiques en 2005. L'encadré 2.5 présente, de manière plus générale, les faits saillants de l'activité physique.

? Avons-nous amélioré nos habitudes ?

Depuis le début de la décennie 2000, les Québécois ont amélioré leurs comportements liés à la santé, comme le montrent la diminution du tabagisme, l'augmentation de l'activité physique et l'amélioration des habitudes alimentaires. En même temps, des reculs ont été enregistrés en ce qui concerne la consommation d'alcool et de drogues ainsi que l'excès de poids. Il s'agit donc d'un bilan mitigé. Les

Tableau 2.11 ● Les activités physiques de loisir selon certaines caractéristiques, population de 18 ans et plus, en pourcentage, au Québec, en 2005

	INACTIFS (sédentaires et peu actifs)[a]	ACTIFS (très actifs et moyennement actifs)[a]
Sexe		
Hommes	42,6	57,4
Femmes	42,3	57,7
Groupe d'âge		
18-24 ans	29,1	70,9
25-44 ans	40,4	59,6
45-64 ans	45,0	55,1
65 ans et plus	51,7	48,3
TOTAL	**42,5**	**57,6**

[a] Actif : au moins 30 minutes d'activité physique d'intensité moyenne à élevée chaque jour ; moyennement actif : deux séances et plus par semaine d'activité physique ; peu actif : une séance et plus par semaine ; sédentaire : fréquence d'activité inférieure à une fois par semaine.

Source : Adapté de Camirand, H., et V. Dumitru. 2008. « L'activité physique chez les adultes québécois en 2005 ». *Zoom santé*, mai 2008, p. 2. [En ligne], www.stat.gouv.qc.ca/publications/sante/pdf2008/zoom_sante_mai08.pdf (Page consultée le 16 août 2010)

Encadré 2.5 ● La pratique de l'activité physique : faits saillants

L'objectif du PNSP pour 2012 est d'augmenter de 5% le nombre de personnes qui s'adonnent régulièrement à une activité physique, ainsi que d'augmenter la pratique régulière de l'activité physique chez les jeunes de moins de 15 ans.

Tendances

- En 2007, plus de un Québécois sur quatre (26 %) est sédentaire durant ses loisirs et un sur trois est faiblement actif. Seulement 35% des Québécois sont actifs selon le niveau recommandé de dépense d'énergie (activité de 30 minutes tous les jours, d'intensité moyenne à élevée).

- La proportion des Québécois actifs est inférieure à la moyenne canadienne (48,3%) et s'explique par une baisse d'activité chez les femmes depuis 2005. La Colombie-Britannique est la province où le plus d'adultes sont actifs (59,1 %).

Différences selon le sexe, l'âge et la scolarité

- Les hommes sont proportionnellement plus nombreux à la fois dans le groupe des très actifs et dans le groupe des sédentaires. Les femmes sont plus nombreuses à pratiquer une activité physique à des fréquences variées.

- Le taux de sédentarité augmente avec l'âge, mais, après 65 ans, l'écart se creuse entre les hommes et les femmes, qui deviennent majoritairement inactives.

- De 12 à 17 ans, les garçons et les filles sont actifs à 66%. Les garçons devancent de loin les filles, car les trois quarts d'entre eux sont actifs.

- La proportion de personnes sédentaires est inférieure dans les groupes dont la scolarisation est élevée. La proportion de personnes pratiquant une activité physique de loisir augmente avec le fait d'être col blanc, de disposer d'un revenu élevé, d'être scolarisé et d'être célibataire.

- Les activités physiques les plus populaires en 2005 demeurent la marche (70%), le jardinage (45%), la bicyclette (25%) et la natation ou la baignade (20%).

Sources : Adapté de MSSS. 2008b. *État de santé de la population québécoise. Quelques repères*, p. 8. [En ligne], http://publications.msss.gouv.qc.ca/acrobat/f/documentation/2008/08-228-02. pdf (Page consultée le 16 août 2010) ; Camirand, H., et V. Dumitru. 2008. «L'activité physique chez les adultes québécois en 2005». *Zoom santé*, mai 2008, p.2. [En ligne], www.stat.gouv. qc.ca/publications/sante/pdf2008/zoom_sante_mai08.pdf (Page consultée le 16 août 2010)

observations annoncent aussi certains problèmes qui affecteront les femmes, car les filles adoptent des comportements risqués (tabagisme, alcool) qui étaient autrefois l'apanage des garçons.

Pourquoi donc ? Malgré leur succès global, les campagnes de sensibilisation aux bonnes habitudes de vie ont leurs limites. Elles n'ont pas permis de modifier les comportements autant que les planificateurs de la santé l'auraient souhaité. Mais, surtout, des groupes de la société sont demeurés réfractaires à la nouvelle conception de la santé. Ce sont essentiellement les groupes défavorisés, les jeunes et les hommes. Les grandes campagnes publicitaires et les programmes de prévention atteignent surtout les personnes scolarisées, déjà sensibilisées aux conséquences des comportements à risque sur leur santé.

Plusieurs critiques ont été formulées à l'endroit de la notion d'habitudes de vie telle qu'elle a été abordée et traitée dans le cadre de ces campagnes de promotion et de la prévention clinique.

2.3 LA MÉDICALISATION : DU PLAISIR AU RISQUE

Si l'on reconnaît aujourd'hui le fait que les comportements d'une personne ont une incidence sur sa santé, le sociologue s'interroge quant à lui sur le processus qui impose un devoir moral aux individus d'adopter certaines habitudes. Des comportements qui sont par nature sociaux finissent par devenir des risques médicaux.

2.3.1 Les critiques de la notion d'habitudes de vie

Trois aspects relatifs à la promotion des habitudes de vie ont été particulièrement critiqués. Premièrement, l'individualisation des comportements et la mise à l'écart de la dimension sociale ; deuxièmement, la responsabilisation et la culpabilisation des individus ; troisièmement, le phénomène de la « santéisation » des comportements.

L'individualisation des comportements et l'absence du contexte social

Dans la plupart des campagnes de promotion de bonnes habitudes, le changement de comportement incombe à l'individu. Tu manges mal ? Tu peux mieux manger : achète de bons aliments. Tu fumes ? Si tu veux, tu peux cesser de fumer.

N'est-il pas vrai que « quand on veut, on peut » ?

Nous avons tendance à penser que tout irait pour le mieux si les gens cessaient de fumer, consommaient moins d'alcool, s'alimentaient correctement, faisaient de l'exercice, bouclaient leur ceinture de sécurité et conduisaient prudemment, et avaient une vie sexuelle rangée (Labonté et Penfold, 1981).

Deux questions se posent à tout éducateur sanitaire. La première est celle-ci : « Dans quel contexte social les individus choisissent-ils leur mode de vie ? » La réponse à cette question exige que nous éliminions l'idée répandue selon laquelle les mauvais comportements résultent de l'ignorance ou d'une connaissance insuffisante de ce qu'il faut faire pour préserver la santé. Ce préjugé est souvent appliqué aux personnes pauvres pour expliquer leur mauvais état de santé.

La deuxième question nous amène plus loin dans l'analyse sociologique : « Les individus choisissent-ils vraiment leur mode de vie ? » Comment peut-on penser que la simple volonté soit la voie principale du changement des codes culturels et sociaux qui déterminent l'adoption des comportements ? L'individu « ne construit pas son histoire par la seule force de sa pensée. Il est pris dans un quotidien qui le produit et qu'il produit à son tour. La logique de la responsabilisation […] évacue trop souvent les conditions d'existence de même que le sens donné aux conduites » (Doucet, 2009, p. 366).

Des comportements aujourd'hui considérés comme déviants sur le plan médical, le tabagisme particulièrement, étaient auparavant adaptés et valorisés. À Montréal, l'industrie du tabac a profité de la Première Guerre mondiale pour légitimer la consommation de la cigarette et propulser celle-ci au rang des symboles les plus forts de la modernité occidentale. Elle a fourni en cigarettes les soldats partant au front, et les citoyens furent conviés à envoyer du tabac canadien pour soutenir les troupes, geste qui fut associé au patriotisme. L'historien Rudy Jarrett a relaté comment la cigarette est devenue l'emblème de l'émancipation féminine grâce à la production industrielle qui a permis d'en abaisser le prix et la modification de son goût acre. Dès lors elle fut adoptée par les femmes de la bourgeoisie montréalaise et se répandit parmi les ouvrières (Lacourse, 2007).

C'est en 1964 que le rapport du *Surgeon General* (directeur du service de santé publique) des États-Unis confirmait un lien de causalité entre le tabagisme et les maladies du cœur, le cancer du poumon et les affections respiratoires chroniques. En 1986, un deuxième rapport de la même instance décrivait les effets nocifs du tabagisme passif. Puis, en 1988, un troisième rapport consacrait le tabagisme non seulement comme une cause de maladies, mais comme une maladie en soi (Cohen, 1995).

La culpabilisation de la victime

En adoptant le point de vue de l'individualisation des comportements, de nombreux intervenants présupposent que la personne est responsable de ses mauvais comportements. C'est le principe du *victim blaming,* qui fait reposer sur les épaules de l'individu la responsabilité de ses comportements. Cette responsabilisation individuelle entraîne la **culpabilisation de la victime.** La maladie est alors perçue comme la conséquence du mode de vie choisi par l'individu et des risques auxquels il s'expose délibérément. En d'autres mots, si l'on pousse ce raisonnement à l'extrême, on doit en déduire que les gens optent pour une mauvaise santé !

Toutefois, lorsqu'on insiste tant sur la responsabilité individuelle, on rend invisible le contexte social dans lequel s'exerce le comportement. Les conditions de l'environnement social ont un poids déterminant dans l'adoption des comportements. De plus, le devoir de responsabilisation «pèse de manière inégale sur les individus» (Doucet, 2009, p. 366), variant selon les disparités économiques, les inégalités découlant du sexisme, du racisme et de la division de la société en classes sociales, les risques professionnels et les risques associés à l'environnement.

Cette tendance est bien illustrée par l'approche privilégiée dans la lutte contre l'obésité, qui «présente bien souvent le problème comme relevant uniquement de choix personnels. Cibler ainsi la responsabilité individuelle risque d'accroître les préjugés et la discrimination à l'égard des grosses personnes» (GTPPP, 2004, p. 8). L'approche culpabilisatrice nourrit l'obsession de la minceur qui encourage le recours aux solutions miracles, et pousse la personne à rechercher la perte de poids au prix de sa santé.

Les exemples des industries du tabac et de l'alimentation sont probants. Une foule de programmes de subventions de l'État incitent à la production et à la consommation de produits dangereux pour la santé, en même temps que d'autres ont pour but de faire comprendre aux personnes que de telles habitudes constituent un risque pour leur santé et traduisent une attitude irréfléchie de leur part. L'ancien président de l'American Public Health Association, le Dr Cornerly, affirmait que les habitudes alimentaires déplorables des Américains étaient principalement attribuables à la politique des conglomérats de l'alimentation.

En 1981, Labonté et Penfold soulignaient avec force que les risques d'origine sociale et ceux attribués aux habitudes de vie doivent être placés sur le même plan. Il faut adopter le point de vue selon lequel les gens souhaitent être en santé (Labonté et Penfold, 1981).

La «santéisation» des comportements

À partir des années 1980, on peut parler d'une «**santéisation**» globale des sociétés occidentales. Le phénomène de santéisation, qui repose sur la définition de la santé de l'OMS

Culpabilisation de la victime
Responsabilisation d'une personne envers sa maladie.

Santéisation
Morale de vie mettant l'accent sur les comportements positifs pour la santé.

La morale de la santé et l'esprit d'interdiction

Lewis Thomas, éminent oncologue américain, écrivait à la fin des années 1970 : « Le réel danger qui menace le devenir de notre pays [les États-Unis], c'est de créer un peuple d'hypocondriaques en santé, vivant avec moult précautions, inquiets d'eux-mêmes comme des semi-mourants…[La santé est maintenant] le prétexte qui nous autorise à monter nous allonger dans notre chambre, à chasser les microbes, à vaporiser la pièce de désodorisant, alors que de l'autre côté de la fenêtre, la société tout entière se défait. »

Le communicateur Jacques Languirand rappelait, non sans humour, que nous vivons, au nom de la santé, dans une société de l'interdit. Il rapporte les propos de commentateurs américains qui s'insurgent contre le nouveau puritanisme, la morale protectrice qui accompagne les injonctions hygiénistes.

« Les exemples ne manquent pas qui donnent à penser que la prévention est devenue une nouvelle morale. Bien sûr que la cigarette, par exemple, est mauvaise pour la santé. Mais l'antitabagisme est-il (aussi) une religion ? Est-ce du cancer que nous avons peur, ou du diable ? Et que dire de la lipophobie, la peur des matières grasses, en particulier du cholestérol ? On voit aujourd'hui des choses aussi absurdes que des eaux minérales étiquetées "sans cholestérol"… »

Source : Adapté de Thomas, L. 1979. *The Medusa and the Snail*, New York : Viking, cité par Renaud, M., « Le concept de médicalisation a-t-il toujours la même pertinence ? », dans Bouchard, L., et D. Cohen. 1995. *Médicalisation et contrôle social*, Montréal, ACFAS, « Les cahiers scientifiques », n° 84, p. 172 ; Languirand, J. 1991. « De l'instinct d'interdiction ». *Le Guide Ressources*, vol. 6, n° 4, p. 12 ; Collectif. 1992. « Le santéisme, crois ou meurs… ». *Santé et société*, vol. 14, n° 3, p. 22, 23, 26.

(que nous avons vue dans le chapitre 1), est en quelque sorte une morale médicale définissant les bons comportements pour la santé. Le « risque » est présent partout dans la société, et les habitudes de vie sont les moyens par lesquels on prévient ce risque. Par exemple, l'alimentation devient un facteur clé de l'apparition du cancer et du combat contre ce dernier (pensons à la « crème Budwig » au petit déjeuner ou aux propriétés antioxydantes de certains aliments). La santéisation « commande de développer des comportements positifs pour le maintien de la santé » (Doucet, 2009, p. 365).

Le processus de « santéisation » propose des définitions comportementales — de quelle manière manger, se reposer, avoir des amis, pratiquer une activité de loisir — de problèmes autrefois considérés sous le seul angle biomédical, par exemple les maladies cardiovasculaires. Si, historiquement, il relève du milieu médical, il colore aussi tout le discours rattaché aux thérapies parallèles ou aux médecines douces. On peut même avancer que le développement du secteur des thérapies parallèles s'est réalisé autour de la « santéisation de la société ». Le tableau 2.12 récapitule les trois critiques reliées à la promotion des habitudes de vie.

2.3.2 La médicalisation de la société

Le domaine de recherche qui a été le plus fructueux au cours des 40 dernières années et qui a en quelque sorte lancé la nouvelle sociologie de la santé est celui qui concerne la **médicalisation**.

La médicalisation et le contrôle social

Médicalisation
Processus par lequel des phénomènes sociaux sont définis et pris en charge par la médecine.

Plusieurs définitions ont été données de la médicalisation. On peut retenir que la médicalisation désigne d'abord un fait social : la place de plus en plus grande de la médecine et des sciences biomédicales dans les sociétés contemporaines (Renaud, 1995).

De manière plus particulière, ce concept désigne un processus par lequel de plus en plus d'aspects de la vie des personnes sont passés sous l'influence et la supervision de

Tableau 2.12 • Les conséquences des campagnes de promotion des habitudes de vie

Individualisation	• Les habitudes à changer sont individuelles.
	• L'accent est mis sur le manque de volonté de l'individu.
	• Le contexte social est mis de côté.
Culpabilisation	• La personne malade est responsable de sa maladie.
	• La victime est culpabilisée pour son état de santé.
	• La maladie est perçue comme la conséquence d'un mode de vie choisi délibérément.
«Santéisation»	• Il existe une morale de la santé.
	• Elle met l'accent sur les saines habitudes de vie pour régler des problèmes médicaux.
	• Elle commande de développer des comportements positifs pour la santé

la médecine (Zola, 1981). Concrètement, Conrad définit la médicalisation comme étant l'application des concepts et des technologies médicales à la compréhension et à la régulation de conduites individuelles ou de phénomènes sociaux (Conrad, 1995).

On en vient à définir et à traiter des problèmes non médicaux, qui sont en général des problèmes de déviance ou des habitudes de vie, comme s'ils étaient des problèmes médicaux, en les qualifiant de maladies ou de troubles. La médicalisation de la vie quotidienne (ou médicalisation de la santé) fait l'objet d'une vive critique sociale et scientifique.

D'où vient le concept de médicalisation ?

À l'instar de bien d'autres éléments de réflexion portant sur le système médico-hospitalier, le concept de médicalisation apparaît au cours des années 1970 dans les écrits des sciences sociales. Nous avons vu dans le chapitre 1 que ce sont les recherches sur les limites de la médecine qui ont suscité l'intérêt pour la médicalisation. Mentionnons également que ce concept a été associé de près aux analyses sur le **contrôle social.** Talcott Parsons avait déjà pavé la voie en montrant de quelle manière les rôles de médecin et de malade permettaient à la société d'exercer un contrôle sur les personnes malades. Le concept de médicalisation a permis d'approfondir la relation entre la médecine et l'exercice du contrôle social dans les sociétés modernes.

Contrôle social
Ensemble des moyens mis en œuvre pour assurer la conformité aux normes sociales.

Notamment, tous les auteurs affirment que le pouvoir médical a remplacé le pouvoir religieux en tant que forme et institution dominantes dans les sociétés industrielles. Le contrôle social médical s'exerce de différentes manières, principalement dans la formulation d'une définition médicale pour un problème donné. À titre d'exemple, le rapport du médecin permet de justifier une absence scolaire, de fonder le droit à une indemnité pour une invalidité ou un accident du travail, ou encore de déterminer la validité d'une défense pour aliénation mentale.

La définition médicale est devenue l'objet d'un véritable rapport de force entre des groupes aux intérêts divergents. L'accidenté du travail verra le rapport médical de son médecin traitant contesté par le médecin de la compagnie ou de la Commission de la santé et de la sécurité du travail (CSST), qui verse les indemnités. D'expertise en contre-expertise, l'accidenté devient trop souvent la victime d'un système qui s'arrache la légitimité médicale.

Le contrôle social médical s'exerce aussi par la surveillance de processus naturels, par exemple dans le cas de la grossesse et de l'accouchement.

Pourquoi la médicalisation ?

Plusieurs facteurs sociaux ont favorisé la médicalisation. Mentionnons d'abord le recul de la religion (sécularisation), qui s'est produit à une période où la foi inébranlable dans la science, la rationalité technique et le progrès étaient à leur apogée. Le pouvoir et le prestige de la profession médicale allaient aussi croissant. En arrière-plan se profilait l'idéologie américaine, qui privilégie les solutions individuelles et technologiques aux problèmes de société. Le tout s'est nourri d'une tendance humanitaire généralisée dans les sociétés occidentales (Conrad, 1995).

Conrad met en évidence deux facteurs qui auraient joué un rôle particulièrement important. Premièrement, la perte d'influence de la religion. Dans la deuxième moitié du XXᵉ siècle, il s'est effectué un passage du péché au crime, puis du crime à la maladie. Le suicide, l'homosexualité et l'infertilité en donnent de bons exemples. Il est clair que la médicalisation a permis d'atténuer les sanctions judiciaires et religieuses touchant l'homosexualité et le suicide. L'infertilité a quitté le stade du fatalisme lié à la volonté divine pour entrer dans le champ de la compétence médicale et bénéficier des progrès technologiques en matière de reproduction humaine.

Deuxièmement, le statut hégémonique de la profession médicale. En effet, cette profession jouit d'un monopole dans le champ de sa spécialité, la maladie. Ce monopole, rendu légitime par l'État, a grandement contribué à affirmer la compétence de la médecine par rapport à tout ce qu'on peut ranger dans les catégories de la santé et de la maladie.

En résumé, Zola (1981) a retenu quatre conditions expliquant la médicalisation : l'introduction du modèle biopsychosocial dans les années 1970, faisant des habitudes de vie des variables médicales ; l'exclusivité de l'acte médical, qui assure à la profession médicale le monopole sur la santé ; l'extension de l'expertise médicale aux domaines les plus tabous, comme la sexualité et la reproduction ; et la morale médicale, qui s'est propagée dans les classes moyenne et supérieure. Ajoutons à ces conditions, la construction en santé publique de la notion de « risque », qui amène à appréhender la réalité sociale sous l'angle de ses dangers, de ses risques et de ses dysfonctionnements. Le discours du risque est omniprésent et justifie le recours à l'expertise médicale (Sanni Yaya, 2009).

Sur quoi porte la médicalisation ?

Deux courants se sont succédé. D'abord, on connaît la médicalisation de la déviance. En effet, les phénomènes de déviance initialement traités comme des faits relevant des autorités religieuses ou judiciaires ont connu les bénéfices de la médicalisation dès les années 1970. Les phénomènes de dépendance chimique, les troubles de comportement, la folie, l'hyperactivité, les difficultés d'apprentissage chez les enfants, les conduites sexuelles irrégulières, les troubles alimentaires et l'alcoolisme ont graduellement été pris en charge par l'expertise médicale. L'anthropologue québécois Gilles Bibeau accuse la « psychiatrie biologique dominante » de médicalisation indue des problèmes psychosociaux comme l'hyperactivité des enfants et la violence des jeunes (Bibeau, 2002).

Un deuxième courant s'est mis en place dans les années 1980 : la médicalisation des processus naturels de la vie. Le vieillissement, la sexualité, la grossesse, l'accouchement, la ménopause relèvent maintenant de l'expertise médicale. Le tableau 2.13 résume les différents aspects de la médicalisation.

Tableau 2.13 • La médicalisation

La médicalisation est…	• un processus qui touche des phénomènes non médicaux ; • prise en charge par la médecine.
La médicalisation désigne…	• la place dominante de l'institution médicale dans les sociétés contemporaines ; • le contrôle social exercé par la médecine.
La médicalisation se réalise…	• par la définition médicale donnée à des situations ; • par l'application de technologies et de concepts médicaux à des problèmes ; • par la surveillance médicale exercée sur des processus naturels comme la grossesse ou l'allaitement maternel.
La médicalisation survient…	• au moment de la perte d'influence de la religion ; • avec le monopole de la profession médicale sur la santé ; • avec la reconnaissance des habitudes de vie en tant que variables médicales (dans le modèle biopsychosocial) ; • avec l'extension de l'expertise médicale.
La médicalisation porte…	• sur des comportements de déviance ; • sur des processus physiologiques normaux.
La médicalisation s'accélère…	• avec l'arrivée des médicaments psychotropes ; • avec le financement de la recherche par l'industrie pharmaceutique.

Au vu de ces transformations, des groupes ont formulé, dès la fin des années 1970, les premières critiques de la médicalisation. Celles-ci sont venues des mouvements d'antipsychiatrie et pour la santé des femmes. Essentiellement, on a reproché au milieu médical sa mainmise sur des phénomènes ayant leurs racines dans les difficultés de la vie sociale, sa tendance à favoriser une **surmédicalisation** de ces problèmes et le contrôle médical exercé sur les personnes. *Notre corps, nous-mêmes,* ouvrage sur l'autosanté des femmes publié par un collectif de Boston en 1973, a dénoncé la médicalisation du corps des femmes et revendiqué un meilleur contrôle de celles-ci sur tout ce qui concerne leur santé. Par la suite, des groupes d'autosanté et de thérapies parallèles ont poursuivi la critique de la domination de la médecine officielle sur la vie quotidienne.

Surmédicalisation
Médicalisation excessive.

La portée du concept de médicalisation

Nous sommes donc passés du plaisir au risque. En tant que société, nous remettons entre les mains d'un groupe d'experts le pouvoir de définir et de traiter les problèmes sociaux. Le processus de médicalisation constitue l'un des changements les plus fondamentaux des 60 dernières années. Il a contribué à donner au système médico-hospitalier une place

La médicalisation de l'allaitement maternel

L'allaitement maternel, processus naturel et pratique culturelle, « fait l'objet d'un "marketing" institutionnalisé en matière de santé infantile et maternelle » (Holmes *et al.*, 2009, p. 205) de la part de grands organismes nationaux et internationaux de santé (OMS, UNICEF, Santé Canada). L'allaitement maternel y est considéré comme la seule méthode « naturelle » d'alimentation du nouveau-né.

Des chercheurs en sciences infirmières se sont penchés sur la médicalisation de l'allaitement maternel, qui succède selon eux à la médicalisation des menstruations, de l'accouchement et de la ménopause.

En 1991, l'OMS et l'UNICEF ont lancé l'initiative Hôpitaux amis des bébés (IHAB) dans la foulée de la déclaration commune de 1989, qui définissait dix conditions pour le succès de l'allaitement maternel en milieu hospitalier. À ce jour, il existe plus de 22 000 Hôpitaux amis des bébés dans le monde. Parallèlement, le Canada a établi le *Code international de commercialisation du lait maternel*, qui interdit notamment la publicité pour les laits artificiels ou les biberons auprès du public ou leur promotion dans des établissements de soins.

Les chercheurs montrent que l'expertise scientifique et médicale sur l'allaitement est à l'œuvre dans la définition de la mère responsable, car le « pouvoir des experts sanctionne […] sur ce qui est "naturel" entre la mère et l'enfant » (p. 218) et qualifie la « bonne mère » en fonction des recommandations de la santé publique, les seules qui soient socialement acceptables. Les bonnes mères sont donc celles qui, en 2010, choisissent l'allaitement maternel comme moyen de nourrir leur enfant. Or, rappelons que ce processus, naguère non encadré, a été contesté par la médecine des années 1950 et 1960 elle-même, qui favorisait l'utilisation de substituts au lait maternel.

Toujours selon les chercheurs, les nouvelles mères peuvent difficilement échapper à la coercition et à la bienveillance du personnel infirmier à leur endroit. « La nouvelle mère apparaît désormais socialement construite. Son choix d'allaiter ou non est directement lié, dans le discours dominant, à la bonne ou à la mauvaise santé du nouveau-né » (p. 220). Le discours scientifique dominant privilégie clairement un type de mère, celle qui est conscientisée aux risques pour la santé présente ou à venir de son nourrisson. Dans ce contexte, l'allaitement maternel devient une obligation.

Source: Adapté de Holmes, D., P. Delgado et A. Perron. 2009. *Allaitement maternel et nouvel ordre social* : gouvernementalité, soins infirmiers et construction de la maternité. Dans Sanni Yaya, H. (dir.). *Pouvoir médical et santé totalitaire.* Québec : PUL, p. 205-224.

prépondérante dans notre société. Ce passage s'est réalisé dans un contexte d'avancées technologiques sans précédent.

Mais les gens ne sont-ils pas d'accord avec la médicalisation ?

À partir des années 1940, les générations adultes ont souscrit sans réserve à la médicalisation. Ces générations qui ont connu, enfants, les maladies infectieuses et l'omniprésence de la mort ont accepté ce mouvement. La souveraineté du pouvoir médical s'exerce « sur des individus tenus de se plier aux *normes* » (Sanni Yaya, 2009, p. 408).

Des études réalisées auprès de femmes enceintes et de mères qui ont accouché par césarienne montrent bien que les femmes participent activement au processus. Convaincues de la nécessité du regard médical pour s'assurer du succès de leur maternité, elles n'hésitent pas à faire appel au médecin pour confirmer que tout va bien et, le cas échéant, à utiliser la gamme des technologies médicales et des interventions suggérées (De Koninck, 1988 ; Quéniart, 1988).

Ivan Illich et la critique de la médicalisation

« L'entreprise médicale menace la santé. La colonisation médicale de la vie quotidienne aliène les moyens de soins. Le monopole professionnel sur le savoir scientifique empêche son partage. »

Ces paroles vous semblent-elles radicales ? Dans les années 1970, pour toute une génération de jeunes inquiets du développement tous azimuts de la société de consommation, Ivan Illich a incarné un prophète, le penseur d'un contre-pouvoir s'opposant à la domination des grandes institutions. Illich a tour à tour démonté les rouages de l'école (*Une société sans école*), de la médecine (*Némésis médicale : l'expropriation de la santé*), de l'économie (*Libérer l'avenir*), du travail (*Le chômage créateur*), et proposé une vision nouvelle de la vie en société (*La convivialité*). Il a exercé une grande influence sur les idées de son époque.

Que dit Illich ?

Il pose un diagnostic : nos institutions, notre société sont marquées du signe de la productivité. Il faut produire davantage pour consommer davantage. Mais le moment approche où l'être humain se rendra compte de l'absurdité d'une telle démarche. La productivité sans limites devient contre-productive. Elle provoque elle-même les maux qu'elle cherche à enrayer.

S'agissant de la médecine, il prédit : « La dynamique morbide de l'entreprise médicale est sur le point d'être reconnue par le grand public. » *Dans Némésis médicale : l'expropriation de la santé* (1975), il introduit le concept de médicalisation de la vie. La médicalisation est malsaine. Elle illustre très bien l'idée centrale de la contre-productivité : la médecine contemporaine rend plus malade qu'elle ne réussit à soulager la maladie.

La contre-productivité de la médecine contemporaine se traduit dans la iatrogénèse clinique : les actes médicaux sont devenus sources de maladies. « L'infirmité, l'impuissance, l'angoisse et la maladie engendrées par les soins professionnels dans leur ensemble constituent l'épidémie la plus importante qui soit. » S'ajoute à celle-ci la iatrogénèse sociale : l'effet négatif de la médecine sur la société. Assujettis à une médecine technique vouée à la productivité, les individus perdent leur autonomie par rapport à la santé. Ils ne savent plus se guérir, méconnaissent leur corps, sont en disharmonie avec leur milieu social.

Que propose Illich ?

Il est urgent de changer. La nouvelle mentalité sera celle de la convivialité. La convivialité suppose l'autonomie des personnes : elles doivent être capables « de répondre à leurs besoins réels d'une façon personnelle ». La convivialité suppose aussi la solidarité avec les autres et avec l'environnement. Concrètement, la convivialité donne aux gens la possibilité de se débrouiller eux-mêmes : apprendre à se soigner, à connaître les effets des médicaments. Pour cela, il faut fournir aux personnes les outils, les ressources et les services qui leur permettront de fonctionner selon leurs besoins. Un projet toujours d'actualité.

Sources : Adapté de Illich, I. 1975. *Némésis médicale : l'expropriation de la santé*. Paris : Seuil, p. 9-10, 15 ; Leblanc, P. 1994. « La convivialité revisitée : Ivan Illich ». *Possibles*, vol. 18, n° 2, p. 70 ; Brouillet, G. 1989. « Convivialité ou productivité ? ». *Prospectives*, vol. 25, n° 4, décembre, p. 200, reprise d'un article publié en décembre 1978.

Le mouvement inverse, la **démédicalisation,** est plus restreint. La démédicalisation survient lorsqu'une situation ou un processus n'est plus défini en des termes médicaux et que des traitements médicaux ne sont plus privilégiés. Un cas connu est celui de la masturbation, qui, au XIXe siècle, était définie comme une pathologie mentale et faisait l'objet d'interventions médicales. Au XXe siècle, on a cessé de la considérer comme un problème médical. Un autre exemple est la circoncision, banale en Amérique du Nord jusqu'au milieu du XXe siècle, pratiquée en tant que chirurgie de précaution sanitaire pour prévenir des désordres tant physiques que mentaux et moraux chez les garçons. Ce n'est que dans les années 1960 qu'elle sera abandonnée comme pratique médicale courante, alors qu'on mettra en doute les données médicales qui la fondaient. Cette intervention a toujours relevé d'un rituel religieux.

Démédicalisation
Survient quand un problème n'est plus défini en des termes médicaux.

Dans la société américaine, le cas classique reste celui de l'homosexualité. En réponse au mouvement de protestation gai, qui s'était allié quelques psychiatres, l'Association américaine de psychiatrie a retiré en 1973 l'homosexualité de la liste des maladies mentales (le fameux *DSM-III*). Dans ce cas, la politisation issue du mouvement social a conduit à la démédicalisation. Au Québec, de la même façon, la reconnaissance des sages-femmes a traduit la volonté des femmes et des couples de démédicaliser les processus de la grossesse et de l'accouchement et d'humaniser la naissance.

Étant donné l'énorme pouvoir de la médecine, la démédicalisation survient habituellement lorsqu'un mouvement organisé conteste les définitions et le contrôle médicaux. En d'autres circonstances, on peut recourir à la médicalisation pour déjudiciariser un problème. Nous l'avons vu dans le cas de l'avortement. Les groupes féministes ont contesté la criminalisation de l'avortement et revendiqué sa prise en charge par la médecine, tout en réussissant à éviter une médicalisation excessive.

On peut dire que la médicalisation a substitué aux dichotomies bon/mauvais et légitime/criminel la dyade malade/non malade. Ce couple maladie/santé est devenu l'une des valeurs les plus structurantes de la vie des personnes et des sociétés postmodernes (Renaud, 1995), de même que la frontière entre santé et maladie est plus floue que jamais.

En bref

Dans ce chapitre sur le portrait de santé et les habitudes de vie de la population québécoise, nous avons vu les éléments suivants.

▶ **L'utilisation des indicateurs de santé**

De nombreux indicateurs sociosanitaires permettent de décrire et de connaître l'état de santé d'une population. Un indicateur est un élément de la réalité directement observable ayant un lien avec la santé.

Globalement, la population québécoise a amélioré son état de santé, comme le montrent plusieurs indicateurs. Cependant, de nouveaux problèmes liés au vieillissement et au mode de vie surgissent et hypothèquent la santé des jeunes générations.

Un indicateur de santé doit, pour être valide, permettre de saisir la valeur réelle du phénomène étudié.

▶ **Le changement de la structure par âge**

La population québécoise est vieillissante. La majorité des personnes très âgées sont des femmes. Le vieillissement de la population s'explique par l'allongement de l'espérance de vie découlant de la diminution de la mortalité : une faible mortalité infantile et une baisse de la mortalité causée par les maladies cardiovasculaires.

Cette situation entraînera probablement une augmentation des maladies chroniques et des incapacités de fonctionnement. Cet état de santé pourra avoir un effet à la hausse sur les dépenses allouées à la santé : un plus grand nombre de demandes de soins coûteux et d'hospitalisation.

Cependant, on peut prévoir que les personnes de la génération du *baby-boom* seront en meilleure santé lorsqu'elles seront âgées, car elles ont bénéficié dès leur plus jeune âge du système universel de santé et de soins de santé plus sophistiqués, valorisant de saines habitudes de vie. Plusieurs facteurs entrent en ligne de compte pour expliquer la hausse des coûts de santé, et non seulement le vieillissement démographique.

Les inégalités sociales ont aussi une incidence sur l'état de santé. La pauvreté des femmes âgées explique, davantage que leur âge, leur état de santé.

L'allongement de l'espérance de vie

L'espérance de vie à la naissance est élevée pour les femmes et pour les hommes, et continue de progresser avec la diminution de la mortalité après 65 ans. L'espérance de vie varie selon les facteurs du sexe, du revenu et du groupe ethnique. L'écart entre hommes et femmes tend à diminuer en faveur des hommes.

L'espérance de vie en santé nous indique que les femmes sont en moyenne davantage en perte d'autonomie que les hommes. Les femmes vivent plus longtemps malades, tandis que les hommes meurent plus jeunes, mais vivent moins longtemps avec des épisodes d'incapacité.

La baisse de la mortalité et les causes de décès

Le faible poids à la naissance est le principal facteur médical de risque de mortalité infantile, fortement lié à la pauvreté des familles. Les enfants ne naissent pas égaux. Les cancers ont déclassé les maladies de l'appareil circulatoire en tant que première cause de décès. Les hommes meurent plus que les femmes des traumatismes et des empoisonnements, y compris les suicides. Le cancer du poumon est le cancer le plus meurtrier et a fortement augmenté chez les femmes, précédant le cancer du sein pour ce qui est des décès. La mortalité féminine a dépassé la mortalité masculine.

La mortalité brute a augmenté à cause de la structure par âge vieillissante. Cependant, si on annule l'effet de la structure par âge, le risque de mourir jeune continue de diminuer depuis le début des années 1970.

L'état de santé subjective

La perception que les personnes ont de leur état de santé est un indicateur reconnu comme valable. La majorité des Québécois se perçoivent en bonne ou en excellente santé, les hommes dans ce cas étant un peu plus nombreux que les femmes.

Parmi les maladies rapportées par les personnes figurent en tête de liste les allergies non alimentaires. Les principaux problèmes sociaux ayant une incidence sur la santé de la population sont la violence familiale et conjugale, la toxicomanie et les ITSS. La pauvreté des personnes et des familles est le déterminant social majeur de la santé.

Les tendances dans les habitudes de vie

Les comportements de santé sont souvent adoptés pour d'autres raisons que la volonté d'être en bonne santé. Les éditions de l'ESCC fournissent depuis 2000 des données sur les comportements. Des changements sont apparus : les Québécois fument moins, bougent davantage et mangent un peu plus de légumes et de fruits. Par contre, l'embonpoint, l'obésité et la consommation excessive d'alcool ont augmenté. La marijuana est consommée par un nombre important de jeunes au secondaire. Les filles adoptent les comportements risqués des garçons.

Les critiques du concept d'habitudes de vie

Malgré le succès global des campagnes de promotion des habitudes de vie, les groupes les plus vulnérables de la société sont encore insuffisamment touchés. Les critiques formulées à l'endroit de ces campagnes concernent l'individualisation des habitudes de vie et la mise à l'écart du contexte social qui prévaut dans l'adoption de celles-ci, la responsabilisation des personnes quant à leur mauvaise santé et la culpabilisation qui en résulte, ainsi que l'émergence d'une nouvelle morale de la santé, la « santéisation », qui comporte une notion d'interdiction de comportements au nom de la santé.

La médicalisation

La médicalisation est le processus par lequel de nombreux aspects de la vie des personnes passent sous l'influence et la supervision de la médecine. On traite d'une manière médicale des phénomènes non médicaux : des comportements de déviance (par exemple, les troubles de comportement) ou des processus physiologiques normaux (par exemple, la grossesse et le vieillissement).

La médicalisation est liée à l'introduction des habitudes de vie parmi les variables médicales, au monopole de la médecine sur la santé et à la perte d'influence de la religion dans la société (sécularisation). La démédicalisation survient quant à elle lorsqu'un phénomène n'est plus traité de manière médicale, suivant l'exemple de l'homosexualité. L'utilisation des psychotropes et le financement de la recherche par l'industrie pharmaceutique accélèrent le processus de médicalisation.

Exercices de compréhension

1. Valérie est une jeune infirmière qui accueille tous les jours des patients à la clinique familiale «La bonne santé». Elle constate que de nombreux patients présentent un excès de poids et qu'il se trouve plusieurs fumeurs parmi eux. Elle en conclut que les Québécois sont en moins bonne santé qu'autrefois.
   a) Valérie a-t-elle raison? Développez au moins trois arguments différents pour justifier votre réponse.
   b) L'observation de Valérie répond-elle aux critères de validité? Précisez.

2. Associez chacun des indicateurs à la bonne information.

   Indicateurs: structure par âge, taux de mortalité, taux ajusté de mortalité, taux de mortalité infantile, activité physique de loisir (APL), excès de poids, embonpoint, obésité, IMC, consommation excessive d'alcool, consommation de cannabis, tabagisme, pourcentage de fumeurs, consommation de légumes et de fruits, habitudes alimentaires, espérance de vie.
   a) J'informe qu'on meurt de moins en moins jeune.
   b) Plus d'un Québécois sur deux en consomme tous les jours.
   c) Je suis en progression constante.
   d) Le Québec est parmi les sociétés industrialisées ayant les taux les plus bas.
   e) Dans les données autodéclarées, je suis sous-estimée.
   e) Globalement, il y a toujours plus d'hommes que de femmes.

3. Boire de l'eau est un comportement de santé. Pour quelle raison?

4. Le vieillissement de la population québécoise est un sujet préoccupant. Présentez deux données qui atténuent la vision pessimiste véhiculée sur les impacts du vieillissement de la structure par âge sur la société québécoise.

5. Décrivez comment la société québécoise subit l'influence de la santéisation. Présentez un article de journal illustrant ce concept.

6. Plusieurs facteurs expliquent la montée de la médicalisation dans les sociétés occidentales. Présentez trois de ces facteurs.

7. Effectuez une courte recherche sur la médicalisation des menstruations ou la dépendance à Internet et, en deux paragraphes, présentez la proportion de personnes atteintes de pathologies sévères associées au phénomène, la définition médicale du problème, les traitements proposés, la résistance de groupes sociaux à la médicalisation s'il y a lieu.

8. Considérant la population québécoise, faites la liste des comportements pour lesquels on note une amélioration et ceux pour lesquels on constate une détérioration.

9. L'espérance de vie continue à augmenter parce que…

Médiagraphie

Lectures complémentaires

Bérubé, S. 2010.« Portrait de groupe, avec fruits et légumes ». *La Presse,* 29 mai 2010, p. A24.

Poulain, J.-P. 2009. *Sociologie de l'obésité.* Paris : PUF, 360 p.

Sanni Yaya, H. (dir.). 2009. *Pouvoir médical et santé totalitaire.* Québec : PUL, 424 p.

Charpentier, M., et A. Quéniart (dir.). 2009. *Vieilles et après ! Femmes, vieillissement et société.* Montréal : Éditions du remue-ménage, 295 p.

Clain, O. 2005. « La médicalisation de la déviance dans le monde contemporain ». *Synapse : journal de psychiatrie et système nerveux central,* n° 215, mai 2005, p. 9-14.

Sites Web

Journées annuelles de santé publique (JASP) : www.inspq.qc.ca/jasp/archives
Présentations sous forme de diapositives PowerPoint touchant plusieurs aspects des comportements liés à la santé.

Association pour la santé publique du Québec (ASPQ) : www.aspq.org
Dossiers sur la problématique du poids, le contrôle du tabac, la santé des jeunes, la santé des gais, la périnatalité, la santé publique et la société.

Coalition québécoise pour le contrôle du tabac (CQCT) : www.cqct.qc.ca
Dossiers concernant la lutte contre le tabagisme. Ce groupe de pression est parrainé par l'ASPQ.

Institut national de santé publique (INSPQ) : www.inspq.qc.ca
Nombreuses données et liens vers d'autres sites québécois et canadiens. Annonce des publications les plus récentes.

Les sites de chacune des Agences de la santé et des services sociaux (ASSS) des 18 régions sociosanitaires du Québec ainsi que celui de leur Direction de santé publique (DSP) respective fournissent des informations, des dossiers, des publications et des données sur la santé de la population qu'elles desservent. La DSP de Montréal, notamment, produit de nombreux documents concernant la défavorisation sociale et un portrait mis à jour de la santé de la population de l'île de Montréal : www.santepub-mtl.qc.ca

Documents audiovisuels

Les alimenteurs (Food inc.)
Documentaire traitant des dessous de l'industrie agroalimentaire, qui sacrifie les notions de qualité et de santé pour des considérations de rendement et de profit.
Production : R. Kenner, E. Pearlstein, 2009.
Réalisation : Robert Kenner. Durée : 94 min.

Grossissez-moi (Super Size Me)
Documentaire traitant de la malbouffe et de son rôle dans l'épidémie d'obésité aux États-Unis. Le réalisateur grossit de 13 kg en 30 jours en prenant tous ses repas dans la chaîne de restauration rapide McDonald's, où on lui offre le format « *super size* ».
2004. Réalisation : Morgan Spurlock. Durée : 100 min.
Éditeur DVD : Diaphana Edition Video.

Le poids du monde
Dans ce documentaire, un spécialiste suédois de l'obésité démontre que les sociétés occidentales postindustrielles ont créé elles-mêmes l'environnement toxique propice au développement de l'épidémie d'obésité.
Production : ONF et CBC (émission *Nature of Things*), 2004. Réalisation : G. Whiting. Narration de David Suzuki, sous-titres français. Durée : 51 min, n° C9203 117. [En ligne], www.onf.ca/film/poids_du_monde

Le Point : Québec et New York – Habitudes alimentaires des étudiants
L'obésité affecte près d'un enfant sur trois, et aucun vaccin ne peut la contrer. Elle est en augmentation constante partout au Canada. Les jeunes prennent leurs mauvaises habitudes alimentaires à la maison, mais aussi à l'école.
Production : Radio-Canada, 2003 (émission *Le Point*).
Réalisation : Luc Tremblay. Durée : 17 min 46 s.

idéal à atteindre.
état + globale
équilibre précaire
but ds la vie.

moyen à conserver
Ressource indispensable
Nécessité de maintenir en
Usage
- outil quotidien (prs)

- hab. mal chauffé (caract. environ.)
- attaquer, accident, combat

- nomades
- morbidité
- mortalité

CHAPITRE 3

Les inégalités sociales de santé

Est-il exact de dire que les pauvres sont plus malades que les riches ?
Comment expliquer ces différences ? Comment changer cette situation ?

Après avoir terminé l'étude de ce chapitre, vous devriez être en mesure :

▷ d'utiliser les données portant sur la maladie et la mortalité chez les groupes défavorisés ;

▷ de comprendre le concept de gradient social de santé ;

▷ de discuter des concepts de pauvreté et de défavorisation sociale ;

▷ de décrire les méthodes de mesure de la pauvreté ;

▷ de présenter les valeurs des milieux populaires en ce qui a trait à la santé et à la maladie ;

▷ d'expliquer la sélection sociale et celle des conditions de vie ;

▷ d'exposer l'hypothèse de la distance culturelle entre le système de santé et les milieux défavorisés ;

▷ de déterminer les orientations à donner aux actions susceptibles d'améliorer la santé des groupes de personnes défavorisées.

« L'injustice sociale tue à grande échelle. »

**OMS, Commission des déterminants
sociaux de la santé, 2008.**

Les liens qui existent entre pauvreté, maladie et mortalité sont indiscutables et ont depuis longtemps été démontrés. Les données les plus récentes de l'Organisation mondiale de la santé (OMS) sur l'espérance de vie des enfants dans le monde illustrent bien ces inégalités. Un enfant qui naît au Japon ou en Suède peut espérer vivre plus de 80 ans, contre seulement 63 ans en Inde, et moins de 50 ans dans plusieurs pays d'Afrique (OMS, 2008). Ces mêmes données confirment que toutes les sociétés présentent des variations de l'état de santé de leur population en fonction des variables socioéconomiques, comme nous l'avons souligné dans le chapitre 1. Concrètement, les plus pauvres « risquent davantage d'être exposés aux maladies, d'être atteints par la maladie plus jeunes et de mourir plus tôt » (MSSS, 2005a, p. 17).

Bien sûr, la relation entre pauvreté et maladie n'est pas parfaite dans le cas de toutes les maladies. Prises individuellement, les personnes pauvres ne sont pas toutes malades et les personnes riches ne sont pas toutes en santé. Examinée globalement, la situation des membres des groupes défavorisés est celle-ci : ils cumulent plus de risques pour la santé, tant dans l'environnement social que physique, se déclarent plus souvent malades et meurent en moyenne plus jeunes que les membres des groupes les plus favorisés de la société.

3.1.1 Le gradient social de santé

Ces inégalités de santé ne s'observent pas uniquement entre le groupe le plus démuni et le groupe le plus riche d'une collectivité, car elles se répartissent selon une gradation entre les strates sociales. C'est pourquoi les chercheurs ont introduit le concept de **gradient social de santé,** un phénomène observé partout dans le monde. « [Q]uel que ce [sic] soit le niveau de revenu national, la santé et la maladie suivent un gradient social : plus la condition socioéconomique est basse, moins la santé est bonne. Cette situation n'est pas inéluctable et il devrait en aller autrement » (OMS, 2008, p. 1).

En clair, « les différences de santé entre les classes sociales sont progressives et ne présentent pas de point de rupture » (Ferland *et al.*, 1995), de telle sorte que toute amélioration du **statut socioéconomique (SSE)** d'une personne a un effet positif sur son état de santé et que, inversement, toute détérioration de celui-ci contribue à dégrader la santé. Par exemple, un chercheur américain a montré que les victimes de fermeture d'usine et de mises à pied massives voient leur taux de mortalité augmenter de 15 % à 20 % par rapport aux travailleurs ayant conservé leur emploi (Wachter, 2009). Le SSE exprime la position sociale selon le revenu, l'emploi et la scolarité d'un groupe de personnes. Cet indice est utilisé dans pratiquement toutes les enquêtes de population, partout à travers le monde, à des degrés divers.

En Angleterre, un important rapport sur les inégalités sociales de santé, *The Marmot Review*, pose le même constat. Tirée de ce rapport, la figure 3.1 illustre l'augmentation graduelle du taux de mortalité chez les hommes âgés de 25 à 64 ans, selon le type d'emploi qu'ils occupent. Les hommes occupant des emplois plus routiniers, comme les travailleurs spécialisés ou non spécialisés, décèdent davantage avant 65 ans que les professionnels. Cette figure met en évidence un autre aspect de la mortalité entre les groupes sociaux. L'écart varie selon les régions à l'intérieur d'un pays : les inégalités devant la mort sont plus

Gradient social de santé
Variation progressive de l'état de santé en fonction du statut socioéconomique (SSE).

Statut socioéconomique (SSE)
Indice formé du revenu, de l'emploi et de la scolarité.

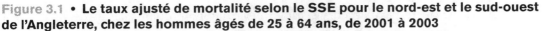

Figure 3.1 • **Le taux ajusté de mortalité selon le SSE pour le nord-est et le sud-ouest de l'Angleterre, chez les hommes âgés de 25 à 64 ans, de 2001 à 2003**

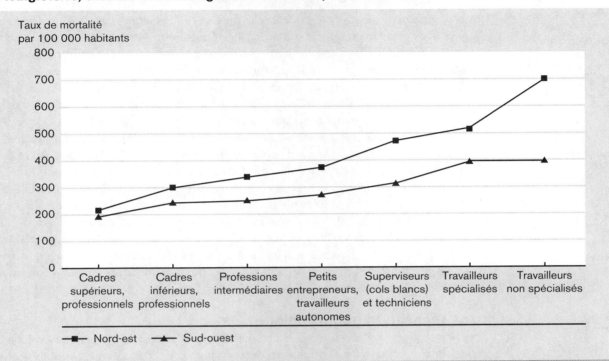

Source: © Office for National Statistics. Tiré de *The Marmot Review*. 2010. « Fair Society, Healthy Lives », p.17.

élevées dans le nord-est que dans le sud-ouest de l'Angleterre (Marmot, 2010). Cela fait entrevoir aux chercheurs l'existence de facteurs qui atténuent l'effet des inégalités sociales. Et l'on sait que les populations de pays comme le Japon et la Suède, où les inégalités entre riches et pauvres sont atténuées, jouissent d'un meilleur état de santé. En revanche, les populations des pays riches où la fracture sociale est marquée, comme les États-Unis, ont une espérance de vie moins élevée (MSSS, 2005a, p. 17).

Les réformes de la santé qui ont été instaurées après la Seconde Guerre mondiale dans les pays occidentaux, qui comprenaient notamment la mise en place de systèmes de santé universels et gratuits, visaient à réduire les écarts de mortalité entre les groupes sociaux. On croyait que l'implantation de régimes universels d'assurance maladie allait mener à la suppression des inégalités sociales en matière de santé. Or, il s'avère que l'égalité d'accès aux traitements ne correspond pas à l'égalité sociale devant la santé et la mort. Fournir des services et des soins de santé n'est pas suffisant pour garantir une bonne santé, même en 2010.

3.1.2 Des données récentes

Quel est le portrait des inégalités sociales de santé au Québec ? Il y a plusieurs manières d'observer les écarts de santé entre les plus démunis et les plus riches. Outre les différences relatives à l'espérance de vie et au taux de mortalité, on connaît la prévalence des maladies dans les milieux défavorisés ainsi que les habitudes de vie ayant des répercussions sur la santé.

L'espérance de vie

À Montréal, l'espérance de vie est inversement proportionnelle au degré de **défavorisation,** comme le montre le portrait de santé brossé par la Direction de santé publique. Selon le quartier de résidence, les différences d'espérance de vie sont frappantes : les hommes défavorisés du territoire du CSSS[1] Sud-Ouest–Verdun ont une espérance de vie de 6,5 ans inférieure à celle de leurs concitoyens plus favorisés. Les hommes défavorisés du CSSS Jeanne-Mance ont l'espérance de vie la plus faible de l'Île de Montréal, soit de moins de 70 ans, tandis que les hommes favorisés du CSSS de l'Ouest-de-l'Île ont la plus élevée, soit 82,5 ans (DSPM, 2007). Les auteurs du portrait de santé notent au passage que la présence des immigrants contribue à améliorer l'espérance de vie des personnes défavorisées (*voir le chapitre 4*), comme sur le territoire du CSSS Cavendish, où l'espérance de vie atteint 80,6 ans pour les hommes du **quintile** défavorisé. Sur l'île de Montréal, 14 % des immigrants se trouvent dans le quintile défavorisé, contre 7,5 % dans le favorisé.

Un portrait semblable effectué pour la population de la région de Québec (DSPQ, 2008), indique que ce sont 6,6 années d'espérance de vie qui séparent les personnes résidant sur les territoires du CLSC[2] Sainte-Foy-Sillery-Laurentien et du CLSC Basse-Ville-Limoilou-Vanier. Dans la Haute-Ville de Québec, dont seulement 3,1 % des résidents sont prestataires de l'assistance-emploi[3], l'espérance de vie atteint 83,2 ans, contre 76,6 ans pour les résidents du territoire de la Basse-Ville, dont 20,8 % des résidants reçoivent des prestations de l'aide sociale.

Une répartition géographique

Les populations les plus vulnérables au Québec se concentrent dans les centres-villes et les communautés rurales en décroissance démographique et économique. Dans les centres-villes des agglomérations urbaines, la pauvreté est cachée par la présence des institutions (CLSC, hôpitaux, administration publique, écoles). Les personnes qui y résident sont souvent des personnes âgées démunies ou seules, des jeunes familles à faible revenu, des étudiants, des familles monoparentales dirigées par une femme, des sans-logis ou des chambreurs. Les logements y sont moins chers et le transport en commun accessible. Les nombreuses ressources communautaires destinées aux groupes démunis ont généralement pignon sur rue au centre-ville, près de la population qu'ils desservent, mais en même temps ils attirent les plus défavorisés, qui choisissent de s'installer à proximité des services. Ces personnes déclarent un plus grand nombre de problèmes de santé. À l'opposé, le lieu idéal pour vivre au Québec semble être la banlieue prospère, où émigrent les jeunes familles à double revenu dès qu'elles le peuvent. On y rencontre plus de personnes riches et en bonne santé. Cependant, les chercheurs distinguent au moins deux ou trois banlieues : dans les premières, plus proches du centre-ville, les ménages sont vieillissants et le parc immobilier, vieux de plus de 40 à 50 ans, nécessite des rénovations pour répondre aux besoins fonctionnels des couples âgés qui résident toujours dans leur demeure. Les deuxième et troisième couronnes de la banlieue connaissent pour leur part une forte croissance immobilière et respirent la jeunesse et la prospérité.

La situation des régions rurales périphériques est caractérisée par une population vieillissante et une décroissance démographique. Les services institutionnels

Défavorisation
État de désavantage de personnes ou de familles relativement à un ensemble dont ils font partie : quartier, région ou société.

Quintile
Portion qui représente 20 % d'une population. Le quintile 1 représente les 20 % de la population les plus riches ou favorisés, et le quintile 5, les 20 % les plus démunis.

---

1.   et 2.   Pour les définitions de CSSS et CLSC, voir l'annexe 2 à la page 210.

3.   Aujourd'hui, l'aide sociale a été renommée assistance-emploi et relève du ministère de l'Emploi et de la Solidarité sociale (MESS) du Québec. La personne recevant une aide de l'État québécois devient un prestataire de l'assistance-emploi (PAE) ou de l'aide de dernier recours.

Le gradient social de santé et le sentiment de contrôle

La notion de gradient social de santé approfondit la relation entre les facteurs sociaux et l'état de santé des personnes. Depuis une vingtaine d'années, les chercheurs constatent que ces corrélations vont plus loin que la simple association entre la privation matérielle et la maladie. On peut parler avec certitude d'un lien de causalité : les déterminants sociaux, économiques et culturels font varier l'état de santé.

- L'état de santé varie progressivement en fonction du SSE (ou position sociale). Cette causalité persiste même si l'on annule l'effet des mauvaises habitudes de vie, et vaut pour toutes les causes de décès.
- Les populations des pays les plus riches et dont les ressources sont réparties les plus équitablement entre toutes les classes sociales sont en meilleure santé.

Comment expliquer ce lien de causalité ?

Une des hypothèses permettant de comprendre l'impact du SSE sur la santé repose sur des variables psychosociales : le sentiment de contrôle qu'ont les personnes sur leurs conditions de vie, l'estime de soi et le capital social (réseaux de relations personnelles et communautaires). En effet, les recherches effectuées dans les années 1970 et 1980 par Michael Marmot sur les fonctionnaires britanniques (études de Whitehall) ont mis en évidence que, plus on monte dans l'échelle sociale, plus on dispose de ressources pour affronter une situation difficile et plus sont élevés l'estime de soi et le sentiment de maîtriser sa vie (*empowerment*).

Ce que les études de Whitehall ont mis en évidence est l'impact des inégalités sur le stress et le système immunitaire. Le stress chronique occasionné par le fait de vivre dans des conditions d'adversité constantes endommage le système neuroendocrinien et use prématurément le corps. La maladie survient précocement, tout comme la vieillesse. Les chercheurs concluent que, dans ces conditions, peu importe le problème de santé auquel la personne est prédisposée, celui-ci s'exprimera plus rapidement.

Sources : Paquet, G. 2005. « Le point sur les inégalités sociales de santé ». Dans *Partir du bas de l'échelle.* Montréal : PUF, p. 13-28 ; Comité ministériel sur la réduction des inégalités de santé et de bien-être liées à la pauvreté. 2002. *La réduction des inégalités de santé et de bien-être liées à la pauvreté.* Québec : MSSS. [En ligne], http://publications.msss.gouv.qc.ca/acrobat/f/documentation/2003/03-207-01.pdf (Page consultée le 30 août 2010)

disparaissent : écoles primaires, bureaux de poste et caisses populaires ferment. Les emplois sont saisonniers et l'économie se caractérise par la fermeture d'entreprises des secteurs primaire et secondaire. Les problèmes de santé y sont importants et nombreux, marqués par l'isolement social[4].

La morbidité et la mortalité

Le contact des personnes démunies avec la santé passe par la maladie. En effet, elles sont plus souvent malades et ont davantage de proches souffrant de problèmes de santé. Cette réalité se traduit par des taux de décès plus élevés. Pampalon et ses collaborateurs (2008) documentent bien les écarts importants entre les taux ajustés de décès selon la

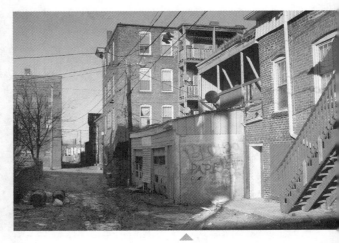

Les populations défavorisées se trouvent dans les centres-villes où les logements sont moins chers.

---

4. Pour une illustration de ce phénomène à partir de l'exemple de la Mauricie et du Centre-du-Québec, voir Comité ministériel sur la réduction des inégalités de santé et de bien-être liées à la pauvreté. 2002. *La réduction des inégalités de santé et de bien-être liées à la pauvreté*, p. 20-21. [En ligne], http://publications.msss. gouv.qc.ca/acrobat/f/documentation/2003/03-207-01.pdf (Page consultée le 30 août 2010)

défavorisation (*voir le tableau 3.1*). Les hommes défavorisés sur le plan matériel et social meurent trois fois plus du cancer du poumon et de maladies du cœur, et deux fois plus du cancer colorectal et du suicide que les hommes favorisés. Les femmes défavorisées meurent en plus grand nombre de maladies du cœur, du cancer du sein, de maladies des voies respiratoires et du suicide que les femmes favorisées.

Les habitudes de vie

En regard des habitudes de vie, il appert que les membres des groupes démunis sont ceux qui présentent le plus de comportements ayant un effet négatif sur la santé. Par exemple, les données sur l'état de santé de la population québécoise (MSSS, 2008), indiquent que :

- en 2007, une personne sur trois fume parmi celles ayant les plus bas revenus, alors qu'une personne sur cinq le fait chez les plus aisées ;
- la proportion d'adultes sédentaires est plus élevée chez les moins scolarisés et dans les ménages à faibles revenus ;
- les personnes ayant des revenus peu élevés consomment moins de fruits et de légumes : 45 % des personnes à bas revenus consomment cinq portions quotidiennes ou plus de fruits et de légumes contre 57 % pour les plus aisées.

Bref, en mettant bout à bout plusieurs indicateurs de santé, on peut dégager un portrait de santé différencié pour les membres des classes défavorisées. Le tableau 3.2 résume le portrait de la mortalité, de la morbidité et des habitudes de vie des personnes vivant en milieu défavorisé.

Tableau 3.1 • Le taux ajusté de décès prématurés[a] chez les personnes les plus défavorisées et les plus favorisées aux plans matériel et social[b], selon la cause de décès, hommes et femmes, au Québec, de 1999 à 2003

Causes de décès	Hommes		Femmes	
	FAVORISÉS	DÉFAVORISÉS	FAVORISÉES	DÉFAVORISÉES
Cancer du poumon	57	189	37	99
Cancer colorectal	24	46	22	25
Cancer de la prostate	11	18	–	–
Cancer du sein	–	–	39	43
Cardiopathies ischémiques	70	240	23	83
Maladies vasculaires cérébrales	12	34	11	26
Maladies des voies respiratoires inférieures	9	49	5	33
Suicide	17	50	4	14
Accidents de véhicule à moteur (taux pour les 74 ans et moins)	9	12	4	6

[a] Taux ajusté de décès pour 100 000 personnes âgées de 35 à 74 ans.
[b] Les auteurs ont croisé les quintiles les plus défavorisés sur les plans matériel et social (5 et 5) et les quintiles les plus favorisés (1 et 1).

Source : Adapté de Pampalon *et al.* 2008. « Évolution de la mortalité prématurée au Québec selon la défavorisation matérielle et sociale ». Dans Frohlich, K. , M. de Koninck, A. Demers et P. Bernard (dir.). *Les inégalités sociales de santé au Québec* (tableau 1.1, p. 21). Montréal : PUM.

Tableau 3.2 • **Les indicateurs des inégalités sociales en matière de santé : caractéristiques des milieux défavorisés sur le plan socioéconomique**

Morbidité et mortalité	Habitudes de vie
• Taux d'incapacités permanentes plus élevé • Prévalence élevée des troubles mentaux • Prévalence plus grande de l'hypertension, des affections articulaires, des maladies cardiaques et du diabète • Fréquence plus élevée des bronchites, des troubles visuels et des troubles auditifs • Plus de caries chez les enfants • Plus grand nombre de grossesses chez les adolescentes • Fréquence plus élevée des naissances de bébés de petit poids (moins de 2 500 g) • Espérance de vie à la naissance inférieure et mortalité infantile plus élevée • Mortalité plus élevée pour plusieurs causes : maladies respiratoires chroniques, pneumonie, tuberculose, cirrhose, cancer du poumon, accidents, suicides	• Prévalence plus élevée du tabagisme, de l'excès de poids et de la sédentarité • Consommation quotidienne plus faible de fruits et légumes, mais plus élevée de gras et de sucre, et fréquence plus élevée de l'insécurité alimentaire • Consommation élevée de médicaments • Visites chez le dentiste plus rares et habitudes d'hygiène buccale déficientes • Comportements routiers dangereux • Âge moyen plus bas des adolescents lors des premières relations sexuelles

Source : Adapté de Paquet, G. 1989. *Santé et inégalités sociales.* Québec : IQRC, p. 48. Pour des statistiques récentes, voir les données de surveillance des directions de santé publique de plusieurs régions sociosanitaires (DSP), particulièrement celles de Montréal et de Québec, ou les données des Centres de santé et des services sociaux (CSSS) par territoires. Ce tableau a été mis à jour par l'auteure.

Ce portrait d'un moins bon état de santé est le même que celui des populations des quartiers défavorisés, et ce, partout au Québec, ainsi que celui des populations des régions périphériques, en particulier dans le Nord du Québec.

3.2 LA PAUVRETÉ AU QUÉBEC

Comment expliquer la relation constante entre la pauvreté et le mauvais état de santé ? Pour comprendre cette problématique, il faut s'arrêter à la notion de pauvreté et en saisir toutes les conséquences. Et, surtout, mettre de côté ses préjugés.

La pauvreté ne se mesure pas seulement par le revenu. Il s'agit d'une situation complexe qui met en jeu plusieurs dimensions de la vie des personnes. Tout autant que le revenu, elle concerne le niveau d'instruction, les valeurs, les comportements, le milieu de vie et la culture.

Être pauvre, qu'est-ce que ça veut dire ?

Vivre dans la pauvreté, ça signifie...
- Avoir faim : « J'ai mal à la tête et à l'estomac quand je fais le budget, ça n'arrive jamais[5]. »
  — « Je prenais, supposons, deux ou trois livres de viande hachée. Puis je séparais ça par petits paquets — ça, c'était la viande à Benoît (mon fils). Moi, je n'en prenais pas

---

5. Sauf avis contraire, toutes les citations de cette section sont tirées du compte rendu d'entrevues avec des personnes vivant en situation de pauvreté dans Robichaud, J.-B, *et al.* 1994. « Si on nous donne la parole... ». Dans *Les liens entre la pauvreté et la santé mentale.* Boucherville : Gaëtan Morin Éditeur, chap. 1, p. 19-23.

de viande, tu sais. Je prenais du riz. [...] Benoît, il mangeait tout le mois [...] Moi, les fins de mois, la dernière semaine, j'étais au régime[6]. »

- Se loger mal et au prix fort : « Pour avoir un HLM, il faut attendre plusieurs années. Les loyers qu'on a, il y a toujours des affaires qui ne marchent pas : les portes, les planchers tout croches, c'est très froid l'hiver. »

- Ne pas pouvoir s'habiller comme les autres : « Tu t'habilles toujours dans les comptoirs d'échange, c'est pas drôle pour les enfants, ils deviennent révoltés : je suis un BS, j'ai des pantalons BS, des souliers BS, des jouets BS. »

- S'organiser, un vrai casse-tête : « On est pris à répondre à nos besoins premiers, ça prend du temps pour courir les "ventes" et on doit faire toutes sortes de démarches (achat de nourriture, aide sociale, médecins, enfants). » — « Les appareils : réfrigérateur, laveuse, sécheuse, cuisinière, télévision, il ne faut pas que ça brise parce que t'es obligé d'attendre ou de t'endetter pour les remplacer. »

- Devoir s'interdire les petits luxes : « On n'a jamais la possibilité de s'offrir un petit luxe : si on le fait, on se pénalise et on se sent coupable. » — « On se prive pour donner du luxe à nos enfants, pour qu'ils aient tout ce qu'il faut. »

- Vivre dans la solitude : « On ne peut pas sortir et poursuivre les amitiés qu'on avait avant parce qu'on n'a pas d'argent pour la sortie, la gardienne, ça fait qu'à un moment donné tu perds tes amis, t'es pas capable de les suivre. Tu restes toujours chez toi, tu deviens impatiente avec les enfants, tu fais toujours du ménage, du lavage, c'est pas valorisant. » — « Les autres t'abandonnent parce que tu ne peux pas les suivre. »

- Travailler dur : « Je n'ai jamais perdu la carte durant ma jeunesse. J'avais une job mais je trouvais que je ne vivais pas. C'était abrutissant : je faisais toujours la même chose... Et j'aurais donc aimé ça, vivre, vivre, prendre du soleil, rire, parler avec quelqu'un! Mais quand tu travailles en usine, c'est dur. Plein de bruit tout le temps, renfermée; il fait chaud. Ça faisait un an et demi. Je pensais avoir de l'avancement. J'ai vu que je n'en aurais jamais. Et je me suis dit : est-ce que je vais me contenter toute ma vie de placer des verres dans des sacs de plastique...!!! C'est abrutissant. »

La pauvreté est vécue différemment selon les personnes et leur situation particulière : familles biparentales, familles monoparentales dirigées par une femme, jeunes, personnes âgées vivant seules, marginaux. Elle varie en intensité et en durée, et s'attaque tant à l'estime de soi des personnes qu'à leurs conditions matérielles de vie.

exercice 3.1

Que connaissez-vous de la pauvreté ?

Pour effectuer l'exercice qui suit, répondez le plus honnêtement possible aux questions. Celles-ci sont inspirées d'un sondage portant sur la perception entretenue à l'égard de la pauvreté. Quelle est la vôtre ?

1. Selon vous, combien y a-t-il de personnes pauvres au Québec (en pourcentage de la population totale) ?

2. Qui sont les personnes pauvres ? Y a-t-il des personnes pauvres dans votre entourage immédiat (parenté, voisinage, travail, études) ?

3. Qu'est-ce qui explique la pauvreté des personnes ?

4. Présentez deux préjugés de votre entourage à l'égard des personnes pauvres. Partagez-vous ces préjugés ? Expliquez.

Discutez en petits groupes de vos résultats. Vos réponses sont-elles semblables ? Quelles raisons reviennent le plus souvent pour expliquer la pauvreté des personnes ? Combien de personnes parmi vous sont en contact avec des gens pauvres ? Souvent, on ne connaît cette réalité qu'à travers ce qu'en disent les médias...

Combien d'élèves reconnaissent avoir des préjugés ? Sur quelles bases reposent ces préjugés ?

---

6. Cette citation provient de Colin, C., *et al.* 1992. *Extrême pauvreté, maternité et santé.* Montréal : Albert Saint-Martin, p. 39 et 150.

Les blessés de la route : tous ne sont pas égaux !

Patrick Morency, chercheur à la Direction de santé publique de Montréal (DSPM), a étudié la répartition des blessés de la route, les piétons et les cyclistes, selon les intersections dans les quartiers de Montréal. Il conclut que « [...] comme pour la plupart des problèmes de santé, la répartition des blessés de la route suit celle de la pauvreté » (Morency, 2009, p. 31). On dénombre plus de jeunes blessés dans les quartiers pauvres. Pourquoi ? Selon le chercheur, deux facteurs socioenvironnementaux ont un impact délétère sur la sécurité dans les quartiers pauvres.

D'abord, la densité de la circulation automobile y est plus élevée. Le « débit médian aux intersections est trois fois plus élevé » dans les quartiers pauvres que dans les quartiers riches. Fait significatif, on dénote dans les quartiers pauvres la présence d'un nombre plus grand d'intersections à débit élevé et d'artères : « [L]es aménagements des artères sont adaptés au fort volume de trafic ». Pour chacune de ces intersections, le passage piétonnier à traverser est plus long de six mètres que pour une rue locale. Les résidants des quartiers pauvres sont donc d'emblée plus exposés à la circulation.

Cependant, même à exposition semblable, le risque d'être victime d'un accident est plus élevé pour eux à cause de l'effet de l'arrondissement. Car, suggère le chercheur, dans leurs quartiers, des mesures d'apaisement de la circulation, solution de prévention des plus efficaces, sont rarement implantées, au contraire des arrondissements riches comme Westmount et Outremont, où leur mise en place est systématique.

Les aménagements d'apaisement de la circulation diminuent efficacement le risque d'accident pour les piétons, les cyclistes et même les passagers de véhicules à moteur. Ils ont pour objectif de diminuer la vitesse des véhicules automobiles et de rendre un quartier plus convivial. En subissant « des inconforts physiques lorsque le passage se fait à trop haute vitesse » (CRE-Montréal, 2007, p. 8), le conducteur prend conscience qu'il doit partager la chaussée. Voici quelques exemples de mesures d'apaisement : réduction de la largeur de la rue, élargissement des trottoirs aux intersections, création d'un effet visuel de rétrécissement de l'espace (arbres, mobilier urbain, terre-plein), installation de « dos d'âne » allongés, introduction d'interdictions de virage.

Sources : Morency, P. 2009. « Blessés de la route, des inégalités qui s'expliquent... ». *Développement social*, vol. 10, n° 2, novembre 2009, p. 31. [En ligne], www.inspq.qc.ca/DeveloppementSocial/rds/rds102.pdf (Page consultée le 30 août 2010) ; Conseil régional de l'environnement de Montréal (CRE-Montréal). 2007. *Mesures d'apaisement de circulation dans les quartiers centraux de Montréal.* [En ligne], www.aqtr.qc.ca/documents/Congres2007/Conferences2007/42Congres/pdfs/ Tremblay_Stefanie.pdf (Page consultée le 30 août 2010)

3.2.1 Le concept de pauvreté : de la précarité à la pauvreté absolue

Il n'existe pas de définition parfaite de la pauvreté. Elle varie en intensité et en durée, et se caractérise par une accumulation de **précarités** (ou manques), sur trois plans.

- D'abord, sur le plan de l'avoir, la pauvreté matérielle : revenu faible, peu de biens matériels, aucune accumulation de richesse (épargne), emploi à faible salaire avec protection sociale minimale, logement petit et pas toujours en bon état, recours aux ressources communautaires pour survivre — comptoirs vestimentaires, banques alimentaires, etc. Le manque de revenus « compromet l'accès à un logement convenable, à une alimentation correcte ou à un habillement adéquat. Cet aspect de la pauvreté force les personnes à évoluer dans des milieux de vie où les qualités environnementales (qualité de l'air et du sol, densité humaine, espaces verts, par exemple) laissent à désirer » (MSSS, 2002, p. 17).

Précarité
Ce qui est incertain, n'offre pas de stabilité et de durée.

- Ensuite, sur le plan du savoir, la pauvreté culturelle : faible scolarité (cinquième secondaire ou moins), absence de formation professionnelle ou formation semi-spécialisée (DEP), expérience de travail ou de vie non reconnue ou peu valorisée (comme la débrouillardise), niveau de langage ne correspondant pas aux codes formels, accès limité aux biens culturels. Cette dimension de la pauvreté limite « l'accès à l'apprentissage et freine ainsi l'acquisition de compétences ou, tout simplement, de connaissances utiles sur la conduite des affaires courantes de la vie en société » (MSSS, 2002, p. 18). La pauvreté culturelle désavantage les personnes dans la compétition sociale.
- Finalement, sur le plan de l'être, la pauvreté sociale : absence de pouvoir social ou d'influence sur les décisions politiques, rareté des moments de loisir à l'extérieur de la maison, perte ou diminution du réseau social menant à l'isolement social, présence accrue de problèmes de santé, risque plus élevé de problèmes relationnels, conjugaux ou familiaux. Cet aspect de la pauvreté conduit « à une quasi-absence de participation à la vie collective : manque de soutien social, de liens d'entraide et de solidarité, anonymat, incapacité de surmonter les jugements réducteurs qu'entraînent les préjugés et un sentiment d'infériorité » (MSSS, 2002, p. 18).

Ces précarités ont pour conséquence que les personnes pauvres sont difficilement capables de maîtriser leurs conditions de vie. Elles se trouvent dans une situation de non-pouvoir, d'impuissance et de dépendance. En conséquence, elles sont victimes de nombreuses formes de discrimination (refus de logement, non-accès à des services), de préjugés et de stéréotypes.

N'y a-t-il pas des gens qui abusent des ressources d'aide de l'État ?

Souvent, les élèves sont inquiets à l'idée de départager les vrais pauvres de ceux qui abusent de l'aide de l'État. En effet, dans l'opinion publique, on a tendance à monter en épingle les cas des petits fraudeurs, auxquels le gouvernement fait une chasse incessante, pour porter un jugement négatif sur la population qui vit dans la pauvreté. Il n'existe aucune étude complète, irréfutable et scientifique qui sépare les vrais pauvres des faux… Un changement de lunette d'approche s'impose.

Cependant, toutes les enquêtes montrent que les personnes qui fraudent sont minoritaires, que les gens ne cherchent pas à être pauvres, mais tentent de survivre avec des revenus insuffisants.

La progression de la pauvreté est directement liée aux grandes tendances de l'économie — récession, inflation, chômage — qui marquent les réajustements du capital et transforment radicalement la structure des emplois et la distribution, déjà inégale, de la richesse collective. Au Québec et au Canada, on constate l'apparition de nouvelles catégories de pauvres. Les reprises économiques qui ont suivi les plus récentes récessions n'ont pas généré d'augmentation du nombre d'emplois. De plus, les emplois créés sont très spécialisés et se trouvent dans les secteurs de la haute technologie. Ils sont donc peu accessibles aux groupes moins scolarisés de la société.

Deux événements dans la trajectoire de vie des individus ont une incidence sur le risque d'appauvrissement : la perte d'emploi et la rupture conjugale, un tiers des ménages devenant pauvres à la suite du départ ou du décès d'un membre adulte de la famille… Ces mêmes facteurs expliquent aussi les fluctuations de la population pauvre. Les données d'enquête de Statistique Canada montrent en effet que la moitié des ménages pauvres ne le sont plus au bout de deux ans. La pauvreté est donc un état transitoire pour une majorité de ces ménages. Pourtant le phénomène de la pauvreté demeure important par le fait que le groupe des pauvres se renouvelle constamment et que des ménages peuvent entrer dans la pauvreté à un moment ou l'autre au cours d'une période (Langlois, 2010).

Comment alors définir la pauvreté ?

Il existe deux approches du concept de pauvreté : la pauvreté absolue et la pauvreté relative. Elles font l'objet de débats. L'approche axée sur la **pauvreté absolue** stipule qu'est pauvre la personne qui n'a pas de quoi survivre, c'est-à-dire, de façon minimale, de quoi se nourrir, se loger et se vêtir. De ce point de vue, il faut décider subjectivement du niveau de revenu permettant de se procurer les nécessités de la vie et, du même coup, convenir de ce qui est indispensable en matière de nourriture, d'habillement, de logement et de plusieurs autres achats allant du transport au matériel scolaire.

De nombreux organismes préfèrent la notion de **pauvreté relative.** La pauvreté relative est mesurée en fonction de la richesse collective : vous êtes pauvre si vos moyens sont modestes comparativement à ceux d'autrui dans votre communauté ou dans la population en général. L'utilisation d'un indice de défavorisation pour mesurer les écarts de santé des personnes et des groupes correspond à cette approche. La notion de défavorisation caractérise « un état de désavantage relatif d'individus, de familles ou de groupes par rapport à un ensemble auquel ils appartiennent » (DSPM, 2008, p. 4). Peter Townsend, dont les propositions ont inspiré le développement de cet indice au Québec au début des années 1990, insiste sur deux composantes de la défavorisation : la privation matérielle et la fragilité du réseau social (Pampalon *et al.*, 2008). La figure 3.2, à la page suivante, décrit les deux composantes et leurs indicateurs.

L'indice de défavorisation répartit les personnes en cinq quintiles, le premier regroupant les personnes les moins défavorisées et le cinquième les plus défavorisées. La lecture de cet indice permet de comprendre que des personnes peuvent être défavorisées sous un aspect, par exemple sur le plan matériel, mais favorisées sous l'angle social. Les personnes les plus défavorisées, pour lesquelles on parlera de grande pauvreté, sont celles qui se trouvent dans le quintile 5 pour les deux composantes, matérielle et sociale. L'indice de défavorisation est maintenant utilisé dans plusieurs recherches portant sur des personnes regroupées en fonction d'arrondissements, de quartiers ou de communautés (De Koninck, 2008).

Comment mesurer la pauvreté ?

Depuis 1967, Statistique Canada établit un **seuil de faible revenu (SFR).** Le SFR ne mesure pas la pauvreté, mais la distribution inégale des revenus entre les Canadiens (Fellegi, 1997). Il représente le seuil en deçà duquel une famille consacrera une proportion plus importante de son revenu à l'alimentation, au logement et à l'habillement (Giles, 2004).

En 1992 (année de référence retenue), les dépenses moyennes pour une famille canadienne de quatre personnes au chapitre des trois postes de base correspondaient à 43 % du revenu après impôt. Les chercheurs ajoutent 20 points de pourcentage à cette moyenne et déterminent que le revenu d'une famille qui consacre 63 % de son revenu après impôt à ses besoins de base se situe au SFR.

Pauvreté absolue
Situation où l'on ne dispose pas du minimum vital requis pour le logement, la nourriture, l'habillement.

Pauvreté relative
Pauvreté mesurée en fonction de la richesse collective.

Seuil de faible revenu (SFR)
Niveau de revenu en deçà duquel les familles allouent une proportion plus élevée de leur revenu à la nourriture, au logement et à l'habillement.

Figure 3.2 • **Les deux composantes, matérielle et sociale, de l'indice de défavorisation**

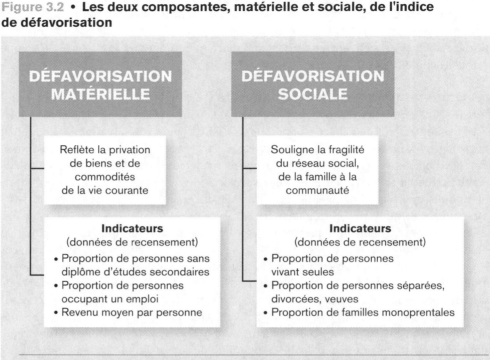

Source: Direction de la santé publique de Montréal (DSPM). 2008. *Regard sur la défavorisation à Montréal*, p. 4. [En ligne], www.santepub-mtl.qc.ca/Portrait/montreal/analyse/defavorisation.html (Page consultée le 30 août 2010)

Le sociologue Simon Langlois, qui s'intéresse à la pauvreté depuis de nombreuses années, critique la mesure du SFR parce qu'on l'utilise à tort pour mesurer la pauvreté. Aussi, même si elle est familière au grand public, elle ne permet pas de comparaisons internationales, car elle est propre au Canada. Elle est également entachée d'un biais méthodologique, car elle ne prend en compte ni les variations du coût de la vie d'une province à l'autre ni les effets des interventions gouvernementales pour contrer la pauvreté (Langlois, 2010).

Le chercheur préfère évaluer la faiblesse du revenu à l'aide de la **mesure du panier de consommation (MPC).** La MPC, établie par Ressources humaines et Développement social Canada (RHDSC) constitue une mesure absolue plutôt que relative. Elle tente de « cerner un niveau de vie qui se situe entre deux pôles, à savoir la subsistance et l'inclusion sociale » (Giles, 2004, p. 16). En 2008, le Centre d'étude sur la pauvreté et l'exclusion a adopté celle-ci comme mesure de référence pour observer l'évolution de la pauvreté au Québec.

Que retenir de la MPC ?

Une famille est considérée comme pauvre si son revenu ne lui permet pas d'accéder, dans sa collectivité, aux biens et services nécessaires à son bien-être. La MPC se fonde sur deux indicateurs. Le premier d'entre eux est le pouvoir d'achat de la famille, mesuré par le revenu réel dont elle dispose (revenu disponible) après impôt et autres obligations

Mesure du panier de consommation (MPC)
Rapport entre le revenu familial réel et la capacité d'acheter un panier de biens et de services minimal.

comme le paiement d'une pension alimentaire, les cotisations syndicales, le régime d'assurance maladie, etc. Le deuxième indicateur est le coût de la vie dans la collectivité — il coûte plus cher de vivre dans une grande ville comme Toronto ou Montréal que dans une petite ville (Giles, 2004, p. 9).

Maintenant, comment établir le contenu du panier de base nécessaire à la vie quotidienne ? Cinq catégories de dépenses ont été retenues dans la MPC : les trois dépenses de base que sont la nourriture, les vêtements et le logement, auxquelles s'ajoutent les transports (y compris la possession d'une automobile d'occasion en milieu rural ou de titres de transport en commun en milieu urbain) et d'autres dépenses comme les soins personnels, les besoins ménagers, l'ameublement, le service téléphonique, les loisirs (location de films, par exemple). La MPC fixe « un minimum raisonnable, basé sur des études de diététique et de sociologie économique ainsi que sur la consultation élargie de divers groupes impliqués dans la lutte contre la pauvreté » (Langlois, 2010, p. 47).

Quel est le taux de pauvreté au Québec ?

Globalement, on peut avancer que de 9 % à 12 % des personnes sont pauvres au Québec. Les familles et les couples sont moins touchés, alors que les personnes seules le sont davantage, de 20 % à 30 % selon la mesure retenue. Les jeunes et les femmes sont touchés dans une proportion plus grande. Depuis 2000, la pauvreté a reculé au Québec, grâce notamment aux programmes de soutien et d'interventions de l'État, qui ont contribué à améliorer le sort des familles monoparentales dirigées par une femme et celui des personnes âgées. Ce sont ces deux groupes qui ont le plus bénéficié des programmes de redistribution de la richesse. La situation des jeunes acculés à l'exclusion sociale s'est au contraire détériorée. Le tableau 3.3, à la page suivante, présente les taux et les seuils de faible revenu pour le Québec compilés par le Centre d'étude sur la pauvreté et l'exclusion en 2006. On comprend à la lecture de ce tableau que le pourcentage de pauvreté varie parce que les seuils de faible revenu diffèrent.

Il est compréhensible que les **ménages** composés d'une personne soient les plus nombreux à vivre sous le SFR, car ils sont désavantagés quant au niveau de vie par rapport aux ménages comptant sur deux revenus. Cette réalité est reflétée par les statistiques de l'aide de dernier recours. Les trois quarts des ménages qui reçoivent de l'aide sociale sont composés d'une personne seule, suivis des familles monoparentales. Ainsi 9 ménages sur 10 qui dépendent de l'aide sociale pour leur survie ne comptent qu'un adulte à leur tête, « ce qui est révélateur du fait que la dépendance va de pair avec un certain isolement social » (Langlois, 2010, p. 50). Les jeunes hommes sont nombreux dans le groupe des personnes seules.

Ménage
Ensemble des personnes qui habitent un même logement.

La pauvreté est un état transitoire associé à la précarité des conditions de vie, qui se caractérise par l'absence d'une ou de plusieurs conditions permettant normalement aux personnes ou aux familles d'assumer leurs responsabilités élémentaires (Colin *et al.*, 1992). Tel est le cas des chômeurs, des travailleurs ayant un emploi irrégulier, précaire ou à petit salaire, des chefs de famille monoparentale, des personnes vivant dans une région éloignée en décroissance économique, des immigrants. Ils forment la grande majorité des personnes pauvres.

Toutefois, quand la précarité touche plusieurs domaines de l'existence et tend à se prolonger, voire à devenir persistante, elle engendre la grande pauvreté. La grande pauvreté (ou l'extrême pauvreté) compromet les chances des personnes d'assumer de nouveau leurs responsabilités dans un avenir prévisible. Les personnes très pauvres, qui représentent

Tableau 3.3 • **Les taux et les seuils de faible revenu après impôt, d'après la MPC et le SFR, au Québec, en 2006**

Type d'unité familiale	Taux	
	MPC (%)	SFR (%)
Personnes vivant seules	20,1	30,6
Colocataires non apparentés	35,7	43,5
Familles monoparentales	20,7	20,4
Couples sans enfant	3,9	3,9
Couples avec enfant(s)	4,8	6,4
Colocataires apparentés	11,4	11,6
Sexe (soutien économique principal)		
Hommes	7,0	7,8
Femmes	13,3	18,1
Âge (soutien économique principal)		
16-24 ans	33,3	42,3
25-54 ans	8,8	9,9
55-64 ans	13,2	14,7
65 ans et plus	2,9	10,1
Ensemble des personnes	9,4	11,7

Agglomération	Seuils ($)			
	1 PERSONNE		4 PERSONNES (2 ADULTES ET 2 ENFANTS)	
	MPC	SFR	MPC	SFR
Régions rurales	12 706	11 494	25 411	21 731
30 000-99 999 habitants	11 891	14 674	23 781	27 745
100 000-499 999 habitants	11 988	14 859	23 975	28 095
500 000 habitants et plus		17 570		33 221
RMR Québec	12 627		25 253	
RMR Montréal	12 972		25 944	

Source : Adapté de Centre d'étude sur la pauvreté et l'exclusion (CEPE). 2009. *Prendre la mesure de la pauvreté. Avis au ministre*, p. 24 et 29. [En ligne], www.cepe.gouv.qc.ca/publications/pdf/Avis_CEPE.pdf (Page consultée le 30 août 2010) (Les compilations ont été effectuées par le CEPE.)

le quart des personnes pauvres, accumulent les difficultés matérielles et sociales et vivent l'exclusion sociale. Les problèmes qu'elles éprouvent sont nombreux, intenses et enchevêtrés, et, surtout, leurs possibilités de s'en sortir seules sont presque nulles.

Pourtant, ces gens font des efforts pour briser le cercle vicieux de la pauvreté. L'État et la société doivent donc leur reconnaître une identité positive et dynamique, et leur offrir des conditions minimales de réinsertion sociale. Le tableau 3.4 montre les éléments de mesure de la pauvreté et leur description.

Tableau 3.4 • Les éléments de mesure de la pauvreté et leur description

Mesure	Description
Pauvreté	• La pauvreté varie en intensité et en durée. • Elle touche la précarité des conditions de vie : le niveau de revenu, l'accès aux biens et aux services et les valeurs dans une société à un moment donné. • Elle est caractérisée par l'accumulation de précarités sur les plans de l'avoir, du savoir reconnu et de l'être, ainsi que par l'absence de pouvoir. • Elle dépend des grandes tendances de l'économie et de la distribution inégale de la richesse collective. • Deux événements dans la trajectoire de vie des personnes augmentent le risque de basculer vers la pauvreté : une perte d'emploi et une rupture conjugale.
Mesure du panier de consommation (MPC)	• La MPC est une mesure absolue du faible revenu. • Elle représente la capacité qu'a une famille de se procurer avec son revenu un panier de biens et de services minimal pour assurer son bien-être dans sa collectivité. • Elle se base sur le revenu disponible des familles, soit après impôt et autres obligations économiques. • Elle définit le prix d'un panier de consommation de base dans une collectivité donnée. • Elle détermine la faiblesse du revenu selon un minimum raisonnable de biens nécessaires à la participation à la vie sociale.
Seuil de faible revenu (SFR)	• Le SFR donne une indication des inégalités de revenu. • Il ne constitue pas une mesure de la pauvreté. • Le SFR concerne les ménages qui consacrent une part élevée de leur revenu au logement, à l'habillement et à la nourriture.
Grande pauvreté	• Le revenu des personnes ou des familles n'atteint pas 60 % du SFR. • La précarité touche alors plusieurs domaines de l'existence ; elle se prolonge dans le temps et devient persistante. • Les personnes peuvent difficilement assumer de nouveau leurs responsabilités et se sortir seules de la grande pauvreté.
Catégories de personnes pauvres	• Les personnes vivant seules en ménage, dont un pourcentage important de femmes âgées et de jeunes hommes. • Les familles monoparentales, surtout celles qui sont dirigées par une femme. • Les familles biparentales avec de jeunes enfants comptant sur un seul revenu. • Les autochtones, les immigrants. • Les personnes cumulant des problèmes de santé et des incapacités.

L'inégalité entre riches et pauvres s'accroît

Les analystes sont unanimes. Au Canada, les inégalités sociales sont en hausse. L'écart se creuse entre les nantis de la société, qui profitent le plus des phases de reprise économique, et les démunis, qui sont laissés de côté. En dollars constants, rappelle le journaliste économique Éric Desrosiers, «la tranche des 10% des Canadiens les plus fortunés ont ainsi vu leur richesse médiane augmenter de 65%» de 1999 à 2005, alors que les 40% des Canadiens les moins riches ont vu leurs avoirs totaux diminuer: un recul de 2% pour le quatrième décile, de 12% pour le troisième, de 90% pour le deuxième et de 46% pour les 10% des Canadiens les plus pauvres (Desrosiers, 2007, p. B3). De 2000 à 2007, le nombre des Québécois déclarant des revenus de 100 000$ ou plus n'a pas cessé de progresser.

Comment expliquer que ce soient les plus riches qui continuent de s'enrichir? John Myles, sociologue à l'Université de Toronto, attribue à trois facteurs la tendance à l'aggravation des inégalités de revenu entre les ménages. Le premier facteur réside dans le marché du travail, qui a changé «au profit des plus qualifiés et des hauts salariés» (Noël, 2009, p. 24). Ce sont ces derniers qui ont vu leurs revenus d'emploi augmenter pendant que ceux des autres catégories d'employés stagnaient ou périclitaient. Le deuxième facteur renvoie à la transformation des modes de vie, qui se traduit par l'augmentation du nombre de personnes vivant seules et de familles ne comptant qu'un parent. Ces ménages profitent moins de la croissance économique. Les salaires des ménages à deux revenus ont l'avantage de se cumuler, leur permettant ainsi d'accéder à une plus grande part de la richesse. Enfin, le troisième facteur est lié à l'insuffisance des protections sociales, comme l'assurance emploi, pour pallier l'écart entre les groupes sociaux.

Malgré tout, le Québec demeure la plus égalitaire des provinces canadiennes. Selon l'économiste Pierre Fortin, face aux inégalités sociales, le Québec, grâce notamment à la *Loi visant à lutter contre la pauvreté et l'exclusion sociale* (2002) et à des transferts sociaux plus progressistes, se montre distinct et plus solidaire. Le politologue Alain Noël fait l'hypothèse que le Québec a résisté à la tendance inégalitaire propre à plusieurs pays de l'OCDE «parce qu'il a su renouveler son modèle de protection sociale à un moment critique» (Noël, 2009, p. 25). Parmi les mesures de protection sociale en vigueur au Québec, mentionnons l'assurance médicaments, les services de garde à contribution réduite, les primes au travail et les mesures de soutien à l'emploi, l'indexation des revenus d'aide sociale et le congé parental.

Sources: Noël, A. 2009. «La loi 112 et les inégalités sociales». *Développement social,* vol. 10, n° 2, novembre 2009, p. 24-25. [En ligne], www.inspq.qc.ca/DeveloppementSocial/rds/rds102.pdf (Page consultée le 30 août 2010); Desrosiers, É. 2007. «Le grand fossé». *Le Devoir,* 22 octobre 2007, p. B3. Pour approfondir: Raynault, M.-F. 2009. «Les inégalités sociales, un choix de société?». *Développement social,* vol. 10, n° 2, novembre 2009, p. 7-9. [En ligne], www.inspq.qc.ca/DeveloppementSocial/rds/rds102.pdf (Page consultée le 30 août 2010)

3.3 LES VALEURS ASSOCIÉES AUX MILIEUX DÉFAVORISÉS

Milieu populaire
Classe sociale composée de la classe moyenne inférieure, d'ouvriers, de petits employés et de personnes sans revenu.

Nous avons jusqu'à maintenant décrit la situation de santé des personnes pauvres et distingué quelques aspects de la notion de pauvreté. Nous pouvons dès lors nous demander de quelle manière s'établissent les liens entre la pauvreté et la santé. Pour cela, nous nous attarderons à la culture et aux valeurs présentes dans les milieux défavorisés, que nous désignons aussi par le terme **milieu populaire.**

3.3.1 La culture populaire

La culture permet l'adaptation et l'intégration de l'individu à son milieu de vie. Elle crée un fort sentiment d'appartenance à son groupe. La culture confère une signification au monde.

À chacun, elle offre un code d'interprétation de l'expérience humaine. Elle est donnée en héritage aux jeunes générations, qui, à leur tour, participent à sa construction.

De nombreuses études ont été réalisées sur les sous-cultures des milieux sociaux : la culture des classes populaires, la culture de la bourgeoisie, la culture de la classe moyenne, la culture des jeunes et même la culture des milieux de travail. Les classes populaires, surtout, ont été l'objet de monographies décrivant les valeurs et modèles culturels qui leur sont propres. Paul-Henry Chombart de Lauwe a publié en 1956 une enquête sociologique sur *La vie quotidienne des familles ouvrières* ; la monographie d'Oscar Lewis, *La Vida* (1969), portait sur une famille latino-américaine, et celle de Richard Hoggart, *La Culture du pauvre*, parue en français en 1970, traitait des classes populaires britanniques. Plus près de nous, la monographie de Marie Letellier, *On n'est pas des trous-de-cul* (1971), suivait les tribulations des membres d'une famille très pauvre dans le quartier Saint-Henri, à Montréal, à la fin des années 1960[7].

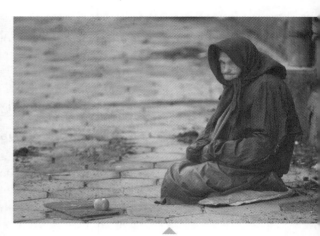

▲ **De plus en plus de jeunes sont touchés par la pauvreté et connaissent l'exclusion sociale.**

❓ Existe-t-il une culture populaire ?

Ces ouvrages ont en commun de décrire des valeurs, des attitudes et des façons de faire acquises dans la classe défavorisée, qui permettent aux familles et aux personnes de s'adapter et de survivre dans des conditions matérielles très précaires.

Une culture des milieux populaires correspond non pas à des traits de caractère, qui relèvent de l'individu, mais à des façons de faire collectives qui permettent l'adaptation aux conditions de vie. Le style de vie des pauvres est adapté à leurs conditions de vie et augmente leurs chances de s'en sortir ; il ne se maintient que dans la mesure où cette structure ne change pas (Colin *et al.*, 1992).

Aujourd'hui, il est plus hasardeux que dans les décennies précédentes de décrire une culture homogène des milieux populaires, la pauvreté ayant pris de nouveaux visages. Des personnes glissent de la classe moyenne à la classe pauvre. Des jeunes sont très tôt marginalisés, des personnes âgées s'isolent, des travailleurs perdent leur emploi à l'aube de la cinquantaine. Tous ces nouveaux pauvres n'ont pas nécessairement une culture commune.

Malgré tout, un consensus s'établit à propos des valeurs qui sont associées à la culture des milieux populaires et qui, dans le contexte de la santé, peuvent contribuer à expliquer des attitudes et des comportements différents par rapport à la santé et à la maladie (Massé, 1995 ; Paquet, 1989). Dans son ouvrage portant sur la distance culturelle en santé, la sociologue Ginette Paquet a mis en évidence quelques-unes de ces valeurs.

L'importance du quotidien

Dans des conditions précaires, la valeur primordiale est accordée au quotidien, au présent. L'accent mis sur les plaisirs immédiats l'emporte sur d'autres considérations.

---

7. En 1962, l'écrivain Hubert Aquin a tourné un documentaire couvrant 24 heures dans le quartier ouvrier de Saint-Henri, montrant la richesse de cœur des habitants de ce quartier populeux et industriel. Aquin, H. 1962. *À Saint-Henri, le cinq septembre*. Montréal : ONF. Durée : 41 min 41 s. [En ligne], www.onf.ca/film/A_Saint-Henri_le_cinq_septembre (Page consultée le 30 août 2010)

Paquet qualifie les membres des classes populaires d'**épicuriens du quotidien.** Il s'agit d'un mode de vie au jour le jour, axé sur l'art de profiter des bons moments lorsqu'ils passent plutôt que s'attarder aux conséquences à long terme. On savoure le petit extra qui permet d'adoucir une vie difficile. Ce mode de vie, axé sur le moment présent et sur les plaisirs à court terme, s'explique par les contraintes structurelles qui limitent la maîtrise de l'avenir et la capacité de s'octroyer des satisfactions dans un futur incertain.

La croyance au destin et la débrouillardise

Les membres des milieux populaires accordent de l'importance au destin, à la chance qui pourra les aider à améliorer leur situation. Bien sûr, ils ne sont pas les seuls à penser ainsi. Toutefois, à leurs yeux, la chance représente souvent un facteur de réussite aussi efficace que le travail, l'intelligence ou les études. Il y a aussi la débrouillardise et la ruse, qui permettent de tirer profit d'une situation limitée.

La valeur relative de l'instruction

L'instruction n'est pas une valeur primordiale en soi, même si elle permet de pénétrer dans le marché du travail. Surtout, l'instruction ne surpasse pas les connaissances acquises par l'expérience concrète ou provenant des personnes de l'entourage immédiat.

L'accent mis sur le concret et les relations interpersonnelles

Dans les milieux populaires, l'accent est mis sur le concret. On préfère les rapports directs et personnels, et l'on éprouve de la difficulté à manier des idées générales et abstraites. De plus, on accorde beaucoup d'importance aux émotions fortes et on se méfie généralement des « intellectuels », qu'on soupçonne de ne pas entrer en contact véritable avec les personnes.

La méfiance à l'égard des autres et l'attachement au groupe

Cette préférence pour les relations directes et personnelles se traduit par un attachement aux membres du groupe social, accompagné d'une méfiance vis-à-vis des membres des autres classes sociales. En milieu populaire, les liens familiaux et les relations de voisinage occupent une place privilégiée dans la vie des personnes.

Le sentiment de dignité

Malgré des conditions de vie difficiles, le sentiment de dignité est très fort. On refuse d'être considéré comme inférieur dans la société, et on se bat tous les jours pour faire respecter sa dignité d'être humain.

En résumé, les valeurs associées aux milieux populaires sont caractérisées par une éducation moins organisée en fonction de l'avenir (plus utilitaire), des études plus courtes, le goût du concret et des plaisirs immédiats, l'attachement au groupe, l'importance des liens familiaux et de parenté de même que des relations de voisinage et, enfin, le scepticisme dans les rapports avec les autres classes sociales. Ces valeurs traduisent à leur manière l'incertitude par rapport au changement et aux possibilités qu'offre l'avenir.

3.3.2 Les attitudes à l'égard de la santé

La connaissance des valeurs des milieux populaires conduit la sociologue Ginette Paquet (1989) à saisir trois types d'attitudes à l'égard de la santé identifiées aux milieux populaires.

Ces attitudes se démarquent des comportements valorisés dans la culture scientifique médicale (la **culture savante**) pour la promotion de la santé.

Premièrement, on n'évalue pas de la même façon les bénéfices et les effets négatifs associés aux habitudes de vie. On conçoit les habitudes de vie, par exemple la consommation d'alcool, l'alimentation et le tabagisme, non pas comme des facteurs de risque pour la santé ou des causes de maladies, mais comme des moyens de rendre la vie supportable, d'adoucir l'existence. Elles permettent même d'atténuer les répercussions d'autres comportements comme l'agressivité ou la violence.

Placée dans un contexte culturel, chacune des habitudes de vie prend une signification particulière. Quand, dans les classes populaires, on parle d'un repas nourrissant, on fait allusion à un repas copieux, qui inclut préférablement de la viande, plutôt qu'à un repas équilibré. Un bon repas est composé d'une nourriture qui remplit et dont le goût est prononcé, grâce à l'usage généreux de sauces. Traditionnellement, la viande rouge est associée à la force, à la famille nourricière. Le manque de viande symbolise la faim et l'insécurité financière. Les messages des nutritionnistes visant à réduire les quantités de nourriture et à alléger l'alimentation sont tout à fait contraires aux traditions alimentaires familiales.

Deuxièmement, on observe dans la culture populaire une moins grande préoccupation pour la prévention. La notion de prévention suppose qu'on puisse se projeter dans l'avenir. En effet, en adoptant de meilleurs comportements, on se trouve à abandonner des habitudes qui ont une signification dans la vie quotidienne et qui apportent des plaisirs immédiats, dans l'espoir d'améliorer sa santé. Or, dans un contexte de privations et de contraintes de toutes sortes, la prévention ne revêt aucun sens. On ne maîtrise pas l'avenir et on n'a aucune garantie d'être payé en retour pour avoir abandonné certaines habitudes.

L'attitude générale est plutôt orientée vers un sentiment d'impuissance et d'incapacité par rapport à l'environnement et au destin. Dans une telle situation, la prévention, qui demande de se tourner vers l'avenir, n'a pas véritablement de prise dans une culture axée sur le moment présent.

Troisièmement, les membres des groupes défavorisés utilisent moins les services de santé et y recourent plus tard, au moment de la phase aiguë de la maladie. Ce comportement est lié à deux valeurs de la culture populaire. D'une part, il existe une méfiance à l'égard des professionnels. Le recours aux services de soins est considéré comme menaçant à cause des changements qui sont susceptibles d'être prescrits et qu'on peut trouver difficiles à adopter pour toutes sortes de raisons, tant financières que culturelles. De plus, les professionnels, qui sont en position de pouvoir, imposent souvent une relation inégalitaire, dans laquelle la personne éprouvera de la culpabilité, de la honte ou de l'embarras. D'autre part, dans les milieux populaires, on ressent différemment les symptômes d'une maladie et on attend plus longtemps avant de requérir de l'aide. On supporte davantage la douleur et les inconvénients d'un moins bon état de santé, car la maladie n'est perçue que comme dérangeante et on nie sa présence.

Les conceptions du corps, de la santé et de la maladie

Les attitudes à l'égard de la santé et de la prévention des maladies reposent sur des représentations qu'on se fait, dans les sous-cultures, du corps, de la santé et de la maladie eux-mêmes. Que signifie être malade pour une personne issue d'un milieu populaire et pour une personne issue d'un milieu aisé ? Quelle idée se fait-on du corps, de ses fonctions,

Culture savante
Ensemble de savoirs sanctionnés par les scientifiques et les penseurs dominants.

Vous trouverez des commentaires de femmes enceintes qui vivent dans l'extrême pauvreté et qui partagent leurs réflexions sur le tabagisme au www.cheneliere.ca/lacourse

des soins qu'on doit lui accorder selon la sous-culture à laquelle on appartient? Ces perceptions différentes viennent renforcer les comportements relatifs à la santé.

Selon Paquet, le corps, dans les milieux populaires, est un outil de travail. On s'en sert intensivement pendant la jeunesse, puis on doit souffrir stoïquement à cause de lui quand on vieillit. On accepte que le corps connaisse une période limitée d'utilisation. À l'opposé, dans les milieux aisés, le corps est une machine à préserver et à garder en parfait état de fonctionner à l'aide des soins appropriés. On en fait un usage modéré et on recourt plus fréquemment à la médecine pour le garder en bon état le plus longtemps possible. Dans les milieux populaires, on a habituellement un seuil de tolérance plus élevé aux symptômes ou aux dysfonctionnements. Cela retarde d'autant la demande d'aide. Dans la culture bourgeoise, au contraire, on a tendance à consulter un médecin plus rapidement et à chercher à éliminer les symptômes dérangeants.

Dans les milieux populaires, la santé a une fonction utilitaire: elle permet de travailler, de satisfaire des besoins fondamentaux. Ce n'est pas la vision de la santé idéale qui prédomine, mais celle de la santé fonctionnelle. Être en bonne santé consiste à avoir du travail et à pouvoir l'accomplir. De plus, les capacités physiques sont liées au bien-être psychologique. Être bien dans sa peau et avoir le moral déterminent une bonne santé. Enfin, la santé et la maladie font partie d'un même processus, d'un même *continuum* biophysiologique. On est en meilleure santé ou un peu plus malade, les deux états étant compatibles et présents en même temps.

Dans la culture bourgeoise, la santé est évaluée par l'absence de problème physiologique précis. La santé a une fonction plus symbolique, plus **ostentatoire**: elle permet de faire valoir son statut social et son rendement intellectuel, professionnel et social. À travers la beauté du corps, la mise en forme et les habiletés sportives, la santé permet de faire étalage de ses ambitions et de ses motivations. Ainsi, le chercheur Louis Bainalago, que cite Paquet, a observé dans un échantillon de personnes de milieu bourgeois qu'«être en santé, ce n'est pas seulement pouvoir agir, mais pouvoir décupler ses succès dans tout ce qu'on entreprend, c'est être mû sans cesse par la conception de projets importants et le désir de réussir» (Paquet, 1989, p. 72). La santé se situe à un niveau idéal, elle correspond à une vision globale. Elle n'est pas compatible avec la maladie.

Dans les milieux populaires, la maladie est perçue comme un événement qui arrive soudainement: on ne maîtrise pas vraiment la maladie; on s'en accommode davantage. En fait, on est accoutumé à la maladie, qu'on côtoie autour de soi. Dans la culture bourgeoise, la maladie est perçue comme une dégradation lente et insidieuse de la santé qui s'inscrit dans le temps: on peut la retarder par des soins préventifs et une attention prêtée aux symptômes. On connaît mieux l'expérience de la santé, la maladie étant moins présente dans son entourage. Le tableau 3.5 résume les diverses perceptions du corps, de la santé et de la maladie.

Ostentatoire
Qui met en valeur de manière exagérée.

3.4 LES EXPLICATIONS DES INÉGALITÉS DE SANTÉ

Comment expliquer ce lien persistant entre la pauvreté, la maladie et la mortalité? Pourquoi n'a-t-on pas encore réussi à briser ce lien, à offrir aux membres des milieux populaires et démunis de meilleures chances de survie, des chances en matière de santé aussi bonnes que dans les autres milieux sociaux? Et, surtout, ce lien est-il inéluctable?

Tableau 3.5 ● **Les perceptions du corps, de la santé et de la maladie selon l'appartenance**

	Culture populaire	Culture bourgeoise
Corps	• Outil de travail • Usage intensif pendant la jeunesse • Acceptation stoïque du vieillissement et de la souffrance • Période limitée d'utilisation • Seuil de tolérance plus élevé aux divers symptômes avant de consulter	• Machine à préserver • Recours aux soins appropriés pour un meilleur fonctionnement • Usage modéré • Maintien le plus longtemps possible en bon état • Consultation dès l'apparition d'un symptôme
Santé	• Fonction utilitaire • Lien avec le travail et la capacité de l'accomplir • Santé physique associée au bien-être psychologique • Compatibilité de la santé et de la maladie	• Absence de problème physique • Fonction symbolique • Signe du statut social, du rendement au travail et dans la vie • Perception globale, idéale • Négation de la maladie
Maladie	• État soudain • Maîtrise impossible de la maladie • Familiarité avec l'expérience de la maladie	• Dégradation lente et insidieuse • Évitement et ralentissement de la progression de la maladie par des soins préventifs • Familiarité avec la santé

Source : Adapté de Paquet, G. 1989. *Santé et inégalités sociales. Un problème de distance culturelle.* Québec : IQRC, p. 69-75.

3.4.1 La théorie de la sélection sociale

La théorie de la sélection sociale postule que le lien entre pauvreté et maladie s'articule dans la direction suivante : la maladie crée l'appauvrissement. En d'autres mots, les personnes malades deviennent pauvres à cause de leur maladie.

❓ Comment la maladie crée-t-elle l'appauvrissement ?

On sait que de nombreuses maladies, lorsqu'elles surviennent, obligent l'adulte à se retirer du marché du travail et à subir des pertes de revenu. Tel est le cas avec le sida, qui frappe souvent des hommes et des femmes occupant des emplois de cols blancs. Pensons aussi à la schizophrénie, qui affecte certains jeunes adultes.

D'autres maladies, chroniques ou héréditaires, restreignent la capacité des personnes touchées à étudier, à se trouver un emploi, et donc les confinent dans la pauvreté. Le diabète et la sclérose en plaques sont de celles-là. Faute d'un soutien et des ressources d'un réseau social et familial, les personnes atteintes de maladies chroniques ou dégénératives prennent le chemin de la pauvreté.

Encore aujourd'hui, la maladie est l'une des causes de l'appauvrissement des personnes et des familles. En dépit des soins de santé universels, de nombreux coûts sont occasionnés par la maladie, comme ceux des médicaments, de plus en plus onéreux, des traitements perfectionnés et des services de réadaptation.

Certains spécialistes estiment que l'appauvrissement causé par la maladie explique dans environ 10 % à 15 % des cas le lien constaté entre pauvreté et mauvaise santé (Paquet et Tellier, 2003).

3.4.2 La théorie des conditions de vie

Les chercheurs qui se sont penchés sur le lien de causalité entre pauvreté et maladie s'entendent généralement pour reconnaître que sa direction prépondérante va de la pauvreté à la maladie, tant mentale que physique. Autrement dit, les problèmes de santé sont consécutifs à la pauvreté. La théorie des conditions de vie (ou théorie environnementale) postule que ce sont les conditions de vie (ou environnement social) dans lesquelles évoluent les personnes pauvres qui détériorent leur santé et les rendent plus vulnérables aux maladies et à la mort prématurée.

Les constats issus de toutes les recherches sur les déterminants sociaux de la santé montrent les conditions de vie concrètes comme autant d'obstacles structurels rendant difficiles l'atteinte et le maintien d'une santé optimale. « Les inégalités s'observent dans les conditions de vie pendant la petite enfance, dans la scolarisation, la nature de l'emploi et les conditions de travail, les caractéristiques de l'environnement bâti et la qualité de l'environnement naturel » (OMS, 2008, p. 3). Quartiers à haute densité de population situés près de sources de pollution comme des usines ou une circulation routière intense, régions périphériques connaissant une décroissance économique et démographique et se trouvant éloignées des services de santé, logements petits et mal chauffés, moins sécuritaires, absence d'espaces verts, malnutrition liée à des revenus modestes ou insuffisants, environnement de travail pollué et toxique, où les conditions de travail sont pénibles et dangereuses, stress élevé accompagnant les périodes de chômage… Toutes ces conditions de vie sont celles des milieux de pauvreté.

Prenons l'exemple de l'emploi. Les hommes des milieux populaires occupent le plus souvent des emplois de manœuvres, de cols bleus, d'ouvriers non spécialisés. Ces emplois sont habituellement durs physiquement et provoquent l'usure précoce du corps. De plus, ils sont répétitifs, et l'ouvrier a peu de prise sur le déroulement de son travail. Or, les facteurs tels que les faibles revenus, l'occupation d'emplois du secteur primaire, la monotonie et l'absence d'autonomie au travail influent négativement sur la santé et sont associés à des problèmes comme la restriction permanente des activités, la détresse mentale, le tabagisme et la consommation d'alcool (Paquet, 1994). La situation est identique pour les jeunes filles et les femmes des milieux populaires qui occupent des emplois non spécialisés dans le commerce, la restauration ou les industries manufacturières.

Une autre illustration des répercussions des conditions de vie sur la santé est fournie par l'insécurité alimentaire. Une famille de deux adultes et deux enfants, bénéficiaire de l'aide sociale, doit consacrer en moyenne 46 % de son revenu au logement et 36 % aux autres dépenses fixes et aux situations d'urgence. Il ne lui reste donc que 18 % environ de son revenu pour l'alimentation, alors qu'il lui faudrait en utiliser près de 50 % pour assurer une alimentation adéquate à tous les

Les conditions de travail sont un élément déterminant des conditions de vie.

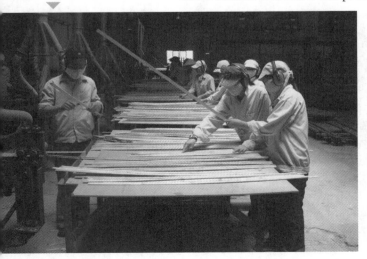

membres de la famille (Dunnigan et Gravel, 1992). Peu importe le type de nourriture que cette famille achète, ses revenus sont insuffisants pour combler les besoins alimentaires de ses membres.

D'autre part, comme nous l'avons décrit précédemment, les comportements et les attitudes par rapport à la santé observés dans un grand nombre de familles pauvres ont un impact négatif sur la santé. Les choix alimentaires, le tabagisme, les relations sexuelles précoces et la grossesse à l'adolescence, les loisirs sédentaires et la consommation d'alcool sont tous des comportements à risque s'inscrivant dans la structure des conditions de vie, « ce qui donnerait aux effets de structure un poids nettement plus grand que celui attribué aux comportements » (Aïach, 2004, p. 41). Le tableau 3.6 résume la distinction entre les conditions de vie et les habitudes de vie.

Des facteurs médiateurs

Des chercheurs tentent de mieux définir la dynamique complexe entre les conditions de vie et la santé. En effet, on ne peut expliquer la production des inégalités de santé uniquement par l'extrême dénuement. Il existe des facteurs intermédiaires, qui renforcent ou amplifient cette relation et sur lesquels on pourrait donc agir en vue d'atténuer l'effet de la position sociale sur la santé. Un consensus international s'est établi au cours de la dernière décennie autour de quelques facteurs fondamentaux (OMS, 2008 ; Paquet et Tellier, 2003). Ces facteurs sont les conditions de vie pendant la petite enfance, le sentiment de maîtrise qu'éprouvent les personnes et la cohésion sociale dans les communautés.

Les conditions de vie pendant la petite enfance

Des conditions de vie difficiles pendant l'enfance ont un effet sur la santé à l'âge adulte. Au Québec dans le cadre de l'*Étude longitudinale du développement des enfants du Québec* (ÉLDEQ) réalisée de 1998 à 2008, des spécialistes se sont intéressés de près à l'effet cumulatif des privations durant l'enfance. « Aux difficultés financières importantes et aux privations matérielles de divers ordres (nourriture, médicaments, vêtements, logement, etc.),

Tableau 3.6 • **La distinction entre les conditions de vie et les habitudes de vie**

Conditions de vie (conditions d'existence, contexte de vie)	Habitudes de vie (mode de vie, style de vie)
• Environnement social et physique dans lequel vivent concrètement les personnes. • Font référence à l'occupation de l'espace, aux structures sociales, à la culture, aux classes sociales. • Conditions objectives structurant le cadre de vie des personnes. • Plus on descend dans l'échelle sociale, moins on réussit à avoir une emprise sur ses conditions de vie.	• Pratiques de la vie quotidienne relevant des individus. • Comportements adoptés par les personnes dans leur vie quotidienne. • Les personnes peuvent avoir une certaine emprise, choisir leurs pratiques individuelles.
Le contexte objectif dans lequel les personnes vivent. Les conditions concrètes d'existence.	La façon dont les personnes vivent.

Les conditions de vie influent sur les habitudes de vie, et non l'inverse.
Les conditions de vie ont un impact déterminant sur les comportements adoptés par les individus.

s'ajoutent des difficultés davantage émotives, comme l'isolement et le sentiment d'échec. [...] Face aux diverses privations que leur situation financière impose à leurs enfants, les parents, et en particulier les mères, se sentent coupables et incompétents» (MSSS, 2002, p. 30).

L'hypothèse des chercheurs veut que la présence d'un soutien d'ordre matériel ou affectif adéquat soit nécessaire durant l'enfance pour assurer le développement du système nerveux central. Ce dernier joue un rôle dans l'action des systèmes immunitaire et endocrinien qui réagissent face aux différents stress dans l'environnement (*voir la rubrique Savoir plus 3.1, page 85*; Paquet, 2005).

Une étude néerlandaise effectuée dans les années 1990 a confirmé que le SSE durant l'enfance pouvait expliquer 10 % des inégalités de santé vécues à l'âge adulte (Paquet, 2005). D'autres études de chercheurs américains, anglais et écossais vont dans la même direction. Le processus de cumul des avantages ou des désavantages est continu, commençant avant même la naissance et se poursuivant pendant la vie adulte et la vieillesse.

Heureusement, la vulnérabilité des enfants n'est pas inéluctable. La réussite des programmes de stimulation précoce en milieu défavorisé permet de réduire l'effet délétère d'une petite enfance vécue dans un environnement nuisible.

Le sentiment de maîtriser sa destinée

Si nous nous rappelons les visées de la sociologie interactionniste, nous comprenons que les personnes ne sont pas simplement déterminées par les structures sociales. Elles donnent une signification aux actions sociales à travers lesquelles elles s'accomplissent. Sous cet angle, la santé des personnes sera aussi influencée par les possibilités qu'elles ont, dans leur environnement social, de répondre à leurs besoins fondamentaux de réalisation de soi et d'efficacité personnelle.

Un puissant facteur psychosocial est reconnu pour son impact sur la santé et le bien-être : le sentiment de contrôle, ou *empowerment*. Le sentiment de contrôle exprime le fait que la pauvreté va au-delà de l'incapacité matérielle et touche la capacité à participer à la vie sociale et à maîtriser sa destinée (Paquet, 2005). Le sentiment de contrôle est étroitement relié à l'environnement social. Il n'est pas réductible à un indicateur de la personnalité et peut se transformer selon les circonstances. En Russie, par exemple, on a constaté un effondrement du sentiment de contrôle, qu'on associe à la chute catastrophique de l'espérance de vie au cours des années 1990.

Depuis au moins 10 ans, la majorité des programmes de santé et de bien-être sont orientés pour favoriser chez leurs bénéficiaires le développement du sentiment de contrôle. Celui-ci se construit en tablant sur la capacité d'agir des personnes dans le cadre d'activités individuelles ou communautaires, même si elles vivent des situations défavorables.

La cohésion sociale

La sociologie de la santé a montré de quelle manière la forte cohésion sociale d'une société, basée sur des valeurs de justice et d'égalité, peut modifier le portrait de santé de ses citoyens. Le chercheur R.G. Wilkinson, comparant des données provenant des États-Unis, d'Angleterre, du Japon et de pays d'Europe de l'Est, a été le premier à démontrer que «plus grande est la cohésion sociale, meilleure est la santé» (Bouchard, 2008, p. 202). Dans une société favorisant le partage de la richesse, axée sur des valeurs d'entraide, de solidarité et de participation sociale de tous les citoyens, on observe des taux de mortalité inférieurs. Dans son rapport, le Comité ministériel sur la réduction des inégalités de santé et de bien-être liées à la pauvreté a fait sienne l'idée que la cohésion sociale suppose que les citoyens aient le sentiment d'être engagés « dans une entreprise commune, d'affronter ensemble les difficultés et d'être membres d'une même collectivité » (MSSS, 2002, p. 32). Cette vision, partagée par les auteurs de *The Marmot Review*, représente certainement un défi de société dans un contexte où le néolibéralisme triomphe à l'échelle mondiale.

Parallèlement à la cohésion sociale, le réseau social joue un rôle prépondérant. Le nombre de personnes qui en font partie, la diversité de sa structure (famille, voisinage, amis de travail ou de loisirs, groupes d'entraide, etc.), sa stabilité et les ressources qui y circulent (émotionnelles, informationnelles ou pécuniaires) déterminent la qualité et la densité du réseau social. L'enjeu se situe dans le soutien que le réseau peut contribuer à générer et qui est susceptible d'avoir un effet protecteur sur la santé (Paquet et Tellier, 2003).

Une théorisation des inégalités de santé : les rapports sociaux d'exclusion

Le sociologue Christopher McAll a cherché à mieux saisir ce qui est en jeu dans la relation entre inégalités sociales et inégalités de santé. Il fait appel à Max Weber, qui, au XIXᵉ siècle, plaçait au cœur de la dynamique des rapports sociaux entre collectivités (ou groupes sociaux) les concepts d'appropriation et d'exclusion. Plus précisément, un groupe s'approprie les ressources, ce qui peut aller jusqu'à s'approprier autrui dans le cadre de l'esclavage ou des rapports de genre, et exclut l'« autre » groupe de l'accès à ces ressources. Ce faisant, il renforce sa situation et empêche le groupe exclu d'améliorer la sienne. Pour McAll, l'exclusion de groupes de personnes rend explicite « le caractère dynamique, relationnel et oppositionnel des rapports sociaux inégalitaires » (McAll, 2008, p. 18), dont la finalité est l'accès aux ressources matérielles et aux positions de pouvoir et de prestige.

McAll analyse exactement cette dynamique à l'œuvre dans les inégalités de santé. Les personnes défavorisées sont plus malades, non pas parce qu'elles seraient irresponsables individuellement, mais parce que, comme groupe social, elles sont exclues des ressources pouvant leur

donner accès à une bonne santé, ces ressources étant accaparées par des groupes qui renforcent ainsi leur propre bonne santé. McAll va plus loin. C'est par l'appropriation du travail des plus démunis que les plus riches forgent leur santé : « [l]'enjeu avec les *rapports* inégalitaires, est de faire travailler autrui pour soi-même et ainsi se voir exempté de subir les mêmes conditions : conditions physiques (effort exigé, qualité de l'air, éclairage, température, bruit, présence de matières dangereuses), cadences (niveau de rendement, pauses, longueur de la journée de travail), rapports (isolement, harcèlement, reconnaissance, (dé)valorisation) » (p. 22).

Le sociologue analyse que les mieux nantis protègent leur santé en s'appropriant le travail d'autrui et les ressources liées à la bonne santé (par exemple, des revenus adéquats, un environnement bâti sécuritaire), ce qui conduit à l'exclusion sociale des défavorisés, désormais plus vulnérables aux maladies et à la mort. « Il y aurait ainsi, en quelque sorte, un "transfert de santé" entre les populations impliquées » (p. 23).

Cependant, pour observer les traces laissées en santé par les rapports sociaux inégalitaires, il est impératif de se départir de l'idéologie néolibérale voulant que les individus soient libres de leur destin et donc seuls responsables de leurs problèmes.

Source : McAll, C. 2008. « Au cœur des inégalités sociales de santé. L'exclusion et l'inclusion comme rapports ». Dans Gagnon, É., Y. Pelchat et R. Édouard (dir.). *Politiques d'intégration, rapports d'exclusion. Action publique et justice sociale.* Québec : PUL, p. 15-26.

3.4.3 La théorie de la distance culturelle

Une distance culturelle sépare les membres des milieux populaires du système de santé. Les attitudes à l'égard du corps, de la santé et de la maladie propres aux milieux populaires ne sont pas prises en considération dans le système de santé, qui transmet sa propre vision de la santé. Cette distance culturelle explique l'échec des programmes d'éducation sanitaire et d'enseignement auprès des personnes défavorisées, exprimant une résistance de ces derniers à abandonner des comportements ayant un sens dans leur milieu de vie au profit d'habitudes de vie relevant de la culture bourgeoise (Paquet, 1989). Parmi les programmes préventifs adressés explicitement aux clientèles défavorisées qui n'ont pas atteint leur but, mentionnons comme exemples les cours prénataux pour les mères économiquement défavorisées (Ampleman et Duhaime, 1986) et le programme de gratuité des soins dentaires aux familles et enfants prestataires de l'aide sociale (Bedos et Montgrain, 2009).

Un auteur a qualifié cette situation d'effet saint Matthieu[8] : si l'universalité des soins de santé a entraîné « une meilleure utilisation des moyens existants par les groupes socialement élevés du fait de l'importance qu'ils attachent à la santé » (Aïach, 2004, p. 44), elle n'a pas eu l'effet équivalent chez les moins favorisés.

Pour de nombreux chercheurs, il est clair que les services de santé doivent s'adapter aux conditions de vie et aux valeurs propres aux milieux populaires.

3.4.4 Des pistes d'action pour combattre les inégalités de santé

Comment peut-on combattre les inégalités de santé ? Comment peut-on contribuer à améliorer l'état de santé des personnes vivant dans un milieu socioéconomique défavorisé ? D'abord en répartissant mieux la richesse entre les classes sociales et en créant des emplois pour tous. Tant que la richesse demeurera concentrée entre les mains d'un petit groupe de personnes, il sera difficile d'améliorer le sort de la majorité. Un meilleur quotidien permettrait aux personnes pauvres et à leurs enfants d'envisager l'avenir plus sereinement, de travailler dans de meilleures conditions, de voir leurs risques de détérioration de leur santé diminuer. Le plein emploi et la participation de tous à la création de la richesse, pour lesquels un combat collectif s'impose, constituent des conditions essentielles à la réduction des inégalités de santé. Cette approche correctrice suppose l'intervention de l'État pour augmenter le niveau de cohésion sociale.

Deux grands axes d'intervention sont donc indissociables : les interventions relatives à la petite enfance et à la famille, et le développement de la cohésion sociale en vue d'accroître le sentiment de contrôle sur sa destinée, tant sur le plan collectif qu'individuel (MSSS, 2005a). Les programmes d'intervention précoce et d'éducation préscolaire en milieu défavorisé, qui s'adressent aux enfants, aux mères et aux familles, contribuent grandement à créer une égalité des chances de réussite (scolaire et sociale) et à réduire le gradient social de santé.

Les interventions axées sur la cohésion sociale cherchent à éviter l'exclusion sociale des groupes démunis, à favoriser le partage de la richesse et à développer les valeurs d'entraide et de solidarité sociale. Le capital social permet aux gens de s'en tirer avec moins et atténue les effets de la pauvreté sur l'état de santé. Dans chacune

---

8. L'effet saint Matthieu traduit la tendance des groupes au SSE élevé à bénéficier proportionnellement davantage, à cause de leur capital culturel, des mesures sociales et politiques que les groupes moins favorisés.

Les rapports entre la culture populaire et les professionnels de la santé

Dans la théorie de la distance culturelle, un des éléments d'explication qui ressort comme étant fondamental est la distance séparant les représentants du pouvoir sociomédical des personnes pauvres. Pour les membres des milieux populaires, les professionnels, qui représentent le pouvoir institutionnel, appartiennent à un autre monde et détiennent le pouvoir de s'ingérer dans leur vie (en particulier les travailleurs sociaux, qui ont le pouvoir de retirer les enfants à leur famille, ce que craignent beaucoup les mères).

L'anthropologue de la santé Raymond Massé note les conséquences de cette perception chez les personnes défavorisées: attitudes provocatrices ou critiques, démission par rapport aux gestes prescrits par les professionnels, méfiance profonde qui les amène à ne compter que sur elles-mêmes et sur leurs proches, rejet des services offerts, considérés comme étrangers tant en ce qui concerne leurs buts que la nature des messages qu'ils véhiculent.

Il rappelle que, «dans les milieux populaires, les rapports humains se caractérisent davantage par une valorisation des dimensions affectives et des rapports interpersonnels que par un respect formel des qualités professionnelles, des statuts sociaux. La dimension humaine y est une composante obligée des rapports sociaux» (p. 361). Or, l'attitude des professionnels de la santé (infirmières, médecins et autres) est justement caractérisée «par le souci de conserver une distance émotive et un minimum de formalisme dans les rapports entre les bénéficiaires et les dispensateurs de services» (*ibid.*). Cette attitude se traduit par l'utilisation d'un langage technique et abstrait qui garantit l'objectivité et forme en même temps un rempart contre les effets d'un surinvestissement affectif.

Massé parle d'une crise de communication entre les milieux populaires et l'univers professionnel, perçu comme étranger. Cette crise ne peut être comblée par la simple vulgarisation scientifique, méthode souvent employée pour faire de l'enseignement et qui comporte le plus souvent ce message sous-jacent: «Étant donné que les pauvres sont ignorants, peu éduqués, on va leur parler dans leurs mots...» Le véritable objectif serait plutôt «de composer avec l'univers des significations et des explications populaires de la maladie», et non de le contourner (p. 363).

Source: Massé, R. 1995. *Culture et santé publique.* Boucherville: Gaëtan Morin Éditeur.

des régions du Québec, des projets voient le jour, issus de l'initiative des différents groupes de la communauté, soutenus par le réseau de la santé, pour contrer la pauvreté et redonner dignité et qualité de vie aux personnes démunies, et contribuer à ce qu'elles prennent leur santé en main. Un exemple parmi d'autres: le marché communautaire Frontenac, qui a vu le jour dans le quartier Centre-Sud à Montréal pour que la population ait accès à des aliments frais plutôt que de faire ses achats dans les seuls dépanneurs. Dans ce cas, le projet a sollicité la participation de plusieurs intervenants. Les organismes communautaires du quartier, le Centre de santé et des services sociaux (CSSS) et la Corporation de développement économique et communautaire (CDEC) «ont entrepris la mise en place d'un lieu convivial où l'alimentation serait rehaussée de fraîcheur, de qualité, de saveurs et de fierté, et tout ceci à un prix abordable» (Bertrand, 2009, p. 28).

Une manière différente d'intervenir

Une approche communautaire est fondamentale pour répondre aux besoins de santé de personnes éprouvant des difficultés d'insertion sociale.

L'approche communautaire vise des objectifs différents, complémentaires à l'approche classique des professionnels de la santé et des services sociaux (*voir le tableau 3.7 pour une comparaison*). Elle est fondée sur la capacité des individus et des collectivités à reconnaître les problèmes qui leur sont importants et les solutions permettant de les résoudre. Une véritable promotion de la santé doit toujours tenir compte des communautés.

Dans l'approche communautaire, on explique les problèmes ou les solutions selon ses propres expériences. L'intervenant se sent solidaire des personnes. Il cherche à favoriser l'*empowerment* chez celles-ci.

Tableau 3.7 ● La comparaison des approches communautaire et classique

Approche communautaire	Approche classique
• Crée des liens (d'accueil, de partage, d'écoute, de jumelage) : liens sociaux, familiaux, religieux.	• Analyse les liens (détermination des carences, orientation vers les thérapies ou les apprentissages à effectuer).
• Est centrée sur le processus de participation comme chemin vers la guérison.	• Est centrée sur le résultat visé (modification du comportement).
• Est centrée sur le présent : parler, vivre et être avec.	• Est centrée sur l'avenir de l'individu (modification de la situation).
• Est centrée sur l'avenir de la communauté.	• Est centrée sur le passé individuel (évaluation).
• Est centrée sur la justice, l'égalité.	• Est centrée sur le droit, le professionnalisme.
• Vise l'interdépendance.	• Vise l'autonomie individuelle.
• Vise la proximité, le partage de l'expérience de vie.	• Vise l'expertise, le conseil, le partage du savoir.

Source : St-Amand, N., et M. Kérisit. 1998. *Pauvreté et nouvelles solidarités. Repenser l'intervention*. Montréal : Albert Saint-Martin, p. 131.

exercice 3.2

Comprendre les inégalités sociales de santé

Les données montrent que les familles prestataires de l'assistance-emploi (aide sociale) et leurs enfants de plus de 10 ans recourent peu aux services dentaires, qui sont pourtant couverts par la sécurité du revenu (Brodeur *et al.,* 2001). Une étude menée dans trois milieux défavorisés de la région montréalaise a confirmé que « de 50 % à 70 % des enfants de la prématernelle avaient un problème de carie dentaire » (MSSS. 2006. *Plan d'action de santé dentaire publique 2005-2012*, p. 19).

Comment expliquer cette situation à partir des théories sur le lien unissant pauvreté et maladie (théorie des conditions de vie et théorie de la distance culturelle) ? Proposez deux mesures concrètes pour augmenter le taux d'utilisation des services dentaires auprès de ce groupe particulièrement à risque.

En bref

Dans ce chapitre sur les inégalités de santé, nous avons vu les éléments suivants.

▶ La relation entre pauvreté et maladie

Les liens entre pauvreté, maladie et mortalité sont indiscutables.

De nombreuses études confirment que les personnes démunies présentent un taux de morbidité plus élevé, meurent plus jeunes et ont une espérance de vie plus courte. Les variations de l'état de santé sont fonction de la classe sociale, du revenu, du niveau d'éducation, de la situation professionnelle et de la qualité de l'environnement physique et social.

Les différences sur le plan de la santé s'accroissent d'un SSE à l'autre : on parle alors du gradient social de santé. Toute amélioration ou détérioration de la situation sociale a un effet sur la santé. Les écarts entre les plus riches et les plus pauvres n'ont pas vraiment diminué, même si, globalement, la population a amélioré son espérance de vie.

▶ Les données sur l'état de santé des groupes démunis

Dans les groupes démunis, les causes de mortalité les plus fréquentes sont le cancer du poumon, le suicide, les accidents et traumatismes, les maladies respiratoires chroniques et les pneumonies. En outre, la mortalité infantile y est deux fois plus élevée.

L'espérance de vie à la naissance est plus basse. Les écarts sont approximativement de 6 à 10 ans entre les quartiers où vit une population aisée et ceux où vit une population défavorisée. Les inégalités de santé se concentrent dans les centres-villes des grandes agglomérations ainsi que dans les milieux ruraux appauvris.

De nombreuses maladies sont plus fréquentes en milieu défavorisé, par exemple les maladies cardiovasculaires, le cancer, les maladies respiratoires et les ulcères. La détresse psychologique (anxiété et dépression) et les maladies mentales y sont aussi plus répandues. Enfin, les habitudes de vie négatives sont cumulées : le tabagisme surtout, ainsi que la sédentarité, l'obésité et l'insécurité alimentaire.

▶ La notion de pauvreté

La pauvreté est définie qualitativement comme étant l'absence d'une ou de plusieurs des conditions nécessaires pour assumer des responsabilités matérielles et sociales. La pauvreté est dite matérielle, culturelle et sociale. Lorsque les précarités s'accumulent et persistent, la grande pauvreté apparaît. On parlera de défavorisation matérielle et sociale pour désigner un état de désavantage des individus ou des groupes sociaux relativement à la communauté ou la société dans laquelle ils vivent. La pauvreté relative est établie en fonction de la richesse collective et la pauvreté absolue est définie par rapport à un minimum vital incluant le logement, la nourriture et les vêtements. Entre 9 % et 12 % des personnes sont pauvres au Québec.

La MPC détermine qu'une famille est en situation de pauvreté si son revenu familial ne lui permet pas d'acheter un panier de biens et de services défini comme étant un minimum pour son bien-être dans la collectivité. Quant au SFR, il mesure les inégalités de revenu. Les catégories de personnes les plus touchées par la pauvreté sont les ménages à un seul revenu, en particulier les familles monoparentales dirigées par une femme et les personnes qui vivent seules.

▶ Les valeurs et les attitudes dans les milieux populaires

La culture des milieux populaires permet une adaptation aux conditions de vie difficiles tout en étant structurée par ces conditions.

Dans les milieux populaires, les valeurs fondamentales sont l'importance accordée au quotidien et aux plaisirs immédiats, l'importance du destin et la débrouillardise, la valeur utilitaire donnée à l'éducation et la place relative de la connaissance scientifique, l'accent mis sur les connaissances concrètes ainsi que sur les relations interpersonnelles et affectives, l'importance accordée au groupe d'appartenance et au voisinage, doublée d'une méfiance à l'égard des personnes des autres milieux sociaux.

Ces valeurs aident à comprendre certaines attitudes à l'égard de la santé, qui s'opposent aux comportements recommandés par les éducateurs sanitaires : évaluation différente des bénéfices et des risques associés aux habitudes de vie, moins grande préoccupation pour la prévention et moins grande utilisation des services préventifs de santé.

▶ Les perceptions du corps, de la santé et de la maladie

Des perceptions différentes du corps, de la santé et de la maladie coexistent selon que les personnes appartiennent à la culture populaire ou à la culture bourgeoise, laquelle recoupe la culture savante acquise par les professionnels de la santé et transmise dans leurs interventions.

Le corps est soit un outil qu'on utilise au maximum en acceptant qu'il se dégrade, soit une machine qu'on veut préserver le plus longtemps possible et qu'on utilise modérément. La santé a une fonction utilitaire ou une fonction symbolique de mise en relief. La maladie est, d'un côté, un événement soudain sur lequel on n'a aucune prise, et, de l'autre, une insidieuse détérioration qu'on peut éviter ou retarder le plus possible. Ces perceptions conduisent à des itinéraires thérapeutiques différents.

▶ Les trois théories explicatives du lien entre pauvreté et maladie

La théorie de la sélection sociale postule que la maladie crée l'appauvrissement des personnes, lesquelles doivent quitter le marché du travail, perdant ainsi leur revenu.

La théorie des conditions de vie donne la priorité à la direction opposée : la pauvreté est ce qui altère l'état de santé et engendre la mort prématurée. La dimension structurelle comprend les conditions de vie (revenu, logement, scolarisation, alimentation), de travail et de l'environnement physique et social dans lequel vivent les personnes des milieux populaires. Quant à la dimension comportementale, elle concerne les comportements jugés à risque et les attitudes qui ne sont pas orientées vers la prévention de la santé. Des facteurs médiateurs influent sur la relation entre la position sociale et l'état de santé : il s'agit des conditions de vie durant l'enfance, du sentiment de maîtrise qu'éprouvent les personnes et du degré de cohésion sociale.

Enfin, la théorie de la distance culturelle indique qu'une distance culturelle sépare les milieux populaires du système de santé, de ses professionnels notamment, et que l'organisation du système de santé et les programmes de prévention ne sont pas toujours adaptés aux valeurs et aux besoins des personnes des milieux populaires.

Exercices de compréhension

1. Répondez par VRAI ou FAUX et justifiez votre réponse en une phrase, en apportant un élément complémentaire.
   a) Les personnes pauvres ne font pas d'efforts pour se maintenir en santé.
   b) Les personnes qui vivent dans la grande pauvreté arrivent difficilement à s'en sortir seules.
   c) De nombreux enfants sont touchés par la pauvreté de leur famille.
   d) Il y a 20 % de personnes pauvres au Québec.
   e) Dans les banlieues, on trouve une concentration de pauvreté et de maladie.

   f) Les habitudes de vie influencent les conditions de vie.

2. Associez les concepts ci-dessous aux énoncés qui suivent.

   Gradient social de santé, défavorisation matérielle, défavorisation sociale, SFR, MPC, *empowerment,* cohésion sociale, distance culturelle, conditions de vie, mode de vie, pauvreté relative, pauvreté absolue, extrême pauvreté, précarité, SSE
   a) Je mesure la faiblesse du revenu.
   b) Je mets en jeu des valeurs d'égalité et de solidarité.

c) Je suis l'écart qui sépare les intervenants de la santé des personnes défavorisées.

d) Je désigne la pauvreté en fonction de la richesse collective.

e) Je suis le revenu disponible permettant de se procurer des biens et des services.

f) Je reflète la fragilité du réseau social.

g) J'exprime le sentiment de maîtrise de sa destinée.

h) Je résume le contexte concret dans lequel les personnes vivent.

3. Complétez les énoncés suivants :

a) Le gradient social de santé exprime la relation suivante : _____

b) Au Québec, l'écart de richesse entre les groupes sociaux est moins accentué parce que _____

c) La hausse des inégalités sociales au Québec s'explique par _____

d) Les catégories de personnes les plus touchées par la pauvreté sont _____

e) La théorie de la sélection sociale suppose que la relation entre pauvreté et maladie est orientée _____

4. Que signifie être pauvre ?

5. Dans les milieux défavorisés... (Encerclez les énoncés qui sont faux.)

a) Les grossesses chez les adolescentes sont plus fréquentes.

b) La santé a une valeur symbolique de performance et de statut social.

c) La maladie arrive soudainement, on ne peut la prévenir.

d) L'âge moyen lors des premières relations sexuelles est plus élevé.

e) La mortalité occasionnée par des maladies respiratoires chroniques prévaut davantage.

f) Les comportements routiers sont plus dangereux.

g) On adopte plus de mauvaises habitudes alimentaires : plus de gras, plus de fruits, plus de sucre.

h) La prévalence des suicides est plus élevée.

i) On croit uniquement à la chance pour réussir dans la vie.

6. Expliquez pourquoi les membres des groupes défavorisés éprouvent plus de difficulté à modifier leurs comportements en ce qui a trait à la santé.

7. Discutez des diverses façons de décrire et de mesurer la pauvreté. Laquelle vous semble la plus adéquate pour bien saisir la mesure de la pauvreté au Québec ?

Médiagraphie

Lectures complémentaires

Centre d'étude sur la pauvreté et l'exclusion (CEPE). 2009. *Prendre la mesure de la pauvreté. Avis au ministre.* [En ligne], www.cepe.gouv.qc.ca/publications/pdf/Avis_CEPE.pdf (Page consultée le 30 août 2010)

De Koninck, M., A. Demers et P. Bernard. 2008. *Les inégalités sociales de santé au Québec.* Montréal : PUM.

Ministère de la Santé et des Services sociaux (MSSS). 2005. « Les grands moyens : une société plus juste, une population en meilleure santé ; des communautés solidaires : bien vivre ensemble ». Dans *Rapport national sur l'état de santé de la population du Québec.* Québec : Gouvernement du Québec, section III, p. 73-103. [En ligne], http://publications.msss.gouv.qc.ca/acrobat/f/documentation/2004/04-228-01.pdf (Page consultée le 30 août 2010)

Ministère de la Santé et des Services sociaux (MSSS). 2002. *La réduction des inégalités liées à la pauvreté en matière de santé et de bien-être : orienter et soutenir l'action.* Québec : MSSS, Comité ministériel sur la réduction des inégalités de santé et de bien-être liées à la pauvreté. [En ligne], http://publications.msss.gouv.qc.ca/acrobat/f/documentation/2003/03-207-01.pdf (Page consultée le 30 août 2010)

Sites Web

Centre d'étude sur la pauvreté et l'exclusion (CEPE) : www.cepe.gouv.qc.ca
Rattaché au ministère de l'Emploi et de la Solidarité sociale (MESS) et institué dans la foulée de la *Loi visant à lutter contre la pauvreté et l'exclusion sociale,* le CEPE est animé par des personnes provenant de plusieurs milieux : gouvernement,

universités, mouvement communautaire. Il vise à fournir des informations fiables et actualisées sur la situation de la pauvreté et de l'exclusion sociale, notamment par l'entremise de statistiques.

Centre de recherche Léa-Roback sur les inégalités sociales de santé : www.centrelearoback.ca
Premier centre montréalais à fournir temps, ressources et espace à une équipe multidisciplinaire de 26 chercheurs universitaires, afin de leur permettre d'échanger sur les liens entre les conditions de vie des personnes et leur santé. Ces rencontres donnent lieu à des conférences, ateliers et colloques ouverts au public.

Observatoire montréalais des inégalités sociales et de la santé (OMISS) : www.omiss.ca
L'OMISS est un réseau de chercheurs engagés socialement qui, en assurant la production de données probantes, veulent aider à la prise de décision et influer sur la mise en place de politiques publiques et d'interventions ayant des effets durables sur les populations.

Documents audiovisuels

PIB : L'indice humain de la crise économique canadienne
Diffusée sur le Web, *PIB* est une série documentaire bilingue portant sur les effets de la crise économique sur les Canadiens. Des témoignages de personnes touchées par la crise économique sont présentés sous forme de vidéos, en plusieurs épisodes, ou d'essais photographiques avec témoignages audio. Voir, en particulier, *Pire pauvreté : « La pire pauvreté est l'absence de compassion »*.
Production : ONF, 2008-2010. Réalisation et coordination : Hélène Choquette. [En ligne], http://pib.onf.ca (Page consultée le 30 août 2010)

Haut comme trois pommes
En 1988, la Chambre des communes votait une résolution visant à combattre la pauvreté des enfants au Canada. Vingt ans plus tard, la réalisatrice suit le quotidien de Isaiah, 8 ans, et de sa famille, qui vivent dans l'un des pays les plus riches du monde.
Production : Annette Clarke, ONF, 2008. Réalisation : Nance Ackerman. Durée : 46 min 15 s. Offert en DVD à partir de l'adresse www.onf-nfb.gc.ca/fra/collection/film/ ?id=57191 (Page consultée le 30 août 2010)

Kilomètre zéro : Quels sont les visages de la pauvreté au Québec ?
L'émission présente différents aspects de la pauvreté vécus par des familles ou des personnes au Québec : des reportages tournés en Mauricie, en Outaouais et à Hochelaga-Maisonneuve témoignant de situations difficiles où les personnes pauvres tentent par tous les moyens de s'en sortir.
Production : Télé-Québec, 2008. Animation : Karina Marceau. Durée : 22 min 53 s. [En ligne], http://kilometrezero.telequebec.tv/emissions.aspx ?id=1 (Page consultée le 30 août 2010)

Zone libre : La pauvreté en héritage
Malgré une économie en bonne santé, le Canada compte 50 % plus d'enfants pauvres qu'en 1989. L'émission jette un regard sur les difficultés éprouvées par plusieurs familles pauvres de Montréal. Elle donne la parole à des membres de ces familles et à des intervenants qui cherchent à leur venir en aide.
Production : Radio-Canada (émission *Zone libre*), 2000. Réalisation : Nicole Tremblay. Durée : 43 min 26 s.

Enjeux : Travailler et rester pauvre
Au Québec, 185 000 personnes travaillent au salaire minimum et près de un demi-million touchent un salaire horaire de moins de 10 $. Le reportage présente quatre chefs de famille qui travaillent au salaire minimum ; ces personnes éprouvent beaucoup de difficultés à joindre les deux bouts.
Production : Radio-Canada (émission *Enjeux*), 2000. Réalisation : Léon Laflamme. Durée : 24 min 37 s.

CHAPITRE 4

La culture et la santé

Les différences culturelles font-elles obstacle aux soins ? Faut-il adapter les soins de santé aux différents groupes ethnoculturels ? Quels sont les critères à respecter en matière de soins de santé interculturels ?

Après avoir terminé l'étude de ce chapitre, vous devriez être en mesure :

▶ de décrire les changements qu'a connus l'immigration au Québec ;

▶ de discuter des liens entre les notions de culture et de santé ;

▶ de présenter les trois dimensions de la maladie : la maladie biologique, la maladie signifiée et la maladie socialisée ;

▶ de présenter les repères d'une approche interculturelle des soins ;

▶ de discuter de cas pratiques selon la méthode des incidents critiques.

4.1 LES DÉFIS DE LA DIVERSITÉ CULTURELLE

En tant qu'infirmière, vous travaillez au programme famille-enfance-jeunesse de votre CLSC. Dans le cadre de ce programme, vous visitez des familles ayant récemment immigré au Québec. Votre tâche consiste à les aider à s'intégrer le mieux possible dans la société d'accueil en leur fournissant de l'information sur les différents services existants. Vous devez aussi déceler les problèmes de santé dont pourraient souffrir les membres de ces familles.

À l'occasion d'une de vos visites, vous rencontrez une famille d'origine chinoise comptant un grand-père, des parents âgés d'une trentaine d'années, deux jeunes enfants et un nouveau-né de quelques semaines. Au moment de la visite, le grand-père est dans la cuisine, les deux enfants sont blottis contre lui, et la mère est en train de préparer le repas. Vous constatez que le bébé, couché dans un petit lit installé au milieu de la cuisine, est emmailloté très serré au point où vous vous demandez s'il peut éprouver de la difficulté à respirer.

Que feriez-vous ? Comment évalueriez-vous cette situation ?

Voilà le genre d'événements auxquels les professionnels de la santé, des services sociaux et de l'éducation sont souvent confrontés de nos jours au Québec. Étant donné que la formation reçue au cours de leurs années d'études est orientée vers les membres des groupes sociaux majoritaires, les critères leur permettant d'évaluer les cas relèvent de la culture nord-américaine, urbaine et postmoderne. Ces critères peuvent-ils être les mêmes dans des situations mettant en présence des membres de cultures autres que nord-américaines, que ces dernières soient traditionnelles, paysannes ou urbaines ?

Tel est le défi se posant à quiconque offre des services à la population. Dans le domaine de la santé, celui-ci est encore plus grand. Les soins de santé doivent être accessibles à tous les Québécois, et la santé constitue un domaine où les personnes sont particulièrement vulnérables et dépendantes des professionnels.

Pour consulter les pistes de solution de cet incident critique, visitez la section étudiante du www.cheneliere.ca/lacourse

4.2 L'IMMIGRATION AU QUÉBEC ET AU CANADA : UNE HISTOIRE POLITIQUE

L'immigration au Québec n'est pas un phénomène récent. Aussi loin qu'on remonte dans l'histoire du Québec, la province est une terre d'immigration. Cela est aussi vrai pour le reste du Canada.

Sous le régime de la Nouvelle-France, des Français se sont installés sur un immense territoire déjà habité par les nations amérindiennes. Ils étaient donc des immigrants colonisateurs. Plus tard sont arrivés les Anglo-Saxons — soit les Anglais, les Irlandais et les Écossais — qui ont migré en grand nombre après la conquête de la Nouvelle-France par l'Angleterre en 1760. Cette immigration a été favorable aux riches commerçants anglais et écossais. S'y ajouteront les loyalistes des ex-colonies américaines, dont des esclaves noirs ayant combattu pour l'Angleterre, à la suite de la guerre d'indépendance américaine, terminée en 1783.

Au cours des XIXe et XXe siècles, des vagues successives d'immigrants européens viendront s'installer au Québec au gré des famines, des guerres et des crises agitant le continent européen. Ils sont originaires du bassin méditerranéen — Grèce, Italie du Sud, Portugal, Espagne —, mais aussi d'Europe de l'Est, de France et des États-Unis. Le port de

Québec accueillera plus de 95 000 Irlandais fuyant les conditions de misère consécutives à la Grande Famine ayant découlé de l'anéantissement des cultures de pommes de terre de 1845 à 1849. L'immigration italienne sera dans un premier temps le fait de paysans pauvres originaires du sud de la péninsule, qui seront employés dans les chemins de fer, les mines et les camps de bûcherons. De 1946 à 1960, des milliers de familles italiennes immigreront à Montréal.

À cette époque, la politique d'immigration canadienne vise explicitement à exclure les non-blancs (Gastaut, 2009). Les immigrants de couleur, plus particulièrement les Asiatiques et les Noirs, subissent des restrictions d'entrée au Canada et de la discrimination raciale. Les Chinois, acceptés comme travailleurs pour la construction du chemin de fer du Canadien Pacifique au cours des années 1880, se voient imposer une taxe d'entrée, puis, de 1923 à 1947, une loi d'exclusion leur interdira carrément d'immigrer. Les Japonais subiront un sort semblable alors que, de 1941 à 1945, ils seront internés dans des camps éloignés de la côte Ouest et verront leurs biens confisqués et vendus. L'entrée au Canada de Noirs originaires des pays du Commonwealth sera fortement réglementée. Ces groupes d'immigrants seront victimes de xénophobie (peur du péril jaune) ou de racisme (supériorité des Anglo-Britanniques). Ils seront confinés à des ghettos d'emplois — blanchisseurs pour les Chinois, domestiques et bagagistes sur les trains pour les Noirs — et exclus de toute cohabitation avec la population canadienne-française, ce qui les obligera à se regrouper dans des quartiers comme le quartier chinois, la Petite Italie ou la Petite-Bourgogne à Montréal. Les Afro-Canadiens subiront une véritable ségrégation raciale alors que l'accès aux lieux publics fréquentés par les Blancs (restaurants, commerces, hôtels) leur sera interdit[1]. Le Canada opposera un refus d'accès aux Juifs d'Europe dans les années 1930 et 1940.

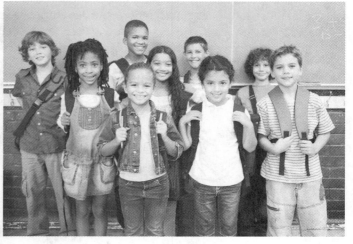

La diversité culturelle est une dimension positive de la société québécoise.

Pendant cette période, les Canadiens français se perçoivent eux-mêmes comme victimes de discrimination raciale de la part du groupe dominant canadien-anglais. Ce statut minoritaire des francophones au Canada peut avoir eu comme effet de les empêcher de reconnaître leur propre statut de colonisateurs dans leurs rapports aux nations autochtones et l'apport des autres peuples à la construction de la société québécoise (Gastaut, 2009).

En 1962, le gouvernement canadien mettra fin aux restrictions racistes à l'immigration. En 1967, il introduira une grille de sélection des immigrants se voulant objective et impartiale.

4.2.1 Le multiculturalisme et l'interculturalisme

La décennie 1970 marque un tournant décisif dans l'immigration au Canada et au Québec. La *Loi canadienne sur les droits de la personne* (1978), en rendant illégale la discrimination raciale, ethnique et religieuse, ouvrira le Canada à l'accueil d'immigrants provenant de toutes les régions du monde. Cette étape annonce une vision politique canadienne axée sur le **multiculturalisme,** modèle à la base de la mosaïque canadienne. Selon ce modèle, chaque groupe ethnique occupe

Multiculturalisme
Modèle politique favorisant la coexistence de différentes cultures ayant un statut égal.

---

1. Pour en savoir plus sur la discrimination des immigrants et des peuples autochtones au Canada, voir le site Web de La Fondation de la tolérance, Zone jeunesse, www.fondationtolerance.com (consulté le 16 septembre 2010).

une place égale au sein de la nation canadienne et voit ses droits protégés par la *Charte canadienne des droits et libertés,* sans qu'il y ait préséance d'une culture dominante.

Depuis les années 1970, les gouvernements québécois critiquent le modèle du multiculturalisme canadien, car il nie les prétentions du Québec à définir son identité nationale et culturelle comme peuple fondateur du Canada. Le Québec a plutôt adopté le modèle de l'**interculturalisme** qui envisage l'intégration sociale des nouveaux arrivants et des communautés culturelles «à un tronc commun de langue et de culture française[s]» (Gastaut, 2009, p. 12). L'interculturalisme insiste sur la nécessité d'échanges entre cultures minoritaires et culture majoritaire, valorise l'apport de toutes les cultures au dynamisme de la société québécoise et promeut l'adhésion de tous à des valeurs communes, soit le français, la laïcité et l'égalité de tous les citoyens et citoyennes (Rocher, 2007).

Les immigrants qui s'installent au Québec constituent une richesse pour la société d'accueil. Leur apport est indéniable dans tous les aspects de la vie sociale, politique, culturelle et économique. Ils ont contribué par le passé, et encore aujourd'hui, à enrichir les pratiques alimentaires et la culture musicale, littéraire et théâtrale, et à développer l'entrepreneuriat, et participent à la vie politique. Nombre d'entre eux font rayonner le Québec sur la scène internationale. Même s'ils sont en butte aux préjugés, aux stéréotypes et au racisme parfois latent, la plupart d'entre eux réussissent une intégration positive à la société québécoise. La fréquentation de l'école française par leurs enfants est un gage d'ouverture et d'engagement.

Quelle est la différence essentielle entre les deux modèles? Quoique ceux-ci aient en commun de reconnaître le pluralisme culturel et de rejeter tout assimilationnisme, ils se distinguent par la manière dont ils envisagent la notion de culture d'accueil. Le multiculturalisme met l'accent sur la citoyenneté canadienne et le bilinguisme officiel, sans qu'une culture l'emporte sur les autres. De ce point de vue, la caractéristique fondamentale du Canada est sa mosaïque culturelle. Quant à l'interculturalisme, tout en valorisant la diversité culturelle, il encourage l'appartenance à la société québécoise francophone (Rocher, 2007).

En 1978, le Québec imposera, dans le cadre de l'entente Cullen-Couture négociée avec le gouvernement fédéral, sa propre grille de sélection des immigrants (le Québec sélectionne 60 % des immigrants qu'il admet), en y ajoutant le critère de la connaissance du français (Gaudet, 2010). Le profil des immigrants se modifiera profondément et conduira à une plus grande diversification culturelle de la population québécoise. L'immigration en provenance d'Europe et des États-Unis diminue, alors que celle venant d'Asie, des Antilles, d'Amérique centrale, d'Amérique du Sud et d'Afrique augmente. Étant donné que les pays d'origine des immigrants actuels sont de plus en plus diversifiés, les défis de l'intégration deviennent plus nombreux.

4.2.2 La diversité culturelle et sociale et la mondialisation

À la diversité de l'appartenance ethnique des immigrants se superpose la diversité des conditions sociales. Le Québec attire des immigrants scolarisés ou investisseurs des pays en développement, mais accueille aussi des réfugiés fuyant la guerre et la misère. Parallèlement, des Québécois travaillent ou étudient à l'étranger, et des familles optent pour l'adoption internationale. Les préoccupations portées par les groupes altermondialistes et le commerce équitable sont des phénomènes qui sensibilisent la population aux situations internationales. L'interculturalisme et la pluralité grandissante de la société ont eu pour effet de changer les termes servant à désigner les différents groupes sociaux qui composent la collectivité québécoise. Le tableau 4.1 les résume.

Interculturalisme
Au Québec, valorisation de la diversité culturelle et intégration à la culture d'accueil majoritaire francophone.

Tableau 4.1 ● Les termes courants de l'approche interculturelle définissant les groupes sociaux

Immigrant	Un immigrant (ou migrant, immigré) est une personne née hors du pays où elle habite.
Ethnie ou groupe ethnique, ethno-culturel	Une ethnie est une population humaine dont les membres partagent une langue, une culture et une histoire communes et ont conscience d'appartenir à une collectivité. Les Québécois forment un groupe ethnique quand ils se définissent comme un peuple, une collectivité distincte.
Nation	Les Québécois francophones forment une nation quand ils se considèrent comme «un groupe ethnique, d'origine autochtone ou provenant d'une immigration assez ancienne, qui habite un pays ou une partie du territoire de celui-ci et qui a pu participer à sa création» (Lafortune et Gaudet, 2000, p. 292). Les Amérindiens et les Inuits constituent les Premières Nations au Québec (peuples premiers).
Communauté ethnique ou culturelle	Une communauté ethnique ou culturelle est un groupe ethnique composé d'immigrants et de leurs descendants au sein d'une société d'accueil. Ces groupes «partagent un héritage culturel distinct (langue, religion, traditions)» (*ibid.*, p. 289). Ainsi, on parlera de la communauté italienne de Montréal, plus importante communauté issue de l'immigration (environ 300 000 personnes actuellement), ou de la communauté juive au Québec, implantée aussi tôt que 1750 et dont l'identité repose sur l'appartenance religieuse.
Minorité ethnique, minorité visible	La notion de minorité ethnique renvoie à une situation politique et sociale où les communautés font l'objet de discrimination en raison de traits physiques, religieux ou culturels. Le nombre de personnes faisant partie d'une minorité n'est pas un critère, puisqu'un groupe peut être majoritaire sur une partie du territoire sans détenir les pouvoirs politiques ou économiques correspondant à son importance numérique. La situation des Noirs en Afrique du Sud pendant l'apartheid en est un exemple. Les nations autochtones au Canada illustrent le statut de nation minoritaire. Le gouvernement canadien utilise la notion de minorité visible dans le recensement où il invite les personnes dont la peau n'est pas blanche à s'identifier dans le but d'évaluer les progrès de leur intégration économique dans la société canadienne.
Race, groupe racisé	Le concept de race réfère au racisme, idéologie prétendument scientifique apparue vers la fin du XIXᵉ siècle dans le but de distinguer les êtres humains sur la base de leurs traits physiques. Le concept de race a été contredit par les découvertes de la biologie et de la génétique. Pourtant, des groupes sont encore nommés selon des catégories ayant une signification raciale, comme la couleur de la peau. On peut donc parler de groupe racisé (Labesse, 2010).

Sources : Lafortune, L., et É. Gaudet. 2000. *Une pédagogie interculturelle*. Montréal : Erpi ; Labesse, M.E. 2010. «Ces gens qui sont les nôtres». *Développement social*, vol. 10, nº 3 (mars 2010), p. 9. [En ligne], www.inspq.qc.ca/Developpement-Social/rds/rds103.pdf#page=1 (Page consultée le 16 septembre 2010)

4.2.3 L'immigration en chiffres : Canada, Québec, Montréal

Des 250 000 immigrants admis en moyenne annuellement au Canada, un peu moins de 20 % s'établissent au Québec. Selon le recensement de 2006, les personnes nées à l'étranger comptaient pour 11,5 % de la population québécoise, comparativement à 19,8 % de la population canadienne (*voir le tableau 4.2, p. 118*) et 28,3 % de la population ontarienne. En 2009, le Québec a accueilli 49 489 nouveaux immigrants (MICC, 2010a), et leur nombre est en hausse depuis 2000.

Dans tous les pays, l'immigration est un phénomène essentiellement urbain. Au Québec, c'est la région métropolitaine de recensement (RMR) de Montréal qui accueille le plus grand nombre

exercice 4.1

Notions de population

À la suite de la lecture du tableau 4.1 sur le vocabulaire interculturel, associez une population pour chacune des notions suivantes : groupe ethnique, nation, minorité, communauté culturelle.

Quelle notion traduirait la situation des Anglo-Québécois, des musulmans du Québec et des Canadiens français du Canada ?

Tableau 4.2 ● **La proportion d'immigrants dans la population : Canada, Québec, Montréal (en nombre et en pourcentage), en 2006**

Canada	Ensemble du Québec	Montréal
Près de 6,2 millions (19,8 %)	851 560 (11,5 %)	740 360 (20,6 %)

Source : Ministère de l'Immigration et des Communautés culturelles (MICC). 2009. *Population immigrée recensée au Québec et dans les régions en 2006 : caractéristiques générales.* Québec, 170 p. [En ligne], www.micc.gouv.qc.ca/publications/fr/recherches-statistiques/Population-immigree-recensee-Quebec-regions-2006.pdf (Page consultée le 16 septembre 2010)

d'immigrants. Selon le recensement de 2006, 86,9 % des personnes nées à l'étranger résidaient dans la région de Montréal, contre 3,1 % dans la région de Québec, 2,7 % dans la région de Gatineau et 1,2 % dans la région de Sherbrooke (MICC, 2009). Ce qui s'explique par un contexte économique plus propice à l'emploi dans une grande ville, et par le fait qu'il s'y trouve davantage d'organismes d'entraide et d'intégration communautaire. Montréal arrive au neuvième rang des villes canadiennes pour la part relative de la population immigrée sur son territoire.

L'immigration est donc un phénomène qui change le visage de Montréal et qui transforme le Québec même si la proportion de personnes issues des communautés ethniques est plus forte dans certains arrondissements de la région métropolitaine.

Figure 4.1 ● **Les immigrants admis au Québec selon les principaux pays de naissance, de 2005 à 2009**

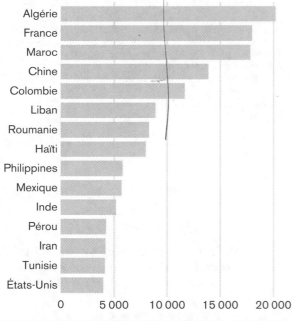

Source : MICC. 2010a. *Tableaux sur l'immigration permanente au Québec, 2005-2009.* Mars 2010, tableau 9a. [En ligne], www.micc.gouv.qc.ca/publications/fr/recherches-statistiques/Immigration_Quebec_2005-2009.pdf (Page consultée le 16 septembre 2010)

4.2.4 Les pays d'origine des immigrants

La figure 4.1 présente le pays d'origine des immigrants au Québec de 2005 à 2009, et le tableau 4.3 trace un portrait des immigrants au Québec et au Canada selon certaines caractéristiques. Les pays d'origine des immigrants se sont diversifiés à partir de la décennie 1970, au moment où la société québécoise commençait à chercher à mieux les intégrer à la société d'accueil francophone. Selon l'historien Paul-André Linteau (2009), c'est à ce moment que l'immigration au Québec est entrée dans une phase radicalement nouvelle. La part non européenne de l'immigration est devenue majoritaire, et les enjeux liés à l'immigration (langue, intégration) ont commencé à être débattus sur la place publique.

La venue de groupes d'immigrants de telle ou telle région du monde est fortement liée aux événements politiques et économiques qui marquent les pays. Rappelons par exemple le régime dictatorial de Duvalier, en Haïti, qui a fait fuir une bonne partie de sa jeunesse scolarisée au cours des années 1960 et 1970. Les Latino-Américains prendront eux aussi le chemin de l'exil durant les années de guerre ou de coups d'État dans leurs pays (Chili, Guatemala et Salvador, entre autres). L'établissement d'un régime communiste à la fin de la guerre du Vietnam amènera les premières vagues d'immigration du Vietnam du Sud, du Cambodge et du Laos. Fuyant leur pays dans des embarcations de fortune — on les appellera les *boat people* —, ils se retrouveront dans des camps de réfugiés en Asie en attendant qu'un pays leur offre asile et secours. Les Québécois se mobiliseront pour faciliter leur installation et

Tableau 4.3 • **Les immigrants admis au Québec en 2009, selon quelques caractéristiques**

Caractéristiques	Nombre ou %	Données supplémentaires
Immigration totale (en hausse depuis 2000)	49 489	—
Catégories d'immigration :		
• immigration économique	69,7 %	Travailleurs qualifiés : 63,4 %
• regroupement familial	20,7 %	Gens d'affaires : 3,4 %
• réfugiés	8,2 %	Autres : 3,0 % (surtout aides familiales résidantes)
• autres (motifs humzanitaires)	1,4 %	Le poids relatif de l'immigration sélectionnée (économique et réfugiés) est de 75,6 %.
Caractéristiques sociales :		
• selon l'âge	69,3 % moins de 35 ans	Population jeune
• selon le sexe	50,3 % hommes 49,7 % femmes	Répartition égale des hommes et des femmes migrants
• selon la scolarité :		Les immigrants âgés de 15 ans et plus sont fortement scolarisés.
– 14 années et plus	65,4 %	
– 12 à 13 années	13,7 %	
– 11 années et moins	15,2 %	
Caractéristiques linguistiques :		
• connaissance du français	64,1 %	78,5 % des immigrants dans la catégorie travailleurs qualifiés connaissent le français.
• anglais seulement	16,1 %	
• ni français ni anglais	19,8 %	
Continents de naissance :		
• Afrique	35,9 %	L'Afrique du Nord compte pour 24,1 % des immigrants.
• Asie	25,1 %	
• Amérique	20,4 %	
• Europe	18,4 %	
Régions projetées de destination :		
• Montréal	72,3 %	Plus de six immigrants sur dix ont l'intention d'intégrer le marché du travail.
• Montérégie	7,9 %	
• Laval	5,3 %	
• Capitale-Nationale	4,7 %	
• Outaouais	2,5 %	
• Estrie	2,1 %	

Source : MICC. 2010b. *Bulletin statistique sur l'immigration permanente 2009.* 8 p. [En ligne]. www.micc.gouv.qc.ca/publications/fr/recherches-statistiques/BulletinStatistique_2009trimestre4_ImmigrationQuebec.pdf (Page consultée le 16 septembre 2010)

leur intégration. Depuis les années 1980, on voit le résultat des lois favorisant l'accueil des immigrants originaires de pays francophones comme Haïti, le Liban, le Maroc et l'Algérie. Depuis la chute du communisme, l'Europe de l'Est et l'ex-Union soviétique ont connu des périodes d'instabilité ou de guerre ayant suscité une forte émigration. Dans les années 1990, le Québec a accueilli des immigrants africains fuyant les guerres et les génocides en Afrique centrale et orientale, comme en République démocratique du Congo (RDC) et au Rwanda. Parmi les immigrants admis depuis le début des années 2000, les Chinois de Hong-Kong et de Chine continentale sont les plus nombreux.

4.2.5 Les catégories d'immigrants

Le fait d'accueillir des immigrants au Québec, qu'il s'agisse de réfugiés, d'investisseurs ou de membres de familles déjà installées, répond à des besoins de notre société — d'ordre démographique, politique et économique — beaucoup plus qu'à une vocation humanitaire. L'immigration internationale contribue à maintenir un solde migratoire positif pour le Québec et participe à l'accroissement total de la population tout en favorisant la croissance économique. Il est vrai que le Québec ne peut se passer de l'apport de l'immigration (Helley, 1992). Le souci, illustré par la politique d'immigration, de favoriser les besoins économiques du Québec, se retrouve dans les critères de sélection des immigrants selon certaines catégories.

La *Loi canadienne sur l'immigration* admet trois principales catégories d'immigrants : les réfugiés, les immigrants économiques et ceux qui se prévalent du regroupement familial. Les immigrants économiques, qui incluent les retraités, les parents aidés et les gens d'affaires (investisseurs ou travailleurs spécialisés), sont sélectionnés par le Québec à partir d'une liste de critères comme le degré potentiel d'adaptabilité, la connaissance de la langue française, la scolarité et la formation professionnelle. La majorité des immigrants admis au Québec depuis 2000 appartiennent à la catégorie des immigrants économiques. En 2009, le taux de chômage des immigrants se situait à 13,7 %, comparativement à 8,8 % pour l'ensemble de la population québécoise (MICC, 2010c, p. 3). C'est le groupe des personnes d'immigration récente (cinq ans et moins) qui est le plus touché par le chômage. Une proportion importante des emplois perdus au Québec récemment était occupée par des immigrants : un emploi sur cinq en 2009 (MICC, *ibid.*).

4.2.6 Le pluralisme social et religieux

Lors du recensement de 2006, 8,8 % de la population québécoise (soit un peu plus de 654 000 personnes) ont déclaré appartenir à une minorité visible (MICC, 2010c). Les Noirs constituent le groupe le plus important (28,7 % de l'ensemble des minorités visibles), suivis des Arabes (16,7 %) et des Latino-Américains (13,7 %). Il faut noter que plus de 30 % des membres des minorités visibles sont nés au Canada alors que 65 % sont immigrants reçus et 4,5 % résidents non permanents.

C'est dans la région métropolitaine de Montréal que résident plus de 90 % des personnes des minorités visibles au Québec. Elles représentent 16,5 % de la population de ce territoire et 26,0 % de la population montréalaise (MICC, 2010c).

Un autre indicateur du pluralisme est la diversification des appartenances religieuses. Le catholicisme domine encore le paysage religieux. Un peu plus de huit Québécois sur dix se disent catholiques en 2001, la perte de croyants étant compensée par les immigrants d'obédience catholique : les Latino-Américains et certains immigrants d'Afrique noire, des Philippines, de la Corée et de la Chine. Près de 55 % des membres des minorités visibles,

regard 4.1

Qu'en est-il des immigrants illégaux ?

Le nombre précis d'immigrants illégaux au Canada est impossible à déterminer. On estime qu'il y a de 200 000 à 500 000 «sans-papiers» (Turgeon, 2006). Il peut s'agir de personnes qui entrent au pays à titre de touristes et y demeurent. Craignant d'être refusées et déportées par les autorités, elles ne complètent pas les démarches nécessaires pour régulariser leur situation.

Un autre phénomène est le trafic d'êtres humains – hommes, femmes et enfants – destiné à combler des emplois dont personne ne veut (Piché, 2008). L'offre d'emplois sous-payés et non qualifiés, comme ceux de laveur de vaisselle, de garagiste, de blanchisseur, d'aide familiale, de couturière, etc., est si grande que s'est créé un marché pour les trafiquants et réseaux de passeurs en mesure de fournir une main-d'œuvre captive. Autant de secteurs économiques, indique François Crépeau, professeur de droit international, «où l'on n'est pas prêt à payer les augmentations de prix qu'amènerait le respect des règles en matière de salaire minimum et des conditions de travail, ce qui implique que l'on fasse appel à des travailleurs clandestins» (Desrosiers, 2005, p. 4). Le spécialiste affirme que les gouvernements ferment les yeux sur les travailleurs immigrants au noir, comme c'est le cas dans de nombreux ateliers de couture à Montréal.

Le resserrement des règles d'entrée au pays, qui favorise l'immigration économique au détriment de l'accueil des réfugiés, entraîne une augmentation du nombre d'immigrants illégaux. Le démographe Victor Piché soutient que, au Canada, l'immigration illégale ne peut pas être extrêmement élevée parce que les États-Unis, seul pays frontalier, jouent un rôle de tampon entre le Canada et les pays plus pauvres du Sud. Partout dans le monde, l'immigration clandestine provient de pays limitrophes.

Quel est alors l'enjeu de la mobilité mondiale des travailleurs ? Que doit faire un gouvernement : pourchasser les immigrants illégaux ou les amnistier ? Le problème est complexe, car il implique des individus dont les parcours sont singuliers. La répression, comme en fait foi ce qu'on observe aux États-Unis (par exemple, en 2010, l'Arizona souhaitait permettre aux policiers de demander ses papiers à toute personne qu'ils suspectent d'immigration illégale), contribue en période de récession et de crise économique à attiser la peur de l'immigrant. Pourtant, la circulation des travailleurs ira en s'accentuant, à cause des besoins changeants de sociétés occidentales vieillissantes.

Sources : Turgeon, J. 2006. «Les immigrants illégaux au Canada». *Perspective Monde*. Université de Sherbrooke. [En ligne], http://perspective.usherbrooke.ca/bilan/servlet/BMAnalyse?codeAnalyse=174 (Page consultée le 26 juillet 2010) ; Piché, V. *Entrevue avec Victor Piché qui discute de la migration internationale et ses conséquences sur le Canada et le monde*. Affaires étrangères et commerce international Canada. Gouvernement du Canada. [En ligne], www.international.gc.ca/cip-pic/discussions/geopolitics-geopolitique/video/piche.aspx?lang=fra (Page consultée le 26 juillet 2010) ; Desrosiers, É. 2005. «Un monde en mouvement». *Le Devoir* (Montréal), 16 et 17 avril 2005, 4 p. [En ligne], www.ledevoir.com/economie/79507/immigration-un-monde-en-mouvement (Page consultée le 16 septembre 2010)

parmi lesquels des Arabes, sont chrétiens (Castel, 2006). Les Églises protestantes arrivent au second rang avec 5 % de la population. L'islam (1,5 %) a devancé le judaïsme (1,4 %), devenant la principale tradition religieuse non chrétienne au Québec (CDPDJ, 2006). Le chercheur en sciences des religions Frédéric Castel confirme que la part des religions non chrétiennes a doublé depuis 1961 et continuera de progresser avec la nouvelle immigration, mais qu'elle concerne moins de 3 % de la population, ce qui contredit le mythe voulant que les minorités religieuses «prennent beaucoup de place» (Castel, 2006, p. 54).

Chaque religion est le lieu d'une grande hétérogénéité dont on ne prend pas toujours la mesure. Tous les catholiques ne sont pas catholiques romains ; pensons aux Églises catholiques orientales. Les Églises orthodoxes sont multiples. Tous les protestants ne sont pas anglophones : au moins le quart des protestants au Québec sont francophones (Castel, 2006). Les Églises protestantes se subdivisent en de nombreuses confessions : anglicane, unie, presbytérienne et évangélique (baptiste, pentecôtiste, etc.). L'islam québécois n'est pas monolithique. Les trois quarts des musulmans sont sunnites, reflétant l'importance des immigrants originaires d'Afrique du Nord activement sollicités par le Québec, mais d'autres musulmans sont chiites, provenant de pays non arabes comme l'Iran. Les bouddhistes, les hindous et les sikhs sont en nombre croissant, les premiers faisant même des convertis chez les québécois francophones.

Au Québec, francophones et anglophones ont bâti deux systèmes institutionnels séparés, le système catholique francophone et le système protestant anglophone. Les membres des groupes culturels et religieux non francophones se sont historiquement intégrés au système anglo-protestant, qui les acceptait, ou ont formé leurs propres réseaux privés à Montréal : institutions juives, chinoises, italiennes ou grecques. La situation a changé dès les années 1970, quand le débat sur la survie du français au Québec a amené le gouvernement à légiférer pour obliger les enfants d'immigrants à fréquenter l'école française. De plus, la majorité des établissements de santé sont devenus publics.

Au cours des années 1990 et 2000, les milieux de travail et d'étude se sont adaptés à la réalité pluriethnique québécoise et ont permis l'expression de la diversité religieuse : port du voile à l'école, respect des interdits alimentaires dans les garderies, respect de rites religieux dans les hôpitaux, etc.

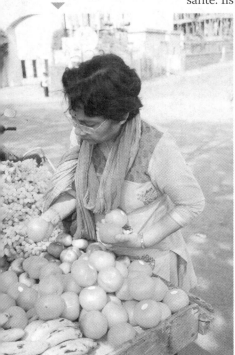

De manière générale, les membres des communautés culturelles ont de meilleures habitudes de vie.

4.3 L'ÉTAT DE SANTÉ GÉNÉRAL DES IMMIGRANTS

Si l'on se fie aux indicateurs de santé au Québec, les immigrants présentent un bon état de santé. Ils ne se distinguent pas de l'ensemble des Québécois en ce qui a trait aux maladies et aux causes de mortalité. Outre le fait qu'ils aient dû passer un examen médical dans les pays où ils ont fait leur demande d'immigration (sauf les revendicateurs du statut de réfugié), les membres des communautés culturelles ont, de manière générale, de meilleures habitudes de vie : ils fument moins, ont une alimentation moins grasse qui comprend une plus grande proportion de fruits, de légumes et de légumineuses, et présentent moins de cas d'obésité à leur arrivée au pays. Par contre, ils pratiquent moins d'activité physique. En santé publique, on parle de l'« effet de bonne santé de l'immigrant » (Nanhou et Audet, 2008). Dans les communautés, quartiers ou agglomérations urbaines où la proportion des immigrants récents est importante, cela se traduit par des données de santé plus favorables et un taux de mortalité plus bas (DSPM, 2007).

Ce portrait global ne rend cependant pas compte des particularités de santé qui pourraient être associées à certaines communautés. De plus, l'état de santé des personnes varie en fonction de la phase migratoire. Cet état de bonne santé semble se détériorer au fil des ans, en raison de l'adoption du mode de vie nord-américain, comme l'ont montré quelques études (Gravel et Battaglini, 2000) portant sur les immigrants de longue date (plus de dix ans).

4.3.1 La santé et la migration

Dans une recension sur la santé des femmes immigrantes, Vania Jimenez (1995) conclut que ces dernières sont, en principe, en bonne santé. Chez les immigrantes, les maladies les plus fréquentes sont les **parasitoses.** Le taux de prévalence varie de 3,7 % à 38 % selon le pays d'origine.

Une étude a indiqué que, dans la population immigrante, les phénomènes de **somatisation** motivaient 35 % des visites chez le médecin. Une autre étude a démontré une prévalence de la dépression de 52 % dans une population de réfugiés (dont 95 % présentaient un symptôme physique) (Jimenez, 1995).

Selon Jimenez, les variations biologiques suivantes sont généralement reconnues :

- L'intolérance au lactose atteint une prévalence de 80 % à 90 % chez les Afro-Américaines et les Asiatiques ;
- Des différences dans le métabolisme de l'alcool pourraient expliquer que certaines communautés, comme la communauté chinoise, évitent la consommation d'alcool ;
- Certains groupes présentent un risque plus élevé de désordres génétiques (favisme, maladie de Tay-Sachs, thalassémie, anémie) ;
- La prévalence de l'hypertension est élevée chez les Afro-Américains.

Le fait de vivre dans un nouveau contexte peut avoir une influence sur la santé physique et mentale des immigrants, surtout dans la période qui suit leur arrivée dans le pays d'accueil. Ce phénomène, connu sous le nom de stress d'acculturation, fait référence aux conditions concrètes et incontournables auxquelles doivent faire face les immigrants dans leur nouveau milieu de vie durant la première phase d'adaptation fonctionnelle, qui est axée sur la survie matérielle. Par contre, des chercheurs ont montré que l'acculturation n'est pas toujours associée à un stress pathogène, et que certains individus ou groupes n'en vivent pas d'effet négatif sur leur état de santé. Au contraire, le fait d'être arrivé dans la société d'accueil peut agir comme un catalyseur positif pour la santé mentale et physique, car les conditions de vie et la sécurité de la personne s'améliorent.

Tous les immigrants doivent s'adapter à leur société d'accueil : remplir des formulaires, trouver un logement, inscrire les enfants à l'école, suivre des cours de francisation, se déplacer sur le territoire, se mettre à la recherche d'un emploi, ce sont là différents aspects exigeants du processus d'adaptation. La croyance populaire selon laquelle les immigrants ne font pas l'effort de s'adapter est erronée de ce point de vue. La phase de l'adaptation fonctionnelle sera suivie de l'intégration sociale et culturelle, qui, elle, peut varier en intensité selon les caractéristiques sociales et démographiques des personnes. Certains facteurs relèvent donc du contexte prémigratoire. L'âge, la connaissance de la langue et le degré de scolarisation du migrant viennent tempérer ou accentuer l'effet des changements. Un jeune qui fréquente le système scolaire ou un parent qui intègre le marché du travail et parle la langue effectuera une intégration réussie plus rapidement que la personne âgée ou l'adulte moins scolarisé. À ces données sociodémographiques se juxtaposent les conditions du départ du pays d'origine : quel est le motif du départ ? La migration est-elle familiale ou individuelle ? Quels sont les projets et les attentes de l'immigrant ?

Le contexte postmigratoire est généralement très exigeant pour l'immigrant. Plusieurs conditions peuvent affecter sa santé mentale, comme une déqualification professionnelle, une mauvaise situation socioéconomique, l'incapacité de parler la langue du pays hôte, la séparation d'avec la famille demeurée dans le pays d'origine ou les attitudes discriminatoires. La situation des réfugiés en attente d'être acceptés en tant qu'immigrants crée une grande vulnérabilité chez ces personnes qui risquent la déportation dans leur pays, là où elles ont connu les menaces, la torture, ou toute autre situation intolérable.

Parasitose
Maladie due à un parasite qui s'est logé dans l'organisme humain.

Somatisation
Traduction en symptômes physiques d'un conflit psychique.

Finalement, on arrive par le biais d'enquêtes particulières auprès des communautés culturelles à distinguer les problèmes de santé propres à un groupe donné[2]. On documente alors le rôle joué par l'appartenance ethnique sur l'état de santé.

4.3.2 La santé et l'ethnicité

Battaglini suggère que la santé est influencée par des facteurs associés à l'ethnicité. Les facteurs associés à l'ethnicité sont « des caractéristiques propres aux membres d'un groupe et qui représentent pour eux des éléments distinctifs de leur identité : des valeurs, des croyances, des pratiques culturelles, des particularités biologiques » (DSPM, 2000, p. 2). Ces facteurs relèvent des grands déterminants de la santé. Puisant dans les réalités de l'appartenance religieuse, Battaglini décrit la manière dont l'engagement religieux peut influer sur les risques de maladie et de mortalité :

- en proscrivant des comportements à risque pour la santé (tabagisme, consommation d'alcool, habitudes liées à la sexualité) ;
- en prescrivant de saines habitudes de vie (alimentation moins axée sur la consommation de viande) ;
- en offrant un soutien moral, émotif ou économique aux membres de la communauté ;
- en créant un climat de religiosité associé au bien-être psychologique ;
- en interdisant ou en autorisant certains actes médicaux ou la consommation de certains médicaments.

En tant que pratiques culturelles, les mutilations génitales féminines détruisent la santé de millions de femmes dans le monde et attaquent leur intégrité physique et mentale. La circoncision masculine, rituel religieux et acte chirurgical ancien et répandu, diminue quant à elle le risque de transmission sexuelle du VIH de la femme à l'homme. Se basant sur des données épidémiologiques, l'ONUSIDA inclut la circoncision adulte masculine dans un ensemble de mesures préventives pour combattre le sida.

4.3.3 La culture et la maladie

Lorsque survient la maladie, de nombreuses voies culturelles se rencontrent. En effet, dans l'épisode morbide, les références culturelles du malade, celles de sa communauté d'appartenance, celles du soignant et celles de l'aidant entrent en jeu.

La culture a été définie de plusieurs façons par les chercheurs en sciences humaines. Elle représente essentiellement des manières de penser, de percevoir et d'agir qui sont communes à un groupe social. Le groupe peut être restreint ou atteindre les dimensions d'une société. Voilà pourquoi on admet qu'il existe une culture globale, celle de la société d'appartenance, et des sous-cultures, celles de milieux ou de groupes sociaux particuliers : les sous-cultures des jeunes, des classes sociales, des groupes ethniques, des femmes, des hommes, d'un hôpital, d'un quartier, etc.

Le modèle culturel de la maladie

L'appartenance à une culture fournit des modèles suivant lesquels sont éprouvés la maladie et ses symptômes. Dans une enquête pionnière de 1952, l'anthropologue Mark Zborowski a étudié les composantes culturelles de la douleur chez trois groupes ethniques

---

2. Santé Québec a réalisé des monographies portant sur la santé des communautés culturelles haïtiennes (1997), chinoise (1997), maghrébine et moyen-orientale (1997), et latino-américaine (1996) vivant au Québec (www.stat.gouv.qc.ca).

aux États-Unis : des Américains d'origine italienne, juive et protestante (de souche). Tandis que les membres des deux premiers groupes exprimaient de manière très émotionnelle leur douleur, les Américains de souche tendaient à la minimiser et à demeurer stoïques. Ils ne se plaignaient pas, considérant l'expression des émotions comme gênante. Pour les Italiens, les plaintes étaient exprimées fortement et l'expérience de la douleur immédiate. Une fois apaisée, elle laissait peu de souvenirs. Les Juifs, quant à eux, étaient davantage préoccupés des conséquences à long terme. Leur anxiété ne s'effaçait pas avec la disparition de la douleur (Enyouma *et al.,* 2007).

La culture exerce aussi une influence sur la reconnaissance de la maladie. Un ensemble de symptômes peut être défini comme une maladie pour un groupe social donné, et donner lieu à un diagnostic, à des mesures préventives et à un traitement. On parlera dans ce cas de syndrome culturellement conditionné ou construit (SCC) (Massé, 1995). Ce syndrome traduit des valeurs et des normes centrales, des préoccupations majeures au sein du groupe. On constate de tels syndromes tant dans les sociétés occidentales que non occidentales. Massé identifie l'épuisement professionnel, l'anorexie mentale, le syndrome de la ménopause et le syndrome prémenstruel comme étant des SCC propres à l'Amérique du Nord. Le journaliste américain Richard Louv a documenté en 2005 un « syndrome du manque de nature » (*nature-deficit disorder*) chez les enfants des pays industrialisés. La majorité des enfants ayant grandi depuis les années 1960 souffriraient à des degrés variables d'un non-accès à la nature qui affecterait leur bien-être physique et mental (Gobeil, 2010). Passer du temps dans la nature améliorerait l'attention des enfants hyperactifs et diminuerait leur stress. Le *koro* est une manifestation d'angoisse masculine à l'idée que le pénis est en train de disparaître à l'intérieur du corps ou de rapetisser. On rencontre ce syndrome au sud de la Chine et dans quelques pays africains. L'*ataque de nervios,* que l'on constate dans les communautés latino-américaines et méditerranéennes, est un état de panique accompagnée de tremblements, de chaleurs, de pression à la poitrine et de relative paralysie des membres. Bon nombre de ces syndromes sont abordés en psychiatrie transculturelle.

La culture populaire québécoise a aussi légué quelques syndromes, comme la « dépression nerveuse » et la « haute pression », qui ne correspondent pas toujours aux définitions de la médecine scientifique.

4.3.4 Les dimensions biologique, signifiée et socialisée de la maladie

Dans la pratique clinique occidentale, la maladie est le plus souvent traitée selon le modèle biomédical. Elle est donc examinée et interprétée au regard de sa dimension biologique.

Toutefois, la réalité biologique de la maladie ne constitue qu'un aspect de celle-ci. Deux autres dimensions sont à l'œuvre dans l'expérience de la maladie : les dimensions individuelle et sociale. À la suite des chercheurs Eisenberg, Kleinman et Young, Massé (1995) utilise trois termes reliés à la maladie pour exprimer ces dimensions : *disease* ou maladie-réalité biologique, *illness* ou maladie signifiée, et *sickness* ou maladie socialisée.

La maladie-réalité biologique désigne les anomalies ou le dysfonctionnement des organes ou du système physiologique. Elle renvoie à tout état pathologique et constitue la sphère privilégiée d'intervention de la médecine. Il s'agit de la maladie dans son acception biomédicale. Le clinicien en observe les signes et la définit techniquement selon des critères scientifiques objectifs.

La maladie signifiée évoque les perceptions et les expériences des problèmes de santé comme les ressent une personne. Cette dimension représente davantage les aspects **idiosyncrasique** et psychologique de la maladie. Comment une personne expérimente-t-elle la maladie ? Comment perçoit-elle les symptômes et les dysfonctions reliés à celle-ci ?

Même si elle se situe sur le plan individuel, la maladie signifiée est aussi influencée par la culture. La réaction du malade aux symptômes, sa façon d'interpréter ces derniers et sa recherche d'aide sont autant de réponses culturellement orientées. De plus, le malade se trouve à faire participer son entourage, les membres de sa famille et son réseau social à l'expérience de la maladie.

Par exemple, lorsqu'une personne devient malade, la maladie signifiée entre en jeu. La personne expérimente d'abord des symptômes, auxquels elle donne une signification. Selon la signification qu'elle leur accorde, elle décidera de chercher de l'aide auprès de membres de son réseau social ou de spécialistes de la santé. Dans un deuxième temps, la consultation médicale étiquettera la maladie en tant que réalité biologique.

Par contre, si les symptômes ne sont pas décodés par la personne, la maladie, pour elle, n'a pas de réalité biologique, elle n'existe pas. Pensons à l'hypertension. Une personne qui souffre d'hypertension de manière asymptomatique risque de ne pas se considérer comme malade, de nier sa maladie et même de ne pas se rendre en consultation ou de refuser la médication prescrite, le cas échéant.

Finalement, il existe une troisième dimension de la maladie, qui passe souvent inaperçue. Il s'agit de la maladie socialisée, qui renvoie à la charge symbolique que le groupe social accorde à la maladie et qui est à la source de l'interprétation qu'en donne la personne atteinte. Nous parlons ici de la dimension socioculturelle de la maladie. Celle-ci est-elle associée à la mort ? Est-elle perçue comme étant bénigne ou dangereuse ? Fait-elle peur ? La tient-on secrète ou, au contraire, jouit-elle d'un statut spécial ? Par exemple, le cancer était associé à la mort jusque dans les années 1980. Aujourd'hui, il est devenu le symbole de la lutte pour la guérison, de l'espoir. Le sida l'a remplacé dans l'imaginaire collectif en tant que maladie incurable. Traditionnellement, le cancer était perçu comme une maladie qui ronge le corps de l'intérieur. Certaines recettes recommandaient même de mettre sur l'organe cancéreux de la viande pour nourrir le cancer de l'extérieur et le faire sortir du corps !

Le sens ou la représentation que le groupe accorde à la maladie donne lieu à des modèles étiologiques populaires et à des processus thérapeutiques qui, autrefois, faisaient appel à une panoplie de recettes et de directives puisées dans la **pharmacopée** traditionnelle familiale. Ce corpus de connaissances, d'explications et de traitements traditionnels appartient au **savoir populaire** d'une communauté. Ce savoir est transmis des aînés aux plus jeunes et fournit souvent une première réponse à un problème de santé, avant que les personnes n'entreprennent de se tourner vers l'institution de la santé. Dans le savoir populaire, les croyances et les pratiques culturelles transmises entre les générations sont amalgamées avec des parcelles de connaissance scientifique. Le savoir populaire met en brèche la neutralité anonyme, froide, du savoir scientifique. Ainsi, tel membre de la famille qui fume depuis 40 ans et se porte bien servira de contre-exemple aux données scientifiques incriminant le tabagisme dans le cancer du poumon ou les maladies cardiaques. Ou encore, une personne refusera de prendre des médicaments parce que l'absorption de produits dits naturels lui réussit. En somme, la logique explicative et thérapeutique du savoir populaire diverge de la logique scientifique et peut lui faire concurrence.

Dans un contexte interculturel, les dimensions socialisée et signifiée de la maladie prennent une place importante au cours de la rencontre clinique. Des problèmes de

Idiosyncrasie
Disposition d'une personne à réagir de façon particulière.

Pharmacopée
Ensemble de remèdes.

Savoir populaire
Ensemble de significations et d'explications de la maladie ancrées dans les croyances culturelles.

Les remèdes populaires traditionnels

Dans une recherche québécoise portant sur l'ethnomédecine, l'anthropologue Francine Saillant a recensé 4 292 recettes de médecine populaire. Selon elle, il a existé au Québec une authentique culture des soins, qui a été transmise par le biais de savoirs et de pratiques thérapeutiques dans l'espace du groupe familial.

Pour purifier et harmoniser le corps, on prépare et on fait boire d'innombrables boissons chaudes, tisanes, mixtures ou décoctions qui agissent localement ou sur l'ensemble du corps. Queues de cerise, tripe de roche, graines de citrouille, cheveux de blé d'Inde, graines de lin, sapin, camomille, saule, absinthe, soufre, mélasse, moutarde sèche, oignons et pommes de terre ne sont que quelques-unes des matières végétales ou minérales mises à contribution.

Pour soulager le corps malade, encore une fois les tisanes, mixtures, compresses et sirops sont préparés à l'aide d'une très grande diversité d'ingrédients médicinaux. Les rhumes et les grippes sont l'objet privilégié des soins traditionnels familiaux, de même que les rhumatismes. On essaie en général d'engourdir le mal, de calmer la douleur. Ainsi, on soulagera le mal d'oreille avec la chaleur de la fumée de pipe soufflée dans le conduit auditif.

Source : Saillant, F. 1990. « Les recettes de médecine populaire : pertinence anthropologique et clinique ». *Anthropologie et sociétés*, vol. 14, n° 1, p. 93-107.

communication peuvent naître de l'antagonisme entre savoir scientifique et savoir populaire : l'intervenant et le malade se sentiront mal compris l'un de l'autre à cause du fossé séparant leurs systèmes de croyances respectifs.

Le tableau 4.4 résume les trois dimensions de la maladie. Le tableau 4.5, à la page suivante, présente quelques modèles explicatifs de la maladie selon des systèmes de croyances particuliers.

Tableau 4.4 ● Les trois dimensions de la maladie

Dimension de la maladie	Caractéristiques
Maladie-réalité biologique (*disease*)	• Dysfonctionnement des organes • État corporel pathologique • Sphère d'intervention de la médecine • Modèle biomédical de la maladie • Maladie définie selon des critères scientifiques
Maladie signifiée (*illness*)	• Expérience individuelle de la maladie • Perceptions et significations que donne la personne à la maladie • Aspects idiosyncrasique et psychologique de la maladie • Expérience influencée culturellement
Maladie socialisée (*sickness*)	• Processus social d'attribution d'une signification à la maladie • Façon dont la société nomme et caractérise la maladie • Signification sociale de la maladie • Signification renvoyant à l'étiologie et à la pharmacopée populaires

Tableau 4.5 ● Les systèmes de croyances par rapport aux maladies

Système de croyances	Caractéristiques	Illustrations
Centré sur le patient	• Mauvais fonctionnement du corps relié au régime alimentaire, aux comportements et aux habitudes de vie. • Processus mentaux et psychologiques influant sur la maladie («avoir un bon moral»). • Facteurs liés à la constitution de la personne : vulnérabilité personnelle, cause mécanique, mauvaises conditions de vie antérieures.	• Maladies cardiovasculaires. • Troubles physiques provoqués par le deuil. • «Il a une faiblesse au poumon.»

Centré sur le monde naturel	Nature et harmonie dans l'environnement naturel
	• Théorie du chaud et du froid
	  – Répandue en Amérique latine et en Jamaïque.
	  – Aliments, plantes et médicaments classés comme étant «chauds» ou «froids».
	• Théorie du yin et du yang
	  – Répandue dans plusieurs cultures asiatiques.
	  – Yin : énergie négative (féminine) synonyme d'obscurité, de froid et de vide.
	  – Yang : énergie positive (masculine) synonyme de lumière, de chaleur.
	  – Les organes, les aliments et les maladies sont yin, yang ou neutres.
	  – La santé est le parfait équilibre entre le yin et le yang.
	• Théorie des humeurs corporelles
	  – La santé résultant de l'équilibre des quatre humeurs corporelles : sang (chaud et humide), flegme (froid et humide), bile jaune (chaude et sèche), bile noire (froide et sèche).
	• Théorie des éléments
	  – Dans la communauté chinoise, système basé sur cinq éléments : feu, eau, métal, terre et bois.
	  – Médecine ayurvédique (Inde) : les cinq éléments de base engendrent trois humeurs (sang, bile, flegme).
	• Autres systèmes de croyances
	  – Selon les Amérindiens, la maladie résulte du non-respect de l'harmonie entre l'homme et la nature.
	  – Dans plusieurs cultures, les courants d'air sont générateurs de maladies.
		• Une maladie froide (l'arthrite) est soignée par un traitement chaud (la cannelle).
		• Une maladie chaude (ulcère ou diarrhée) est traitée par un aliment froid (noix de coco ou banane).
		• Les maladies provoquées par un excès de yin (troubles cardiaques) seront traitées par des aliments et des médicaments chauds (gingembre).
		• La constipation (yang) sera traitée par un aliment froid (melon d'eau).
		• Théorie ancienne en Occident, encore présente dans le langage courant.
		• Se traite par des saignées et des purgations.

Centré sur le monde social	Le blâme de la maladie est jeté sur quelqu'un d'autre que le patient. • Certaines personnes causent la maladie en fixant les yeux sur quelqu'un ou en le touchant.	• Le «mauvais œil».
Centré sur le monde surnaturel	Quelqu'un intervient auprès du monde surnaturel. • Dans plusieurs cultures, les soignants doivent pouvoir transiger autant avec le naturel qu'avec le surnaturel (le chaman, l'officiant vaudou, le prêtre). • Toutes les forces surnaturelles peuvent être en cause : la religion, les esprits, la magie ; la maladie est une punition pour un péché ; des esprits malfaisants pénètrent dans le corps et causent la maladie.	• Dans le système traditionnel haïtien, les symptômes (gesticulations, cris, incantations, monologues) font partie du processus d'autoguérison. • Prières et repentirs, exorcisme.

Sources : Ferreri, P. 1993. «Médecine familiale et soins transculturels». *Le médecin du Québec*, vol. 28, n° 2 ; Jimenez, V. 1995. «La femme immigrante». Dans H. Bélanger et L. Charbonneau (dir.). *La santé des femmes*. Montréal : EDISEM/ Maloine/Fédération des médecins omnipraticiens du Québec, p. 915.

Le cancer : maladie signifiée et maladie socialisée

La culture émerge de tous nos sens et de toutes nos actions. L'expérience de la maladie constitue un moment exceptionnel de mise en œuvre des codes culturels : ceux des soignants, ceux des soignés, ceux de l'institution médicale et ceux que véhiculent les médias. Comment ces systèmes se mettent-ils en place et se rejoignent-ils dans la construction sociale d'une maladie, le cancer ? Tel est le thème central d'une étude d'anthropologie clinique effectuée de 1982 à 1985 auprès de Québécois traités pour diverses formes de cancer.

Les malades cherchent à comprendre d'où vient leur maladie en puisant dans les événements qui ont jalonné leur vie. Ainsi, des habitudes de vie et de l'usure du corps, diront-ils :

« Moi, j'ai fumé toute ma vie, ça ne m'a pas aidé, mais moi, la maladie, c'est pas la cigarette qui l'a amenée, c'est la misère. »

« J'ai toujours nourri [allaité] mes enfants, y disent quand on nourrit, c'est mieux pour la femme, y en a qui ont jamais nourri, sont pas pires, pis je l'ai pareil... »

« Je pense que je commence à me demander si c'est pas le stress qui peut causer ça... Je suis une personne bien nerveuse, bien stressée tout le temps, je m'énerve, je garde tout en dedans, plus j'y pense, plus je suis malade, plus je pense que ça peut dépendre de ça, la nervosité, le stress. »

« C'est peut-être mes 25 ans de cigarettes par jour, pis j'étais bronchite avec ça, ça a pas aidé. On l'a tous le cancer, mais on ne le développe pas tous. P'têt ben que toutes mes radiographies cet hiver... j'en ai eu une trentaine... peut-être que ça a développé ça aussi, et le monde fou qu'on a, hein ? »

La culture des thérapeutes est caractérisée par l'incertitude des connaissances et l'idéologie de l'espoir ; la culture des soignés rejoint une culture médicale populaire, axée sur le maintien d'un bon moral et d'innombrables représentations du cancer en tant que mal qui ronge de l'intérieur.

Ces deux idéologies, celle de l'espoir et celle du bon moral, convergent dans la construction d'une culture clinique où seront établies les modalités de la survie quotidienne. Le patient doit apprendre le nouveau rôle de malade chronique : il doit conserver un degré élevé d'autonomie, vivre au jour le jour, collaborer avec les thérapeutes à la recherche d'un meilleur état de santé, ne pas trop parler de la maladie, accepter et diffuser parmi les autres malades le principe de la guérison. Le médecin, quant à lui, essaiera de préserver la confiance du patient : il s'agira de le rassurer, et de généraliser ou de particulariser son état (il n'y a pas deux cas semblables), d'éviter le mot « cancer » (relié dans l'imaginaire social à la mort) et de trouver le niveau de vérité acceptable.

Source : Saillant, F. 1988. *Cancer et Culture*. Montréal : Albert Saint-Martin, p. 19, 221, 225 et 258.

Les trois dimensions de la maladie

Initiez-vous aux diverses dimensions de l'expérience de la maladie. Prenons une maladie fréquente au Québec : la grippe. Que pourriez-vous dire de la grippe selon les dimensions biologique, signifiée et socialisée ? Qu'est-ce qui caractérise cette maladie dans la culture québécoise ?

De façon individuelle :

1. Décrivez la dimension « maladie-réalité biologique » de la grippe ;

2. Décrivez la dimension « maladie signifiée » de la grippe ;

3. Décrivez la dimension « maladie socialisée » de la grippe.

Vous trouverez des éléments de réponse à cet exercice dans la section « Étudiant » au www.cheneliere.ca/lacourse

En groupe-classe, mettez en commun les éléments que vous avez fait ressortir pour chacune des dimensions. Essayez de construire une représentation globale de cette maladie selon la façon dont une personne du Québec la vit et selon la manière dont la société québécoise la définit.

4.4 LA CULTURE DANS UNE SITUATION DE SOINS

Arthur Kleinman, psychiatre et anthropologue américain, s'est fait connaître pour ses nombreuses publications portant sur la construction culturelle des maladies, et plus particulièrement sur l'étude transculturelle de la dépression. Son étude classique sur la dépression et la neurasthénie en Chine montre à quel point la maladie est socialisée (Kleinman et Kleinman, 1985).

4.4.1 La dépression et la neurasthénie en Chine

Kleinman raconte le cas suivant. En 1978, une jeune résidente en médecine familiale reçoit en consultation une dame chinoise âgée de 63 ans, réfugiée aux États-Unis depuis 1975 à la suite de la guerre du Vietnam. Celle-ci se plaint des symptômes suivants : pression sur la poitrine, souffle court, étourdissements et difficultés respiratoires, mais elle n'a aucune histoire connue de crise cardiaque ou d'hypertension.

La résidente conclut à une angine de poitrine avec forte possibilité d'ischémie fonctionnelle de classe II. Au cours des huit mois qui suivent, la patiente reçoit des médicaments pour des troubles cardiaques. Plusieurs effets secondaires de la médication surgissent ; la patiente ne rapporte pas d'amélioration quant à sa douleur poitrinaire et cesse de suivre le traitement.

À cette époque, Kleinman dirige des séminaires d'étude sur l'approche transculturelle de la santé et de la maladie. Plusieurs recherches l'ont amené à conclure qu'il existe un modèle culturel de la dépression. Il a effectivement constaté que, chez les patients chinois, il est très fréquent de somatiser les désordres psychiatriques. Les plaintes somatiques, c'est-à-dire les plaintes physiques, sont plus légitimes dans la société chinoise que les plaintes psychologiques. Elles deviennent un moyen habituel d'exprimer une détresse mentale. La dépression est généralement expérimentée sous la forme d'une maladie du cœur. Le patient exprime une sensation physique de pression sur la poitrine ou dans la région du cœur. Le fait de se sentir oppressé signifie qu'on éprouve de la tristesse, de la mélancolie.

La dépression en Chine a une connotation sociopolitique. Le fait d'être déprimé, démoralisé et désespéré dénote une forme de désengagement politique et social qui a été stigmatisée dans la Chine de la révolution culturelle (1966-1976). Il s'agit donc d'un diagnostic menaçant (Massé, 1995). Par ailleurs, Kleinman a aussi constaté que le diagnostic de neurasthénie est fréquemment posé par les médecins chinois, alors même que cette catégorie diagnostique a été mise au rancart par la psychiatrie nord-américaine à partir des années 1980. En Chine, la neurasthénie est perçue comme une atteinte biologique se traduisant par une fatigue mentale et physique, un épuisement du système nerveux central, de l'insomnie et une tension musculaire. Le psychiatre-anthropologue conclut que la neurasthénie serait une variante somatisée de la dépression, variante qui est cependant culturellement acceptée pour exprimer une détresse mentale (la maladie signifiée) sur la base de symptômes physiques (la maladie biologique).

Comment faut-il soigner la patiente chinoise ?

Dans le cas de la patiente chinoise, la résidente la revoit et approfondit le questionnaire sur son histoire de vie. Des informations ressortent : les symptômes durent depuis 30 ans, elle a toujours accompli un travail épuisant, a été battue par son mari, a dû abandonner à deux reprises tous ses biens et sa famille pour s'exiler. À la suite de ces entretiens, la résidente prend en considération un diagnostic de dépression et suggère à sa patiente un antidépresseur en le présentant comme étant un médicament très bon qui lui a été recommandé pour les problèmes de cœur chez les personnes asiatiques, tout en maintenant la prescription de médicaments pour les troubles cardiaques.

Cette étude de cas montre bien les relations entre les différentes dimensions de la maladie : la maladie expérimentée par les personnes, la maladie socialisée et la maladie biologique.

4.4.2 L'approche interculturelle : une nouvelle sensibilité

Les services sociaux et les services de santé sont particulièrement touchés par les effets des mouvements migratoires au Québec, surtout à Montréal, où se concentrent les immigrants, et maintenant dans d'autres villes comme Gatineau, Trois-Rivières, Québec et Sherbrooke.

De plus en plus, dans les hôpitaux, les professionnels soignent des personnes qui ont d'autres conceptions de la mort, de la maladie et de la santé. Les travailleuses sociales interviennent dans des conflits familiaux où la conception de l'autorité parentale et conjugale est différente. Les éducatrices dans les garderies et les enseignantes à l'école primaire sont en contact avec des parents qui perçoivent autrement l'éducation des enfants.

Dans les domaines social et sanitaire, il n'y a d'ailleurs pas que la clientèle qui soit moins homogène. En effet, plusieurs intervenants appartiennent eux-mêmes à diverses communautés culturelles. Bien qu'ils aient été formés au Québec, leur présence dans les institutions gouvernementales manifeste la diversité sociale et culturelle du Québec. Le CSSS de la Montagne, issu du regroupement du CLSC de Côte-des-Neiges, du CLSC Métro et du CLSC de Parc-Extension, dessert une population largement immigrante alors que 44 % des personnes résidant sur son territoire sont nées à l'extérieur du Canada (62 % pour Parc-Extension). La majorité du personnel parle une troisième langue autre que le français et l'anglais.

Comment cela influe-t-il sur les services de santé offerts ?

La diversité des groupes ethniques et la multiplicité de leurs références culturelles soulèvent des problèmes au moment de la prestation de services. Deux phénomènes sont soulevés. D'une part, étant donné qu'il faut assurer des services à des clientèles d'origines culturelles variées, les problèmes de communication qui surgissent sont particulièrement aigus dans un contexte clinique. Les résultats d'une recherche effectuée en 1991 auprès d'intervenants travaillant dans les milieux de l'obstétrique de l'hôpital Sacré-Cœur de Montréal l'ont d'ailleurs révélé avec acuité. Cet hôpital se caractérise par une clientèle où la proportion des patients d'origines ethniques diversifiées est très élevée. Œuvrant auprès des femmes enceintes, les intervenants relèvent de façon pratiquement générale des problèmes de communication, soit la communication linguistique et la communication médicale (information et recommandations de soins) (Dupuy-Godin *et al.*, 1996).

La communication linguistique et médicale

Il semble que les problèmes de communication, sur le plan linguistique, touchent davantage les intervenants de la santé que les patients. « Malgré leur connaissance souvent limitée du français ou de l'anglais, la très grande majorité des bénéficiaires rencontrées ne mettent en évidence aucune difficulté de communication linguistique puisqu'elles semblent se fier à la fois au système médical québécois et aux interprètes disponibles. Les intervenants, par contre, relèvent de façon pratiquement générale les problèmes de communication liés à la langue. C'est ainsi le cas pour 92 % des personnes intervenant en milieu hospitalier et pour l'ensemble des médecins rencontrés. » (Dupuy-Godin *et al.*, 1996, p. 439)

Pour les médecins en particulier, les problèmes de communication perturbent le déroulement de l'entretien médical. Par exemple, quand le conjoint de la patiente sert d'interprète, «la qualité de sa traduction n'est pas toujours sûre. [...] le conjoint peut être mal à l'aise à cause des tabous relatifs à la sphère de la reproduction, dont les hommes sont le plus souvent exclus dans le contexte de leur culture d'origine. Il peut prendre l'initiative de formuler des réponses, sans toujours écouter la conjointe. Ainsi, un conjoint bienveillant a répondu: "Je sais tout d'elle, elle me dit tout, je n'ai pas à la questionner" » (Dupuy-Godin *et al.*, *ibid.*). Les mêmes difficultés se posent lorsque c'est un jeune enfant de la patiente qui assure la traduction, celui-ci étant alors exposé à des informations qui relèvent de l'intimité de la mère (menstruations, contraception, sexualité, etc.).

L'intervenant n'est jamais certain de la compréhension qu'a le patient, même lorsque ce dernier parle le français ou l'anglais. La distance culturelle est alors manifeste. On comprendra difficilement, par exemple, l'alimentation des femmes immigrées enceintes, élaborée en respectant des interdits alimentaires d'ordre culturel ou religieux. Les résistances à l'observance du suivi médical peuvent aussi s'avérer difficiles à décoder. Tout cela prend plus de temps. «[...] il est fréquent que l'intervenant ait à expliquer plus longtemps les consignes, dans la mesure où les références, les modes de communication, la compréhension de la maladie et de la santé ne sont pas les mêmes. On appelle cette caractéristique la distance culturelle, manifeste notamment chez les personnes d'immigration récente » (Battaglini, 2007, p. 4).

Les professionnels du système de santé québécois sont placés devant une nouvelle réalité à laquelle leur formation classique ne les a pas préparés. S'ils arrivent à trouver des moyens de s'en tirer, une très forte majorité d'intervenants désireraient avoir accès à une formation continue à la diversité culturelle afin de parfaire leurs interventions en contexte pluriethnique (Battaglini, 2007).

L'autre phénomène auquel doit répondre le système de santé vis-à-vis de la clientèle d'immigration récente (moins de 10 ans) est l'utilisation des services de santé. En effet, les immigrants récents utilisent moins les services de santé (Nanhou et Audet, 2008), les services préventifs en particulier, et, s'ils le font, les modalités de cette utilisation peuvent être problématiques. Selon Battaglini, les immigrants récents passent très souvent par les services sans rendez-vous (moins de la moitié ont un médecin de famille) et, lorsqu'il y a rendez-vous, il est très fréquent qu'ils l'annulent (Battaglini, 2007). Les auteurs sont unanimes à affirmer que le respect des rendez-vous (le rapport au temps) n'est pas perçu comme une nécessité. Il y a là un apprentissage culturel à faire. Une partie du temps de l'intervention clinique devra donc porter sur l'importance d'honorer les rendez-vous. Comme les interprètes se présentent à heures fixes, le non-respect des rendez-vous empêche d'optimiser cette ressource (Battaglini, 2007).

Les mêmes difficultés de communication des intervenants médicaux avec des groupes culturels ont été étudiées chez les autochtones. On pourra établir une

Les interventions infirmières auprès des autochtones

« L'efficacité des soins donnés aux membres de groupes culturels tient essentiellement à la qualité de la communication entre clients et intervenants. » Telle est la conclusion d'une recherche sur le modèle d'approche des problèmes de santé des autochtones qui a été réalisée au centre hospitalier de Roberval. L'hôpital dessert le territoire d'une réserve de la nation montagnaise.

Les perceptions des infirmières et des autochtones au sujet de leurs interactions étaient au centre du questionnement, et les autochtones ont bien fait ressortir que la communication était difficile avec le personnel hospitalier : ce dernier utilise un langage trop technique, ce qui est intimidant, et les autochtones ont l'impression que leurs plaintes ne sont pas prises au sérieux. Certains disent avoir été soignés pour des problèmes dont ils ignorent encore le nom. Tous les Montagnais se soignent à l'aide de plantes médicinales et de tisanes ancestrales, en parallèle avec les traitements modernes ; ils sont certains de leur complémentarité et croient même que le traitement moderne, seul, serait sans effet, alors que le remède traditionnel pourrait, à lui seul, venir à bout de la plupart des maux. Les infirmières déplorent cette double médication, fréquente tant chez les autochtones que chez les autres Québécois, mais, étant donné que les patients ne leur en parlent pas, elles n'abordent pas le sujet. Les problèmes de communication sont donc manifestes : l'infirmière doit décoder les situations si le patient filtre l'information.

Le rôle du silence, aussi, est bien différent. Chez les Montagnais, le silence est valorisé et indispensable si l'on veut comprendre les besoins de l'autre. Il rend toutefois les infirmières mal à l'aise. La valeur accordée au temps varie également, puisque « les autochtones ont une vie moins réglée par une horloge et tournée vers le présent » et que les intervenants (surtout à l'urgence !) conçoivent le temps comme quelque chose de très minuté, et sont orientés vers l'avenir. Enfin, les infirmières manifestent des attitudes discriminatoires à l'égard des autochtones, ce qui renforce les attitudes de méfiance chez les patients. Les autochtones, à l'instar d'autres groupes culturels minoritaires, ont besoin que les intervenants des services de santé aient une meilleure connaissance de leurs conditions de vie afin de réduire les préjugés et d'amorcer une collaboration tenant compte des problèmes réels de la communauté. Les autochtones doivent être informés sur les rôles de l'hôpital et des différents intervenants. La bonne volonté et le respect réciproques sont, de l'avis des participants, des pas positifs dans cette direction.

Source : Lutumba Ntetu, A., et J.-D. Fortin. 1996. « Pour un réajustement des approches auprès des autochtones ». *L'infirmière canadienne,* mars 1996, p. 42-46.

comparaison entre les besoins de formation des médecins dans leur approche des femmes immigrantes enceintes et ceux constatés chez les infirmières de l'hôpital de Roberval intervenant auprès d'une communauté autochtone. Interrogés dans le cadre d'une recherche, les patients autochtones et les infirmières ont décrit de nombreuses situations où la qualité de la communication était un enjeu fondamental dans l'interaction de soins.

4.5 LES REPÈRES POUR UNE PRATIQUE INTERCULTURELLE

Comment doit-on intervenir dans une pratique de soins interculturels ? Existe-t-il des méthodes éprouvées, des directives à suivre, des recettes à appliquer ?

4.5.1 L'absence de recettes

Le principal écueil qui guette un intervenant ou un professionnel, quel que soit par ailleurs son champ de travail, est certainement l'idée qu'il puisse exister des recettes à appliquer selon les communautés culturelles. Fortin et Carle y vont d'une mise en garde contre la tentation de réduire la culture à une approche essentialiste, axée strictement sur les facteurs culturels et ethniques. Pour les chercheuses, une véritable intervention en contexte pluraliste implique obligatoirement la connaissance et la prise en compte des trajectoires sociales des migrants. « Une meilleure connaissance (ou connaissance tout court !) de la structure familiale locale et transnationale et des dynamiques relationnelles au sein de celle-ci, [d]es ressources sociales et économiques dont dispose la famille et [du] parcours social (et migratoire) permettra de mieux comprendre la souffrance exprimée, la relation au corps, les systèmes de la signification ou encore l'acceptation ou la résistance aux traitements suggérés. » (Fortin et Carle, 2007, p. 15) Il existe entre les membres d'une même communauté culturelle des différences, rattachées à l'âge, au sexe, au statut social et religieux, à la scolarité, à la profession, au milieu de vie d'origine et au contexte de la migration, qui influent sur le rapport à la santé. Le témoignage d'un pédiatre d'une unité de pédiatrie interculturelle (UPI) d'un hôpital de Montréal le confirme : « En réalité, on a rien inventé... parce que même dans un Montréal cosmopolite, la diversité dépasse la pluriethnicité. On ne parle pas de la même façon à quelqu'un qui vient d'un quartier favorisé et qui s'appelle Tremblay [un patronyme local] qu'à quelqu'un qui vient d'une région rurale éloignée et qui s'appelle Tremblay. Pourtant, ils s'appellent tous les deux Tremblay et viennent du même pays – mais ils n'ont pas les mêmes réalités environnementales [et] socio-économiques. [...] Donc c'est tout ça le pluralisme, en plus de la religion, de la couleur de la peau, de l'origine ethnique... (Médecin, pédiatre, 18 années d'expérience professionnelle) » (Fortin et Carle, *ibid.*).

Une des qualités essentielles d'une bonne relation entre un professionnel et un patient consiste à observer la personne et à lui permettre d'exprimer sa réalité « Qui est devant moi ? Qu'a-t-il vécu pour se rendre ici ? Quels obstacles a-t-il surmontés ? Que sait-il de sa maladie ? Qu'en dit-il ? Quelles sont ses pratiques culturelles ? Quel est son système de croyances ? »

Au cœur de la communication interculturelle se trouvent certaines compétences préalables reliées aux attitudes et aux comportements.

4.5.2 La reconnaissance de deux cultures

Dans tout échange interculturel, deux cultures sont mises en présence. Il s'agit des **cultures d'appartenance** du professionnel et du patient.

Il est indispensable de reconnaître que le médecin, l'infirmière et tout autre intervenant du milieu hospitalier possèdent aussi des valeurs ; ces valeurs relèvent de la culture nord-américaine. Elles orientent leur perception de la maladie et du rôle de patient, guident les interventions, les conditions de leur réalisation, les choix alimentaires et les autres décisions prises pour les personnes malades.

Pensons aux valeurs de l'infirmière. Pour une infirmière, la notion de santé optimale implique celle d'individualisme. Les besoins de la personne passent avant ceux de sa famille ou de sa communauté. Dans de nombreux groupes culturels, on constate l'inverse : les besoins de la personne sont assujettis au bien-être et aux intérêts du groupe et de la famille.

Culture d'appartenance
Culture dans laquelle on vit, culture d'origine.

Songeons à une autre valeur implicite chez les infirmières: la démocratie. Chaque personne a le même droit quant au temps attribué aux soins. On hésitera à consacrer plus de temps à la communication, considérant que ce temps excède la répartition habituelle. Or, dans de nombreuses cultures, il est essentiel d'accorder du temps à la prise de contact et à la connaissance mutuelle avant d'en venir au but de la rencontre. De plus, la valeur occidentale du travail est associée au rendement, celui-ci étant évalué en fonction de l'effort et des résultats. En d'autres mots, le temps doit être utilisé pour la prestation de services. Se donner la peine de connaître le patient n'est pas comptabilisé dans la production de soins et est perçu comme du temps perdu. Battaglini et ses collaborateurs (2007), se basant sur plusieurs études, estiment que ce qui caractérise avant tout la prestation de services auprès des populations immigrantes est l'allongement de la durée de l'intervention. Les causes en sont le recours à un interprète, les difficultés de compréhension mutuelle, la complexité des cas, la méconnaissance des services dispensés dans le système et les façons de procéder pour utiliser ces services. Battaglini calcule, à partir d'une évaluation menée au CLSC Parc-Extension, que les interventions menées auprès de la clientèle immigrante durent en moyenne de 35 % à 45 % plus longtemps que celles menées auprès de personnes nées au Québec.

Dans une institution comme l'hôpital, l'organisation du travail particulièrement rigide et divisée en tâches multiples rend encore plus problématique pour les patients cette conception du temps.

Une autre valeur conditionne le jugement de l'infirmière sur les pratiques culturelles diverses: l'importance accordée à la propreté sous toutes ses formes. Sur ce plan, les standards nord-américains sont suffisamment élevés pour qu'on juge négativement les pratiques d'hygiène et de propreté de plusieurs milieux culturels et sociaux.

4.5.3 Le rôle d'intermédiaire entre le système et le patient

En contexte interculturel, l'infirmière, le médecin, l'éducatrice ou la travailleuse sociale jouent, de manière plus importante que pour les autres patients, un rôle d'intermédiaire entre les codes culturels. Par exemple, ils doivent essayer de réduire l'écart entre les valeurs et traduire les règles qui régissent la pratique de soins.

Le rôle de l'intermédiaire en est un d'arbitre entre, d'une part, les normes et valeurs des institutions et des politiques de la société d'accueil et, d'autre part, les normes et valeurs de la personne qui demande de l'aide. En fait, il s'agit d'expliquer de quelle manière les choses se passent ici, sans préjuger de ce qui se fait dans d'autres milieux, et de négocier les termes de la relation entre le patient et l'institution. On ne vise pas l'assimilation de l'immigrant ni celle du clinicien; on recherche plutôt un compromis sur lequel se bâtira une relation de confiance.

Plusieurs moyens peuvent être utilisés dans une approche interculturelle de soins. Les visites à domicile, d'une part, permettent le

Dans tout échange interculturel, les cultures d'appartenance du patient et du soignant sont mises en présence.

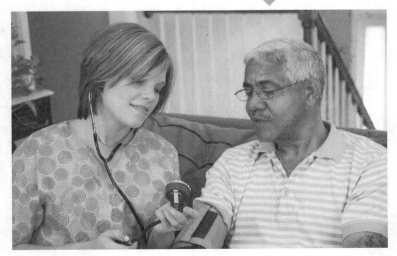

contact direct avec la culture d'appartenance des patients et favorisent une meilleure connaissance des conditions de vie des malades. Ces visites peuvent aussi servir à valoriser la personne en accordant une attention à sa vie et à son réseau social. La participation de la communauté, en plus de soutenir le malade, contribue à améliorer la qualité et l'efficacité des interventions. En ce sens, il ne faut pas craindre de faire appel aux ressources de la communauté culturelle et de travailler en collaboration avec ses membres.

L'engagement de l'intervenant, d'autre part, favorise une réponse adaptée aux attentes des membres de plusieurs communautés qui souhaitent un engagement plus personnel de celui-ci. Dans la culture nord-américaine, une des caractéristiques de la démarche professionnelle est l'objectivité et la neutralité de la relation thérapeutique. On peut comprendre, alors, que les règles de l'éthique professionnelle peuvent se heurter aux besoins des groupes ethnoculturels.

4.5.4 Les attitudes requises

Deux attitudes se retrouvent au cœur de toute relation interculturelle, c'est-à-dire dans un moment et un lieu où deux personnes d'appartenance ethnique et sociale différente entrent en communication.

La première concerne la **décentration** culturelle. De manière consciente ou non, l'intervenant analyse la situation et les besoins des patients en fonction des valeurs et des représentations de la santé propres à la culture occidentale nord-américaine. La décentration culturelle exige de l'intervenant qu'il reconnaisse faire partie d'une culture, qu'il transporte avec lui une vision, propre à sa culture, qui influence sa perception d'un événement. Cet *a priori* culturel est la plupart du temps implicite, silencieux, mais bien réel. L'intervenant doit s'efforcer de prendre une certaine distance culturelle et chercher à saisir la situation en la resituant dans le contexte culturel de l'interlocuteur, qui fournira lui-même les pistes de décodage ou, si cela lui est impossible, sollicitera l'aide d'un membre de sa communauté.

L'autre attitude essentielle consiste en l'établissement de rapports égalitaires entre intervenants et bénéficiaires. L'intervenant doit se rappeler que la relation porte toujours l'empreinte du pouvoir : le pouvoir du représentant du groupe majoritaire envers les membres des groupes minoritaires ; le pouvoir du professionnel en ce qui a trait à ses connaissances scientifiques légitimes et au contrôle institutionnel.

Parmi les autres attitudes nécessaires aux soins interculturels, plusieurs sont déjà mises en œuvre en relation d'aide. Il s'agit notamment du respect de la personne, de sa vision du monde, de son système de valeurs et de ses besoins. Ce respect se manifeste par une écoute compréhensive et par la création d'un climat de confiance.

❓ Doit-on tout accepter des différentes cultures ?

Enfin, il faut souligner le problème éthique majeur des soins interculturels : l'équilibre entre, d'un côté, la tolérance et l'ouverture par rapport à différents systèmes de valeurs et, de l'autre, l'excès contraire, qui est la complaisance. Des problèmes sociaux et médicaux vécus dans certaines communautés peuvent être associés à des pratiques religieuses ou culturelles et tolérés dans un contexte de relativisme culturel excessif. On peut citer par exemple certains cas d'inceste observés chez les Amérindiens, attribués à tort à leur culture particulière, les viols de femmes par des hommes d'une même communauté,

Décentration
En communication interculturelle, distanciation de sa culture d'origine pour comprendre une situation dans le cadre d'un autre contexte culturel.

dont l'effet est amoindri, ou encore la mutilation sexuelle féminine — telle l'excision —, considérée comme une pratique culturelle traditionnelle dans certaines cultures africaines. Tout n'est pas également acceptable au regard des valeurs fondamentales reconnues et défendues en santé selon les chartes des droits de la personne : le respect de l'intégrité physique et psychologique, le droit à des soins de santé pour tous et l'égalité entre hommes et femmes.

Du côté des intervenants, il n'est certes pas facile de trancher, de savoir où s'arrête l'ouverture interculturelle. Surtout, il faut reconnaître que leur marge de manœuvre est parfois mince. Elle existe pourtant, dans la mesure où l'intervenant n'hésite pas à poser des questions et à chercher avec les bénéficiaires des solutions respectueuses.

Le tableau 4.6 présente les repères pour la pratique interculturelle des soins de santé.

Tableau 4.6 ● Les repères pour la pratique interculturelle des soins de santé

Absence de recettes	• Danger d'enfermer les membres d'une communauté dans des stéréotypes • Impossibilité d'appliquer une même intervention à tous • Différences socioculturelles entre les membres d'une communauté • Évaluation de chacune des situations facilitée par l'expression des patients • Flexibilité et absence d'uniformisation
Reconnaissance de deux cultures	• Cultures d'appartenance : celle du soignant (occidentale et nord-américaine) et celle du patient ; celle du milieu social dans lequel vit le patient (classe sociale, sexe, religion) • Culture du savoir médical et culture du savoir populaire • Valeurs des soignants : individualisme, démocratie et temps égal accordé aux patients, rendement au travail, hygiène individuelle et sociale, importance du temps • Intégration des données structurelles sur la communauté
Moyens d'intervention	• Visites à domicile • Recours au réseau social et communautaire • Connaissance des services offerts par la communauté culturelle d'appartenance
Rôle d'intermédiaire	• Intermédiaire entre le système, les institutions et les besoins des patients • Réduction de l'écart entre les valeurs • Communication des normes de la société d'accueil • Recherche d'un terrain d'entente • Traduction d'un code dans un autre code
Attitudes	• Décentration culturelle du soignant • Rapports égalitaires • Écoute compréhensive et engagement de l'intervenant • Respect du système de valeurs du patient • Vigilance et humilité • Équilibre entre tolérance et complaisance

Les soins en contexte pluraliste : un défi

Plusieurs équipes de recherche se penchent sur la façon dont les différents protagonistes sont amenés à vivre les soins en contexte pluraliste. Ce qui ressort de manière importante et qui est le plus souvent étudié, c'est la difficulté d'une véritable reconnaissance de la pluriculturalité dans la relation de soins, qui soit saisie et interprétée en relation avec les conditions de vie du patient. La dimension de l'appartenance culturelle ne peut jamais être appréhendée isolément.

Par exemple, les anthropologues Fortin et Carle (2007) effectuent des recherches au sein d'un grand centre hospitalier dont 45 % des familles usagères sont immigrées. Les chercheuses sont membres d'une unité de pédiatrie interculturelle associée à l'hôpital.. Elles s'intéressent à la relation thérapeutique en contexte migratoire, dans un milieu urbain pluriethnique. L'espace clinique apparaît aux yeux des chercheuses comme le lieu d'une subtile négociation entre le social, le culturel et le biologique. Celles-ci, rappellent que les différences culturelles ne doivent pas être considérées séparément pour expliquer les tensions entre une équipe soignante et une famille d'origine étrangère, mais saisies et comprises en relation avec la situation familiale et sociale.

Un constat semblable est posé par Drozmendelzweig (2006) dans le cadre d'une recherche par observation d'un service de santé infirmier pour les requérants d'asile, hébergés dans le canton de Vaud en Suisse romande. Il arrive que les professionnels infirmiers invoquent des causes culturelles pour expliquer une impasse dans la relation de soins. La chercheuse analyse ce phénomène, qu'elle nomme la surculturalisation de la problématique (la faute est imputée au facteur culturel), comme une échappatoire, une esquive à une véritable communication soucieuse de respecter la dimension culturelle de la maladie. La surculturalisation survient dans un contexte de dispensation de soins où le temps est compté, hachuré en plusieurs actes. L'organisation même du système de santé rend laborieuse la mise en place d'une véritable rencontre interculturelle.

Le Bulletin de l'Association pour la Recherche InterCulturelle (ARIC), publie des articles relatant les résultats d'études menées par des équipes de recherche partout dans le monde. Plusieurs de ces études concernent l'univers des soins et des services sociaux en contexte pluriculturel. Les articles peuvent être au consultés au www.unifr.ch/ipg/ARIC/Publications/Bulletin/bulletin.htm

Source : Fortin, S., et M.-È. Carle. 2007. « Santé et pluralisme. Vers un nécessaire repositionnement de la culture dans l'espace clinique ». ARIC, Bulletin n° 45, décembre 2007, p. 5-19 ; Drozmendelzweig, M. 2006. « Rencontre entre soignants et patients migrants : réflexion sur des obstacles à une approche holiste de la santé ». ARIC, Bulletin n° 43, juin 2006, p. 26-32. Voir également dans le Bulletin n° 45, « Travailler avec un interprète en soins de première ligne : pertes et renonciations » de Rosenberg *et al.*, p. 30-36.

4.6 L'APPROCHE INTERCULTURELLE : UNE MÉTHODE D'INTERVENTION

Approche interculturelle
Reconnaissance des cultures en présence dans un contexte multiethnique et pluraliste.

L' **approche interculturelle** est une méthode d'intervention utilisée dans les contextes sociaux pluriethniques. Dans le milieu de la santé, elle répond au souci de comprendre les cadres de référence des patients afin de mieux les soigner. Cette approche repose sur l'idée que la reconnaissance ou le respect des différences se développent dans une véritable rencontre de l'autre. Une intervention interculturelle implique le fait de reconnaître qu'il y a deux acteurs en présence, chacun porteur d'une culture. Elle mise sur la communication et la clarification du contexte dans lequel se déroule une interaction, tout en étant sensible aux rapports de pouvoir, toujours présents (Cohen-Émérique, 1993).

4.6.1 La méthode des incidents critiques

En tant qu'initiation à l'approche interculturelle, la méthode des incidents critiques a fait ses preuves en matière de formation des professionnels dans les domaines de la santé, du travail social, du travail policier et de l'éducation. Cette méthode, mise au point par Margalit Cohen-Émérique (1993), chercheuse et formatrice en travail social, favorise le développement des habiletés dans l'approche interculturelle. Il s'agit d'une méthode d'analyse de cas décrivant une situation susceptible de provoquer un choc culturel. Les interactions qui suscitent le plus fréquemment ce choc sont celles qui heurtent les valeurs profondes ou les évidences, tels les rôles masculins et féminins, l'éducation des enfants, la place de la religion, les tabous, la relation au corps, etc. De plus, chaque société a ses « points sensibles » : certains sujets doivent être abordés avec prudence.

La méthode des incidents critiques se décompose en trois étapes. La première est la décentration culturelle ; la deuxième est la compréhension de soi et de l'autre ; la troisième est la négociation et la médiation (*voir l'encadré 4.1*). Il est entendu que ces trois étapes s'entrecroisent souvent dans un processus dynamique.

Encadré 4.1 ● Une grille d'analyse des incidents critiques

1re étape : la décentration culturelle

- Qui éprouve le choc culturel ?
- Quel est l'élément de la situation qui provoque le choc ?
- Éviter de chercher qui a raison et qui a tort ; suspendre le jugement.

2e étape : la compréhension de chacun

- Quelles sont les valeurs et les croyances de chaque personne ?
- Quel est le contexte global de l'interaction ? Quel est le statut de chacun ? Le sexe, l'âge, la religion, le lieu de l'intervention, la famille, les « points sensibles » ou d'autres détails subtils de l'environnement influent-ils sur l'interaction ? Comment les relations de pouvoir entre l'institution, les intervenants et le patient s'expriment-elles dans le contexte ?

3e étape : la négociation et la médiation

- Établir des ponts, trouver des compromis.
- Reconnaître la responsabilité de chacune des parties dans la recherche du compromis.
- Accepter les limites de la négociation : certains compromis sont impossibles.
- Développer les habiletés de médiation.

La décentration culturelle

On parvient à la décentration en prenant une distance par rapport à soi. Curieusement, on arrive à relativiser son point de vue lorsqu'on réfléchit sur ses premières impressions dans une situation gênante, choquante ou incompréhensible. Cette réflexion permet de mieux cerner sa propre identité culturelle : « Pourquoi cela me choque-t-il ? Quelle valeur cette situation vient-elle heurter en moi ? » Si un jugement de valeur s'impose, on le soumet lui aussi à sa réflexion critique. Dans ce premier temps, il faut éviter de prendre parti ou de proposer une solution.

La compréhension de chacun

La deuxième étape consiste à comprendre la situation en partant du point de vue de chacun. En tâchant de comprendre sa culture et celle de l'autre, ses références, on fait apparaître les valeurs, les croyances ou les modèles culturels en jeu dans la situation. Il faut donc s'informer sur la culture de l'autre et, dans une démarche de soins, être à l'écoute du sens que la personne donne à son expérience. « Sans cette perception du dedans », nous dit Cohen-Émérique, « pas de véritable empathie » (1993, p. 79). Il faut aussi analyser le contexte global de l'incident. Quel est le statut, le sexe, la religion, la classe sociale des personnes en cause ? Quel impact ces facteurs ont-ils dans l'interaction ? Le fait de comprendre une culture afin d'intervenir efficacement auprès de personnes d'un groupe particulier nécessite du temps pour assimiler les « points sensibles », tous ces détails subtils que révèlent les contextes culturels.

La négociation et la médiation

À la troisième étape, les deux partenaires doivent établir un dialogue afin de clarifier la situation ou de trouver une solution au problème. Idéalement, la négociation amène à bâtir des ponts entre les deux cultures. Au Québec, la loi oblige d'ailleurs les professionnels de la santé à entamer des négociations avec un patient jugeant que ses droits ne sont pas respectés en vue de trouver un **accommodement raisonnable.** Il est évident que tout n'est pas négociable et qu'il y a, par exemple, des limites aux possibilités de déroger aux règlements de sécurité d'un hôpital ou aux comportements considérés comme acceptables au vu des lois du pays. Les injures racistes ou sexistes et le harcèlement sont d'ailleurs des actes pouvant être sanctionnés par les tribunaux ; les autorités d'un établissement de santé doivent s'assurer que le personnel soit informé à ce sujet.

Les infirmières jouent un rôle important à cette étape, puisqu'elles servent souvent d'intermédiaires entre les patients et les autres professionnels de l'hôpital. Elles peuvent informer les personnes de leurs droits et faire preuve d'imagination pour trouver des compromis qui satisferont leurs patients. La médiation est d'ailleurs une habileté développée dans la formation et la pratique habituelles des infirmières.

Accommodement raisonnable
Aménagement (ou assouplissement) d'une norme ou d'une pratique qui, appliquée à la lettre, pénaliserait la personne qui en fait la demande.

---

exercice 4.3

Des cas d'incidents critiques

Les pistes de solution à ces incidents critiques sont disponibles à l'adresse www.cheneliere.ca/lacourse

Mourir à l'hôpital

Une grand-maman décède à l'urgence de l'hôpital. La famille est peu démonstrative. L'infirmière se demande pourquoi. Elle va voir un homme de la famille et lui demande si elle peut faire quelque chose pour eux. Un autre membre revient et demande s'il est possible que la famille lave le corps de la défunte. Ils désirent revêtir ce dernier d'une robe blanche que quelqu'un irait chercher à la maison.

Selon vous, quelle croyance culturelle peut expliquer que la famille ne montre pas sa peine ? Est-ce habituel au Québec ? Qui s'occupe des défunts dans une famille ? Quelle signification culturelle a le lavage du corps par les membres de la famille ? et la tenue blanche ? Comment l'équipe soignante pourrait-elle répondre à la demande de la famille dans le contexte hospitalier ? (Bigras, 1995, p. 10)

La jeune femme enceinte

Jimenez rapporte le cas d'une Cambodgienne vivant à Montréal, enceinte d'un premier enfant.

Celle-ci est suivie par un médecin qui se montre sensible aux dimensions culturelles de la grossesse et de l'accouchement. La jeune femme, qui vient aux rendez-vous accompagnée de sa mère, émet le désir de se rendre à l'hôpital en ambulance le moment de l'accouchement venu. La patiente habitant près de l'hôpital, le médecin s'en étonne, et sa première réaction est de penser que celle-ci abuse du système de santé québécois. En discutant avec un collègue d'origine cambodgienne, il apprend que la pratique culturelle au Cambodge veut que, une fois le travail débuté, la parturiente reste immobile pour ne pas mettre en danger sa vie et celle du bébé, la sage-femme et sa mère s'occupant de tout. Sachant désormais cela, le médecin discute avec la patiente et sa mère de la question de l'immobilité durant le travail, et c'est à pied que la jeune femme franchira le seuil de l'hôpital (Jimenez, 1995, p. 913).

Décortiquez ce cas vécu en précisant à quel moment se situent les trois étapes : la décentration culturelle, la compréhension et la négociation. Dites quels éléments ont contribué au dénouement à la satisfaction des deux parties.

Un médecin immigrant

Un médecin d'origine immigrante a sous sa responsabilité un enfant qu'il reçoit pour la deuxième fois dans une unité de pédiatrie. Le contact se fait bien avec l'enfant. Après la visite, une fois le protocole de suivi médical élaboré, les parents demandent un changement de médecin en précisant que celui qu'ils ont rencontré ne les comprend pas bien et ne tient pas compte de leur avis comme le ferait un médecin québécois.

Dans cette situation, de quels côtés se trouvent le majoritaire et le minoritaire ? Comment expliquer la relation asymétrique ? Comment pourrait-on dénouer la situation ? (Situation librement inspirée de Carle et Fortin, 2007)

Un étudiant infirmier

Joseph poursuit des études de soins infirmiers au Québec, même s'il était superinfirmier dans son pays d'origine, qu'il prescrivait des médicaments et qu'il effectuait des actes qu'un infirmier au Québec n'est pas autorisé à accomplir. Ses compétences et son diplôme ne sont pas reconnus. Il a perdu ses repères et doit recommencer en modifiant certaines de ses pratiques culturelles. Il s'est familiarisé avec les appareils utilisés en milieu hospitalier et a appris à mettre des notes au dossier. Pourtant il y a une norme culturelle dont il a de la difficulté à se départir : spontanément, Joseph détourne le regard quand il parle à un patient âgé, à un professeur ou à un médecin (Cousineau, 2009).

Décrivez les éléments du choc culturel que vit Joseph. Que signifie détourner le regard pour lui ? Quelle en est la signification au Québec ? Dans quelles cultures retrouve-t-on cette pratique ? Pourquoi est-il difficile pour Joseph de changer ?

La jeune maman chinoise

Au début du chapitre, nous avons présenté un incident critique dans lequel une infirmière effectue une visite au domicile d'une famille chinoise nouvellement immigrée. Au cours de cette visite, elle constate un problème respiratoire chez le bébé. Quels sont les éléments d'évaluation de cette situation et le protocole d'intervention qui respectent la démarche interculturelle selon la méthode des incidents critiques ? Pour chacune des étapes, décrivez précisément les éléments interculturels en jeu.

Florence et sa professeure

Florence entreprend un stage de soins infirmiers en pédiatrie. Elle est enthousiaste à la perspective de prendre soin de jeunes patients, étant elle-même la maman de deux jolies petites filles. Sa professeure est inquiète : Florence se montre désordonnée dans sa prise de notes et a toujours besoin de plus de temps que les autres pour accomplir ses tâches, ayant souvent des discussions animées avec les patients. L'enseignante craint que l'étudiante haïtienne ne se comporte de manière familière avec les enfants et leurs parents. Florence ne comprend pas les inquiétudes de sa professeure, car, dans ses stages antérieurs, ses patients ne se sont pas plaints.

Quel est le choc culturel vécu par la professeure ? Quelles normes culturelles séparent Florence et sa professeure ? Cette situation nécessite-t-elle une médiation ? Si oui, laquelle et pourquoi ?

Incidents critiques en stage

En groupes de trois élèves, décrivez un événement constaté au cours de vos stages (ou dans le cadre de vos cours) qui relève de la communication interculturelle. Cet événement peut avoir concerné un patient ou un intervenant, immigrant ou non. Construisez ainsi votre propre incident critique en vue d'alimenter une discussion avec les autres élèves de la classe.

Que s'est-il passé ? Qu'est-ce qui a causé le choc culturel ? Décrivez objectivement la situation et ses protagonistes. Présentez les étapes de la méthode des incidents critiques selon les données de cette situation. Qu'est-ce qui a été fait dans cette situation ? Que referiez-vous différemment ? Qu'avez-vous appris ?

En bref

Dans ce chapitre sur l'approche interculturelle des soins de santé, nous avons vu les éléments suivants.

▶ **Les changements qu'a connus l'immigration au Québec**

L'immigration a toujours existé au Québec. Le Canada est passé d'une politique d'immigration axée sur l'assimilation et l'exclusion raciale à une politique prônant le multiculturalisme. Le modèle interculturel québécois, tout en valorisant positivement la diversité culturelle, fait la promotion d'une intégration des immigrants à la société québécoise francophone passant par l'adhésion à des valeurs communes.

La politique d'immigration québécoise, en vigueur depuis 1978, impose ses propres critères, dont celui de la connaissance du français, et promeut l'intégration des immigrants à la culture québécoise francophone. Le profil des immigrants s'est modifié à partir des années 1970 avec l'arrivée d'immigrants provenant d'Asie, d'Afrique, d'Amérique latine, d'Europe de l'Est et d'Afrique. Ces personnes se sont établies en grande majorité dans la région métropolitaine de Montréal. Le visage du Québec est désormais marqué par la diversité sociale, culturelle et religieuse.

▶ **La santé des immigrants et les difficultés par rapport aux soins de santé**

Les immigrants sont généralement en bonne santé : il s'agit de l'« effet de bonne santé de l'immigrant ». Cependant, ils peuvent avoir des problèmes de santé liés au stress d'acculturation et aux conditions prémigratoires et postmigratoires. Les conditions prémigratoires et postmigratoires renvoient aux variables sociodémographiques et aux situations concrètes touchant l'immigrant dans le processus de son intégration à la société d'accueil.

Les facteurs liés à l'ethnicité, recoupant les quatre déterminants de la santé, expliquent les différences de santé. Certaines communautés peuvent connaître des problèmes de santé particuliers. On peut, par le biais d'enquêtes, tracer le portrait de santé des différentes communautés. Les difficultés rencontrées concernent principalement les difficultés de communication linguistique et médicale et l'accès aux services de santé.

▶ **La culture et la maladie**

La culture contribue à définir l'identité sociale et personnelle. La maladie est un moment clé qui s'inscrit dans l'univers culturel des personnes. Les significations accordées à la santé et à la maladie, la reconnaissance des signes d'une maladie et la recherche de soins sont toutes liées à la culture des personnes. On parlera de syndromes culturellement conditionnés. Il ne faut pas passer outre la culture d'une personne, mais comprendre le contexte culturel associé à la maladie. La place accordée à la dépression en Chine en est une illustration.

▶ Les trois dimensions de la maladie

La maladie-réalité biologique (*disease*) désigne le mauvais fonctionnement du corps. Elle concerne tout état pathologique et se rapporte au modèle biomédical de la maladie. La médecine occidentale privilégie la réalité biologique de la maladie.

La maladie signifiée (*illness*) correspond à l'expérience qu'une personne fait de la maladie quant à ses aspects individuel et psychologique. Elle s'inscrit dans le champ idiosyncrasique de la maladie, c'est-à-dire dans la manière dont une personne réagit aux agents pathogènes et à la situation de maladie. La dimension signifiée de la maladie fait appel à la culture du malade, aux particularités de son milieu social et à ses expériences antérieures.

La maladie socialisée (*sickness*) exprime la dimension socioculturelle de la maladie, soit la façon dont chaque société se représente une maladie, la nomme et lui attribue une signification. En Chine et dans plusieurs sociétés asiatiques, l'expression d'un état dépressif passe par la somatisation, c'est-à-dire par des symptômes physiques. La plupart du temps, ces symptômes sont reliés au cœur : pression sur la poitrine, souffle court, etc.

Le savoir populaire résulte de l'amalgame d'informations et de connaissances issues de sources scientifiques et non scientifiques. Il puise aux dimensions signifiée et socialisée et intervient dans la relation clinique, prédisposant le patient à comprendre et à interpréter sa maladie et le traitement.

▶ Les préalables des soins interculturels

Il n'existe ni modèle préétabli ni recette applicables à chacune des communautés culturelles. Il faut éviter les stéréotypes et admettre son appartenance culturelle et ses propres valeurs en tant qu'intervenant, utiliser des moyens qui facilitent la connaissance du patient, adopter un rôle d'intermédiaire ou de décodeur entre le système de santé et les patients, adopter des attitudes de respect, accepter des valeurs différentes et établir des rapports égalitaires. Il faut viser l'équilibre entre la tolérance (recherche de compromis équitables) et la complaisance (acceptation totale dénuée de sens critique).

▶ La méthode des incidents critiques

La méthode des incidents critiques de Cohen-Émérique est reconnue comme méthode efficace d'initiation à l'approche interculturelle. Pour résoudre une situation ayant provoqué un choc culturel, elle propose trois étapes : la décentration culturelle (qu'est-ce qui cause le choc culturel ?), la compréhension de chacun (quelles sont les valeurs en jeu ? quel sens chaque partie donne-t-elle à la situation ?) et la négociation (quel accommodement serait possible ?).

Exercices de compréhension

1. Qu'est-ce qui a changé dans l'immigration au Québec ?
2. Voici des énoncés concernant la situation des immigrants au Québec. Répondez par VRAI ou FAUX.
   a) Le Québec est une société d'immigration récente.
   b) Le modèle interculturel favorise l'assimilation à la société québécoise.
   c) L'appartenance à la religion catholique est le fait de huit Québécois sur dix.
   d) Une fois arrivés au Québec, les immigrants déclarent plus de maladies.
   e) Les problèmes les plus importants relèvent de la communication.

f) La neurasthénie est une maladie diagnostiquée fréquemment au Québec.

g) Les immigrants comptent pour plus de 11 % de la population québécoise.

3. Écrivez le concept associé à chacun des énoncés suivants.

a) Ensemble de symptômes considéré comme une maladie dans une culture donnée.

b) Je vis la maladie dans sa dimension personnelle et idiosyncrasique.

c) J'exprime des habiletés régies par la tolérance et l'ouverture aux cultures.

d) Méthode utilisée en situation de choc culturel.

e) Groupe distinct par son histoire, son origine nationale, sa culture commune et certains traits physiques.

f) Modèle politique définissant la société canadienne

4. Développez une argumentation sociologique pour répondre à cet énoncé courant : « Pourquoi devons-nous apprendre à mieux agir avec les immigrants ? N'est-ce pas à eux de s'adapter à la société québécoise ? »

5. Précisez quelles sont les difficultés éprouvées par le système de santé en présence d'une immigration diversifiée.

6. L'état de santé des immigrants est bon. Précisez trois raisons qui justifient cette affirmation.

7. Pourquoi la décentration culturelle est-elle si importante dans la communication interculturelle ?

8. Donnez une illustration de maladie signifiée et socialisée à partir d'un article de journal récent.

Médiagraphie

Lectures complémentaires

Gaudet, É. 2010. *Relations interculturelles. Comprendre pour mieux agir.* 2ᵉ édition. Montréal : Modulo, 256 p.

Laurence, J.-C., et L.-J. Perreault. 2010. *Guide du Montréal multiple.* Montréal : Boréal, 430 p.

Gratton, D. 2009. *L'interculturel pour tous.* Montréal : Éditions Saint-Martin, 272 p.

Doucet, H., *et al.* 1996-1997. *Mères et Mondes.* Feuillets d'information sur la santé des mères et des nouveau-nés de communautés culturelles de Montréal. Nᵒ 1 : *Présentation du projet* ; nᵒ 2 : *La communauté vietnamienne* ; nᵒ 3 : *La communauté haïtienne* ; nᵒ 4 : *La communauté jamaïcaine* ; nᵒ 5 : *La communauté salvadorienne* ; nᵒ 6 : *La communauté sri-lankaise* ; nᵒ 7 : *La communauté philippine* ; nᵒ 8 : *La communauté cambodgienne.* Montréal : Direction de la santé publique de Montréal-Centre (DSP). Collaboration : CLSC Côte-des-Neiges et CLSC René-Cassin. Mai-septembre 1997, 4 p. par feuillet.

Sites Web

La Fondation de la tolérance :
www.fondationtolerance.com

Organisme sans but lucratif, La Fondation de la tolérance a pour mission « de sensibiliser, de prévenir et d'informer des dangers inhérents à l'intolérance, aux préjugés, aux exclusions, au racisme et à la discrimination sous toutes ses formes ». On trouvera sur son site de l'information historique sur les diverses communautés ethniques du Canada et des outils pédagogiques de sensibilisation.

Institut interculturel de Montréal (IIM) :
www.iim.qc.ca
L'Institut interculturel de Montréal (IIM) s'est donné plusieurs mandats, dont la recherche-action sur le pluralisme et l'interculturalisme, la récupération et le renforcement des espaces sociaux et communautaires à l'échelle de la base (revitalisation de la société civile) et le soutien aux peuples revendiquant leur droit à l'identité culturelle, particulièrement aux peuples autochtones.

Service interculturel collégial (SIC) :
www.service-interculturel-collegial.qc.ca
Depuis 1988, le Service interculturel collégial (SIC) réunit des personnes travaillant dans les collèges québécois. Il a été créé afin de répondre aux besoins grandissants des intervenants, qui doivent s'ajuster à un contexte de plus en plus pluriethnique, et de

former des élèves à vivre dans une société plurielle. Sur le site, on trouvera les actes des colloques organisés chaque année par le SIC.

Commission des droits de la personne et des droits de la jeunesse (CDPDJ) : www.cdpdj.qc.ca
La Commission des droits de la personne et des droits de la jeunesse du Québec (CDPDJ) collabore étroitement avec le SIC en offrant une formation adaptée à l'enseignement collégial sur la question des droits et libertés. Elle supervise la production de divers documents d'information et outils pédagogiques destinés au niveau collégial, notamment les livres *Droits et libertés : Un parcours de luttes et d'espoir pour les droits sur la scène internationale* et *À visage découvert au Québec et au Canada*.

Kaléidoscope : www.tourskaleidoscope.com
Depuis 1996, Kaléidoscope organise des visites de quartiers ethniques et de lieux de culte à Montréal. Cet organisme propose une façon d'apprendre autrement et de rencontrer des gens issus de plusieurs communautés. Source d'informations pertinentes et inédites, il offre la possibilité de créer des liens entre différents intervenants de ces communautés.

Documents audiovisuels

Un coin du ciel
Filmé avec les travailleurs sociaux au CLSC Parc-Extension et la population du quartier, le film raconte les bouts d'humanité qui tissent la journée des professionnels de la santé et des services sociaux, et les difficultés dans lesquelles se débattent les immigrés à Montréal. Le regard de la réalisatrice est lucide, mais toujours chaleureux.
Production : Virage (depuis 2010 : Spectra Virage Média), 2007. Réalisation : Karina Goma. Durée : 68 min.

Documentaires produits par Pimiento
Fondée en 2007, Pimiento est une maison de production de documentaires et d'œuvres de fiction diffusés au cinéma, sur le Web ou dans des expositions. Elle s'intéresse au changement et traque les nouvelles réalités sociales. Voici trois films donnant la voix à des parcours migrants et à des réalités sociales du Québec. [En ligne], www.pimiento.ca

Seules
Ce film se penche sur la trajectoire de vie de Hafida et Fatiha, qui, ayant fui leur pays d'origine, l'Algérie,

sont à la recherche du bonheur pour leurs enfants et pour elles-mêmes. À Montréal, leurs conditions de vie ne sont pas faciles : composer avec un travail le jour et des études le soir, subir un divorce.
Production : Pimiento, 2008. Réalisation : Bachir Bensaddek. Durée : 52 min.

La couleur du temps
Ce film aborde la réalité sociale des jeunes d'origine haïtienne au Québec, les obstacles à leur insertion sociale et le racisme systémique dont ils sont victimes.
Production : Pimiento, 2008. Scénario : Ronald Boisrond. Réalisation : Danic Champoux.

Baklava Blues
Ce film porte sur la communauté libanaise au Québec et au Canada, écartelée entre un pays natal où les conflits perdurent et le pays d'accueil. Un Libanais sur six retourne au pays. Pourquoi ?
Production : Pimiento, 2008. Réalisation : Danic Champoux.

Mes sœurs musulmanes
Dans ce film, la réalisatrice donne la parole à deux jeunes Québécoises indépendantes d'esprit et éduquées qui sont aussi des femmes voilées.
Production : Ian Boyd, Les Films de l'Isle, 2009. Réalisation : Francine Pelletier. Durée : 68 min. Offert en DVD. [En ligne], www.f3m.ca/francais/pages/catalogue_acc/index.php?iID=70 (Consulté le 16 septembre 2010)

Défis interculturels dans la pratique infirmière
Documentaire présenté sous forme de deux DVD et d'un guide pédagogique à l'intention des enseignants.
Production : Cégep de Sherbrooke, 2008. Réalisation : Danik Beauregard. Durée : *Stratégies,* 28 min 41 s ; *Défis,* 30 min 56 s.

Chroniques de la violence ordinaire, épisode 12 : Le racisme
Témoignage d'une victime, dramatique jouée par des comédiens et commentaires d'experts invités.
Production : Cirrus Communications, 2005. Réalisation : Myriam Bouchard, Marie Carpentier, Nicolas Monette. Durée : 25 min 50 s. Offert en téléchargement par la société GRICS : http://video.collectionvideo.qc.ca/catalogue/affiche_info_cassette.asp?codeSerie=806&codeSousSerie=12 (Consulté le 16 septembre 2010)

CHAPITRE 5

La santé mentale et la société

Que savons-nous de la santé mentale des Québécois? Comment s'exprime la détresse émotive? Que fait-on pour prévenir le suicide chez les jeunes? La société actuelle est-elle plus ouverte à l'intégration des malades dans la communauté? Que peut-on faire pour améliorer la santé mentale d'une population?

Après avoir terminé l'étude de ce chapitre, vous devriez être en mesure:

▶ de relier la santé et la maladie mentale aux normes sociales et aux modèles culturels;

▶ de connaître la théorie de l'étiquetage social et l'approche salutogène;

▶ de décrire l'état de santé mentale de différents groupes sociaux: hommes, femmes et jeunes;

▶ de relier ces états de santé aux conditions de vie et aux effets de la socialisation selon le genre;

▶ de connaître les types de programmes de prévention du suicide chez les jeunes;

▶ de comprendre l'origine et les caractéristiques de la désinstitutionnalisation;

▶ de connaître la solution de rechange à l'hospitalisation qu'est le soutien psychiatrique, selon les approches communautaire et féministe, l'antipsychiatrie et le suivi dans le milieu;

▶ d'expliquer les effets de la pauvreté sur la santé mentale en décrivant le processus de désinsertion sociale.

5.1 LA SANTÉ ET LA MALADIE MENTALE

«La santé mentale est cruciale pour le bien-être général des individus, des sociétés et des pays. [...] Il est possible de s'appuyer sur le développement économique et communautaire pour rétablir et améliorer la santé mentale.»

OMS, 2008.

Souffrance psychique et émotive, détresse et mal-être psychologique, maladies, troubles mentaux et syndromes... Dans les années 2010, ces expressions sont toutes utilisées pour décrire une atteinte à la santé mentale. Selon les experts, une personne en bonne santé mentale parviendra dans sa vie quotidienne à s'adapter aux situations qu'elle rencontre, que ces dernières soient sources de frustrations, de joies, de moments difficiles ou de problèmes à résoudre (ACSM-Chaudière-Appalaches, 2010).

Si la vie de la plupart des gens n'est pas affectée par les peurs ou les émotions négatives, il existe pourtant «l'infinie variété des situations humaines où chacun peut, un jour, éprouver cette sensation d'inquiétante étrangeté, d'exil intérieur, de dépossession de soi, d'effondrement psychique ou de morcellement, qui annonce ou accompagne un naufrage intérieur» (Jaccard, 2004, p. 124) et qui conduit à la détresse. Au Québec, en 2005, un peu plus de une personne sur cinq (22,7 %) a connu un niveau élevé de détresse psychologique (Camirand et Nanhou, 2008, p.2).

Dans le roman *Borderline,* qui raconte la vie d'une jeune femme affligée d'un trouble identitaire, la souffrance psychique entache les relations interpersonnelles du personnage principal. «D'aussi loin que je me rappelle, ma grand-mère m'a toujours raconté des niaiseries. [...] Oui, vraiment... toutes sortes de niaiseries qui m'ont complètement *fucké* l'esprit et qui ont fait en sorte que je me sente nulle à chier. C'est pour ça que maintenant j'ai peur de tout. [...] Mais par-dessus tout, ce dont j'ai le plus peur, c'est de ne pas être aimée» (Labrèche, 2008, p.11). Au-delà du trouble de personnalité limite, être «*borderline*» dans le langage populaire, signifie être marginal, vivre sur la frontière entre la normalité et la maladie, avoir un comportement excessif, où il y a toujours un risque de tomber du mauvais côté de la frontière.

5.1.1 Les normes sociales et médicales

❓ Qu'est-ce que la sociologie peut apporter à l'étude de la maladie mentale?

Pour les sociologues qui observent les sociétés du présent ou du passé, il est vital de situer les représentations de la maladie mentale dans leur contexte social. Il ne s'agit pas de découvrir qui est «vraiment» fou et qui ne l'est pas, mais de comprendre que la définition de la folie est relative à tout comportement que l'entourage ou l'époque perçoivent comme nécessitant une intervention pour protéger la personne, la guérir ou se préserver d'elle-même (Cellard, 1991, p. 44). Il faut rappeler un aspect de la définition de la maladie que nous avons abordé dans le chapitre 1: celle-ci ne prend sa réalité et sa valeur que relativement à une culture «qui la reconnaît comme telle» (Jaccard, 2004, p. 11). De plus, la maladie mentale est forcément liée à la notion de norme sociale, car elle est reconnue à partir de l'incapacité des personnes à fonctionner dans leur milieu de vie. Dans les sociétés occidentales, la folie est le plus souvent synonyme de menace à l'ordre social, et

La théorie de l'étiquetage social et la stigmatisation

Le fait de présenter la maladie mentale en tant que résultat d'un processus social au bout duquel une personne est reconnue comme étant malade peut surprendre. Le sociologue Howard Becker s'est pourtant intéressé précisément à ces interactions qui attribuent le statut de malade à une personne et, ce faisant, l'obligent à se comporter comme tel. Dans les années 1960, il a élaboré la théorie de l'étiquetage, selon laquelle être malade consiste d'abord à être désigné comme tel par un groupe (Becker, 1985). Une fois nommée et reconnue malade après un diagnostic psychiatrique, la personne se trouve enfermée dans ce rôle. L'étiquette de « malade mental » est avant tout un jugement des autres sur une personne, qui aura pour conséquence de changer durablement le regard de l'entourage et même celui de la personne sur elle-même. En fait, l'étiquette de malade produirait presque le comportement déviant, un peu comme une prophétie qui se réalise. L'acteur (celui qui est désigné par le groupe pour jouer le rôle de malade) « se voit contraint de modeler son comportement sur l'image qu'en ont les autres, certains refusent d'avoir des relations avec lui, il est mis à l'écart [...]. Ses faits et gestes sont redéfinis » (Le Breton, 2004, p. 234). La théorie de l'étiquetage social a connu beaucoup de succès pour avoir permis d'expliquer les effets sociaux de rejet des personnes produits par la psychiatrie à la suite d'un tel diagnostic. L'étiquette de malade mental se transforme en une marque négative, durable et visible, c'est-à-dire un stigmate, que porte désormais la personne et qui la désigne aux yeux de tous. La **stigmatisation** entraîne de nombreuses conséquences, qui vont de la discrimination à l'exclusion sociale. Dans la société contemporaine, le stigmate de la maladie mentale est associé aux préjugés suivants : personnes paresseuses, idiotes, sans intérêt, dangereuses, imprévisibles, incapables de travailler, etc. (OMS, 2005).

Sources : OMS. 2005. *Plaidoyer en faveur de la santé mentale*. Genève : OMS, 62 p. [En ligne], www.who.int/mental_health/policy/Plaidoyer_en_sante_mentale_final.pdf (Page consultée le 6 octobre 2010) ; Le Breton, D. 2004. *L'interactionnisme symbolique*. Paris : Quadrige et PUF, 249 p. ; Becker, H. 1985. *Outsiders. Études de sociologie de la déviance*. Paris : Métailié, 247 p.

la personne malade est l'autre, l'étranger, le différent. Celui à qui on attribue l'étiquette de malade.

À partir des normes habituelles du comportement, le médecin pose un diagnostic sur des symptômes étiquetés comme étant inappropriés ou menaçants. Un comportement anormal, comme des hallucinations ou une manière inappropriée de répondre aux questions, sera d'abord évalué à l'aune des façons habituelles de percevoir la réalité ou d'entrer en relation avec les autres dans une société à une époque historique donnée. « Plein de ses illusions, sûr de son savoir, le psychiatre qui se croit indépendant de son contexte social ne s'aperçoit pas que, bien souvent, c'est la société qui pose le diagnostic et qu'il est là seulement pour donner sa caution » (Jaccard, 2004, p. 12). Dans certaines sociétés non occidentales, rappelle le romancier Tahar Ben Jelloun, la folie peut être perçue comme l'expression d'une certaine sagesse. Le fou est investi de pouvoirs surnaturels ou considéré comme l'élu de Dieu. Il est intégré dans la communauté, et tout le village s'en occupe (Jaccard, 2004).

L'histoire fourmille d'exemples de « folies » qui semblent incompréhensibles si nous ne les relions pas à l'ensemble du contexte social. Ainsi, au début de la colonisation française en Amérique, plusieurs religieux, exaltés par les récits des grands mystiques européens, se livraient à des pratiques corporelles étranges. Ils jeûnaient, se fouettaient, imposaient des souffrances à leur corps en disant que cela les rapprochait du

Stigmatisation
Processus par lequel des individus ou des groupes se voient imposer une définition dépréciative d'eux-mêmes.

Comment ont-ils vécu la maladie mentale?

À partir de cas célèbres de personnes ayant vécu avec la maladie mentale, par exemple, Camille Claudel, Alys Robi, Émile Nelligan, Vincent Van Gogh, ou de films abordant cette réalité tels les films *Mary et Max* d'Adam Elliot (2009), *Ben X* de Nic Balthazar (2007) ou *Borderline* de Lyne Charlebois (2008), faites ressortir les dimensions sociales de la maladie.

1. Illustrez un événement particulier dans la vie du personnage pour montrer comment le contexte social de l'époque a pu avoir un impact sur la façon dont il a vécu la maladie.

2. Selon la période historique, qui a défini la maladie mentale? Comment a-t-on traité la maladie et le malade? Quelle a été la forme qu'a prise le soutien social ayant permis au personnage de mieux vivre avec sa maladie?

Modèle de maladie
Ensemble de symptômes socialement construits exprimant la détresse ou la souffrance.

Christ ou qu'ils arrivaient ainsi à chasser les désirs sexuels qui les assaillaient. Ces personnes étaient alors considérées comme saintes, à moins qu'elles ne dépassent « certaines limites, comme ce fut le cas de cette "folle", sœur Brésoles, qui ne mangeait presque pas de viande et consommait ses salades accompagnées de vinaigre tout en croyant que cela était bon pour sa santé » (Cellard, 1991, p. 41). Pour les dévots les plus fervents de ce temps, chasser les démons du corps et se priver étaient des pratiques maîtrisées, jugées adéquates par la société, alors qu'aujourd'hui ces comportements seraient perçus comme des menaces à l'équilibre psychique et physique de quiconque s'y adonnerait. Quant à la religieuse végétarienne, elle serait considérée comme une personne bien saine.

5.1.2 Les modèles culturels de la maladie mentale

De la même façon, la personne qui cherche à s'évader d'une situation intolérable en ayant recours à un mécanisme de défense comme le déni ou l'humour ne choisit pas de se livrer à sa folie sans limites, en toute liberté. Elle reste soumise aux modèles culturels par lesquels peut s'exprimer la détresse dans sa société, et ces **modèles de maladie** peuvent même être différents selon qu'on est une femme ou un homme.

Chez les adolescents, l'anorexie des jeunes filles, qui cherchent à maigrir en contrôlant leur absorption de nourriture, est un comportement ayant des liens très symboliques avec la culture médiatique et les modèles nord-américains de la beauté féminine. Chez les garçons, d'autres symptômes sont plus fréquents, comme le trouble déficitaire de l'attention avec hyperactivité, de plus en plus associé aux contraintes propres à l'organisation même de la vie scolaire et familiale.

Les modèles sociaux de détresse peuvent se traduire par des syndromes culturellement construits (SCC), comme nous l'avons vu dans le chapitre 4 (*p. 127*). Comme leur nom l'indique, les SCC varient d'une culture à l'autre : l'*amok* et le *latah* des Malais, le *windigo* chez des groupes amérindiens du Canada, le tarentisme en Italie du Sud (Jaccard, 2004, p. 28-29) ou le *koro* dans le sud de la Chine, qui affecte un homme qui a une crise d'angoisse à l'idée que son pénis est en train de disparaître à l'intérieur de son corps ou une jeune fille craignant de voir disparaître ses seins à l'intérieur de son thorax (Jaccard, 2004, p. 31).

La dépression est l'exemple le plus remarquable d'un modèle culturel d'expression de la détresse en Occident. La dépression mentale a pris les dimensions d'une « maladie épidémique » au cours des 40 dernières années. En effet, contrairement à d'autres maladies, telles la schizophrénie et le trouble bipolaire, qui affectent, de manière stable, 1 % de la population, la dépression est devenue la première cause d'incapacité dans le monde (OMS, 2009). Le fait de qualifier la dépression de maladie épidémique est bien sûr une **métaphore** puisqu'elle n'est pas une maladie infectieuse, même si elle semble socialement contagieuse !

5.1.3 La dépression et la médicalisation de la souffrance émotive

Le sociologue Alain Ehrenberg a voulu comprendre les raisons pour lesquelles la dépression est la principale pathologie dans la société contemporaine (Ehrenberg, 2000). Les changements sociaux des années 1960 ont ébranlé les traditions et les normes qui encadraient la vie quotidienne, mais ils ne signifient pas que la personne est maintenant libre de faire ce qu'elle veut, même si elle en a parfois l'illusion. La réduction de l'emprise des normes religieuses catholiques, par exemple, se traduit par l'obligation de forger ses propres règles morales. Avant, le choix se faisait entre ce qui était permis et ce qui était défendu ; maintenant, il se fait entre le possible et l'impossible, et ce, au prix d'un déchirement intérieur. La personne croit que tout est possible, mais que se passe-t-il quand elle ne réussit pas ? Mal de vivre ou véritable maladie, la dépression marque, pour Ehrenberg, l'impossibilité pour un individu de s'adapter en permanence dans un monde instable.

La psychiatrie jouera un rôle dans la prise en charge de ce mal du siècle à partir des années 1980, en prescrivant plus facilement des médicaments. Si le dépressif est en déficit (d'amour ou de sérotonine), il peut atteindre une forme de bien-être immédiat sans devoir affronter ses conflits par un travail sur lui-même. Les pilules et les ateliers de développement personnel lui proposent des « thérapies de la libération » afin qu'il se construise une identité forte et arrive à se dépasser.

En Amérique du Nord, le phénomène de la médicalisation s'est cristallisé autour de la souffrance émotive. Les récents développements technologiques, surtout la mise au point de nouvelles molécules ou de générations de médicaments plus performantes, semblent déterminants dans cette poussée de médicalisation entourant l'enjeu des émotions et de la détresse psychologique. Ainsi, deuils, ruptures amoureuses et peines d'amour, sexualité chancelante, syndrome prémenstruel (SPM), « *blues* » du voyageur et adaptation difficile à la vie courante sont autant de souffrances examinées à l'aune de la dépression nerveuse. L'anticipation du risque de dépression, qui est par ailleurs une maladie grave exigeant un traitement, autorise la médicalisation par molécule chimique, devenue la panacée contemporaine. Aujourd'hui, « l'utilisation de médicaments psychotropes — qui touche dans les pays occidentaux environ 40 % des personnes âgées, 15 % des adultes et 8 % des enfants — est l'une des principales causes et conséquences de la médicalisation » (Cohen, 2001). Évidemment, l'utilisation de ces médicaments augmente les contacts avec les médecins, qui assimilent la détresse à la maladie. Cohen affirme que le fait de considérer la détresse psychosociale comme une maladie traitable encourage la prise de médicaments, prolonge la durée de cette dernière et en élargit la portée, faisant entrer dans le champ de celle-ci toute souffrance émotive. En pharmacologie et en prévention des maladies, un certain courant prône précisément le recours aux médicaments en guise d'outils de prévention, les jugeant plus efficaces que les changements dans le mode de vie ou à l'environnement (Papillon, 2003). Cette voie est soutenue par l'industrie des assureurs privés, qui cherchent à réduire les coûts occasionnés par l'absentéisme au travail relié à ces détresses émotives.

Le *DSM-IV* et le modèle biomédical en psychiatrie

L'Association américaine de psychiatrie (APA) publie depuis 1952 un *Manuel diagnostique et statistique des symptômes de maladie mentale,* plus connu sous le nom de *DSM,* en s'appuyant sur un consensus de psychiatres sur la classification des troubles mentaux. Le *DSM-IV*[a], quatrième version révisée en 1994, reflète bien l'influence dominante du modèle biomédical en psychiatrie. Il énumère les signes cliniques de maladie, sans référence aux dimensions autres que biochimiques des déséquilibres psychiques. L'histoire du patient et le contexte social sont ignorés, ainsi que toute référence à une théorie. Le *DSM-IV* mentionne 410 troubles psychiatriques. Selon Mallette, le *DSM* est « de plus en plus tributaire de recherches initiées [sic], financées et exploitées par l'industrie pharmaceutique » (Mallette, 2003, p. 7).

D'un point de vue anthropologique et sociologique, la classification nord-américaine est partiale : elle laisse dans l'ombre l'influence de la culture américaine sur les manifestations de la maladie (Massé, 1995). Par exemple, les personnalités multiples (pensons au roman et au film *Sybil*) ou les prises d'otages lors de tragédies familiales sont des maladies recensées dans le manuel, bien qu'elles ne se manifestent que dans les sociétés nord-américaines. On peut aussi affirmer que le *DSM-IV* est sexiste. La psychologue Paula J. Caplan note que « [b]eaucoup de diagnostics visent particulièrement les femmes, mais aussi les enfants, les homosexuels et les membres des communautés culturelles. Je n'ai pas encore vu de trouble de la personnalité macho ou d'agressivité induite par la testostérone ! » (Saint-Hilaire, 2007, p. 52). Des exemples ? Le « syndrome de la bonne épouse », trouble de la personnalité masochiste où des personnes créent leur propre malheur par plaisir inconscient. Caplan fait remarquer que ce syndrome a été introduit en 1985 dans le *DSM-III* sur la base d'une seule étude signée par le directeur du *DSM,* reposant sur un simple questionnaire. Il a été retiré par la suite. Figure toujours en annexe du *DSM-IV,* dans la section des maladies à l'étude, le trouble dysphorique prémenstruel, qui rend les femmes folles quelques jours par mois. Une coalition de groupes féministes aux États-Unis et au Canada a empêché que ce trouble soit inscrit dans le manuel, mais quelle sera sa place dans la prochaine édition ? Il faut savoir que l'APA a tendance à élargir les critères définissant les troubles mentaux et les syndromes, faisant basculer de nombreux comportements vers le pathologique. D'autre part, une façon pour les compagnies pharmaceutiques de prolonger le brevet d'un médicament « est de trouver une nouvelle maladie pour laquelle il pourrait être prescrit » (Saint-Hilaire, 2007, p. 52). À la suite de l'introduction du syndrome dysphorique prémenstruel, la compagnie Éli Lilly, qui produit le Prozac, a pu commercialiser ce dernier sous le nom de Sarafem en modifiant la couleur des comprimés, et le recommander en traitement pour le nouveau syndrome.

[a] Une révision mineure du *DSM-IV* a été publiée en 2000, le *DSM-IV-TR,* et une cinquième édition est prévue pour 2013.

Sources : Mallette, L. 2003. « La psychiatrie sous influence ». *Santé mentale au Québec,* vol. 28, n° 1, printemps 2003, p. 298-319. Consultable en ligne sur *Érudit.* www.erudit.org/revue/SMQ/2003/v28/n1/006993ar.html (Page consultée le 6 octobre 2010) ; Saint-Hilaire, M. 2007. « Le diagnostic, une imposture ? ». *Québec Science,* vol 45, n° 6, mars 2007, p. 51-53.

5.2 LA SANTÉ MENTALE ET LA DÉTRESSE PSYCHOLOGIQUE AU QUÉBEC

Les indicateurs utilisés pour connaître l'état de santé mentale de la population relèvent de la santé subjective et touchent la perception qu'ont les répondants de leur bien-être psychologique, de leur stress et de la satisfaction qu'ils ressentent dans leur vie. Cette perception, reconnue comme un indicateur fiable et valide, a été maintes fois sondée dans des enquêtes nationales et internationales. Cet indicateur a l'avantage d'être appliqué à toute la population (Bordeleau et Traoré, 2007). D'autres indicateurs concernent la santé objective et documentent la prévalence des troubles mentaux qui sont diagnostiqués dans la population. Il existe quantité d'études sur la santé mentale au Canada et au Québec.

❓ Que savons-nous sur la santé mentale de la population ?

Globalement, les données fournies par Statistique Canada indiquent qu'un Canadien sur cinq (20 %) souffrira au cours de sa vie d'une maladie mentale. Parmi eux, environ 8 % vivront une dépression majeure, 1 % seront affectés d'un trouble bipolaire et 1 % de schizophrénie, et 5 % ressentiront des troubles anxieux (ACSM, 2010).

Les données les plus récentes sur la santé mentale de la population québécoise proviennent des trois premiers cycles de l'*Enquête sur la santé dans les collectivités canadiennes* (*ESCC*) réalisée par Statistique Canada en 2005. Les chercheurs de l'Institut de la statistique du Québec ont tiré de ces données un portrait de la santé mentale des Québécois. Il en ressort que quatre Québécois sur dix (41,4 %) jugent leur santé mentale excellente (Bordeleau et Traoré, 2007, p. 1). Cette proportion est la plus élevée des provinces canadiennes et est comparable au degré de satisfaction par rapport à leur vie, où les Québécois sont plus nombreux à se dire hautement satisfaits (92,9 %) (Fortin et Traoré, 2007, p.1).

À côté de ces données basées sur le jugement des personnes, on peut aussi mesurer l'état de détresse psychologique. La détresse psychologique représente « le résultat d'un ensemble d'émotions négatives ressenties par les individus » (Camirand et Nanhou, 2008, p. 1). L'indice de détresse psychologique est une mesure non spécifique de l'état de santé mentale. Il ne détermine pas si une personne a une maladie mentale, mais plutôt si elle vit une détresse qui, si elle persistait, pourrait conduire à un syndrome de dépression ou d'anxiété. Dans l'*ESCC* de 2005, les chercheurs ont mesuré l'indice de détresse psychologique à l'aide de l'échelle de Kessler, composée dix questions. Comme nous l'avons vu au début de ce chapitre, plus de un Québécois sur cinq (22,7 %) présente un niveau élevé de détresse psychologique sur l'échelle de Kessler. Cette proportion est la plus élevée des provinces canadiennes ayant retenu cette échelle. Pour toutes les provinces, les femmes éprouvent un niveau élevé de détresse psychologique dans une proportion plus grande que les hommes ; au Québec, c'est le cas de quatre jeunes femmes sur dix (40,4 %) âgées de 15 à 24 ans. Il resterait enfin à analyser les données sur le suicide au Québec, ce que nous ferons dans une section subséquente. Notons cependant que, depuis 1999, le taux de suicide au Québec a diminué de manière considérable : on constate une baisse annuelle moyenne de 4 % du taux ajusté, qui passe de 22,2 décès pour 1000 personnes à 14,2 (St-Laurent et Gagné, 2010, p. 4). Le tableau 5.1, à la page suivante, résume les données sur la santé mentale.

5.3 LES DIFFÉRENCES DE GENRE EN SANTÉ MENTALE

La dépression affecte un plus grand nombre de femmes, ou du moins elles sont plus nombreuses à consulter un médecin pour cette raison et sont les principales consommatrices de médicaments antidépresseurs. Les hommes, quant à eux, consulteraient plus souvent en situation de crise, à l'urgence. Est-ce vrai que les hommes et les femmes souffrent différemment ? Peut-on parler de modèles d'expression de la détresse selon le **genre** ?

L'*ESCC* de 2002, qui représentait encore en 2010 la source de données la plus complète (ISQ, 2010), a permis de constater que la prévalence des troubles de santé mentale et de la

Genre
Identité féminine ou masculine en tant que modèle construit par la société.

Tableau 5.1 ● **Le pourcentage de la population âgée de 12 ans et plus évaluant sa santé mentale comme excellente, étant satisfaite ou très satisfaite de sa vie, ou ayant un niveau élevé de détresse psychologique, dans quelques provinces, au Canada, en 2005**

	Santé mentale excellente (%)	Satisfait ou très satisfait de la vie (%)	Niveau élevé de détresse psychologique (échelle de Kessler)[a] (%)
Québec	41,4	92,9	22,7
Colombie-Britannique	35,6	90,7	14,9
Ontario	38,4	91,1	n.d.
Alberta	36,0	92,0	14,5
Nouveau-Brunswick	33,2	92,6	n.d.
Canada	37,5	91,8	n.d.

[a] Seulement cinq provinces canadiennes ont retenu l'échelle de Kessler dans le questionnaire de l'ESCC ; les deux autres, qui ne figurent pas dans ce tableau, sont l'Île-du-Prince-Édouard (12,4 %) et la Saskatchewan (12,3 %).

Sources : Bordeleau, M., et I. Traoré. 2007. « Santé générale, santé mentale et stress au Québec ». *Zoom Santé*, juin 2007, p. 1. [En ligne], www.stat.gouv.qc.ca/publications/sante/pdf2007/zoom_sante_juin07_stress.pdf (Page consultée le 29 septembre 2010) ; Fortin, É., et I. Traoré. 2007. « Les Québécois sont-ils satisfaits de leur vie et du cadre de vie dans lequel ils évoluent ? ». *Zoom Santé*, avril 2007, p.2. [En ligne], www.stat.gouv.qc.ca/publications/sante/pdf2007/zoom_sante_avril07.pdf (Page consultée le 29 septembre 2010) ; Camirand, H., et V. Nanhou. 2008. « La détresse psychologique chez les Québécois en 2005 ». *Zoom Santé*, Institut de la statistique du Québec (ISQ), septembre 2008, p.2. [En ligne], www.stat.gouv.qc.ca/publications/sante/pdf2008/zoom_sante_sept08.pdf (Page consultée le 29 septembre 2010)

dépendance à une substance concernait 8,8 % des hommes et 11 % des femmes au Québec. L'analyse révèle cependant des différences : par exemple, 6 % des femmes disent souffrir de troubles dépressifs, alors que ces symptômes ne sont éprouvés que par 3,6 % des hommes. Les différences entre les sexes sont moins marquées en ce qui a trait aux idées suicidaires. Quant à la prévalence de la dépendance à l'alcool, on estime qu'elle concerne 10,4 % des hommes et 2,8 % des femmes. La dépendance aux drogues a aussi été mesurée : moins de 1 % des Québécois (1,3 % des hommes et 0,6 % des femmes) présentent des comportements de consommation entraînant une détresse cliniquement significative. Le tableau 5.2 résume ces données.

Les différences entre les sexes concernant la morbidité psychiatrique ont été mises en parallèle avec les conditions économiques et sociales particulières et communes à l'ensemble des femmes en Europe occidentale et en Amérique : les femmes sont plus pauvres, elles sont plus souvent victimes d'isolement social. Quand elles sont pauvres, elles sont soumises à plus d'événements stressants et doivent composer avec des facteurs comme la mauvaise qualité de leur logement ou le délabrement de leur quartier. Elles risquent plus souvent d'être victimes de violence conjugale et d'éprouver des problèmes liés à l'éducation de leurs enfants. Des études sur la santé mentale des femmes au travail montrent aussi qu'elles œuvrent souvent dans les services aux personnes ou les services de relation d'aide, et dans des positions subalternes leur laissant peu de contrôle sur leur travail ou peu d'autonomie professionnelle. Elles accomplissent toujours plus de travaux domestiques que les hommes, et la double journée de travail les rend particulièrement sujettes à l'épuisement professionnel. L'épuisement professionnel (*burn-out*), si

Tableau 5.2 ● **L'état de la santé mentale de la population âgée de 15 ans et plus, au Québec, en 2002[a] (troubles mentaux ou problèmes de dépendance à une substance étudiés au cours des 12 mois qui ont précédé l'enquête)**

	Hommes		Femmes		Total	
	NOMBRE	%	NOMBRE	%	NOMBRE	%
Épisode dépressif majeur	107 713	3,6	184 333	6,0	292 046	4,8
Dépendance à l'alcool	309 545	10,4	86 229	2,8	395 774	6,5
Dépendance aux drogues illicites	37 697	1,3	18 034	0,6	55 732	0,9
Pensées suicidaires	103 935	3,5	132 013	4,3	235 948	3,9
A eu au moins un trouble mesuré ou une dépendance à une substance	260 994	8,8	341 141	11,1	602 136	10,0

[a] Effectuée en 2002, l'enquête représentait encore en 2010 la source de données la plus complète (ISQ, 2010).

Source : Données tirées de Statistique Canada. 2002. *Enquête sur la santé dans les collectivités canadiennes (ESCC)*. N° de catalogue 82-617. [En ligne], www.statcan.ca

fréquent chez les soignantes, est maintenant bien connu (Soares, 2002). Dans ce contexte, les dépressions, les troubles d'angoisse et la nervosité seront plus souvent traités par le recours aux médicaments, les femmes y trouvant une façon socialement plus acceptée de s'adapter aux situations émotionnelles difficiles. Un sondage québécois confirme que ce sont les femmes âgées de 35 à 54 ans qui avouent le plus souvent souffrir de dépression, et que la plupart d'entre elles éprouvent ces symptômes depuis plusieurs années (Cauchy, 2004).

Les conditions de vie et de travail des hommes peuvent aussi être liées aux formes d'extériorisation de la souffrance par abus de substances comme l'alcool et les drogues. Ces comportements ont été analysés comme étant des manifesta-

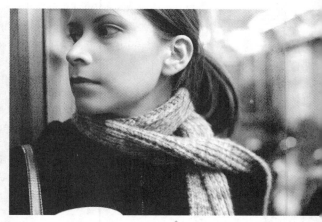

tions d'évasion de situations conflictuelles ou de contraintes personnelles trop fortes, et ils seraient socialement plus acceptés chez les hommes. Les comportements agressifs de ces derniers peuvent être reliés au caractère dominant de leurs rôles et de leurs positions sociales au travail, au sein du couple et dans la société en général. Les hommes consacrent plus d'heures au travail, et on s'attend à ce qu'ils y soient performants. Ils ont un réseau affectif plus restreint, ce qui les laisse démunis lors d'un échec ou d'une rupture conjugale. La détresse des jeunes hommes au Québec se lit d'ailleurs tragiquement dans les manifestations sociales suivantes : décrochage scolaire, itinérance, violence envers les autres et envers soi, suicide. Les statistiques montrent que les jeunes hommes vivant en milieu défavorisé sont très touchés par tous ces problèmes (Desmarais, 2000, p. 102).

La pauvreté, l'isolement social, la violence et le manque d'autonomie professionnelle sont liés à la détresse psychologique et font davantage partie de la réalité féminine que masculine.

5.3.1 La recherche d'aide et les différences de genre

Lorsqu'on demande aux personnes ayant éprouvé de la détresse si elles ont cherché l'aide d'un professionnel, 32 % d'entre elles disent en avoir consulté un, par exemple un médecin, un psychologue ou une infirmière. Les femmes consultent une source d'aide deux fois plus souvent que les hommes, mais plusieurs d'entre elles tardent à le faire. Le taux de demande d'aide augmente avec l'âge : le quart des jeunes âgés de 15 à 24 ans consulte une ressource d'aide, alors que c'est le cas de 45 % des personnes âgées de 25 à 64 ans (Statistique Canada, 2003a).

Dans les familles où un enfant, un jeune adulte ou un conjoint est en situation de détresse, les conjointes ou les mères sont celles qui vont le plus souvent chercher de l'aide auprès d'une ressource téléphonique ou d'un groupe de soutien. Une analyse des expériences des mères avec ces organismes communautaires montre qu'elles y ont appris à faire le deuil de leurs rêves de guérison de leur enfant et, surtout, à prendre soin d'elles-mêmes afin de ne pas s'épuiser dans leur rôle de soutien parental (Paquet, 2001).

La consommation de psychotropes chez les femmes, principalement chez les femmes âgées, est préoccupante au Québec. En effet, de 20 % à 30 % des femmes âgées de plus de 65 ans en prendraient, dont certaines depuis plus de 10 ans (Forget, 2004, p. 26). D'autres traitements, tels les électrochocs, sont utilisés trois fois plus souvent chez les femmes, et les recours à cette technique ont doublé depuis 1988, passant de 4 000 à 8 119 en 2005 (Rioux Soucy, 2005). La détresse des femmes est donc encore plus souvent médicalisée que celle des hommes, et ce, à l'aide de moyens faisant l'objet de critiques depuis plus de 20 ans, tels que la thérapie par électrochocs. Un rapport de l'Agence d'évaluation des technologies et des modes d'intervention en santé (AETMIS) a évalué en 2003 que l'efficacité des électrochocs était presque équivalente à celle des placebos et de la médication (Rioux Soucy, 2005).

Quant aux hommes en détresse psychologique, on peut se demander la raison pour laquelle, bien souvent, ils ne s'adressent aux services d'aide que lorsqu'ils sont en « état de crise ». Il faut alors s'attarder aux normes de comportement et aux valeurs proposées aux garçons au cours de leur socialisation (Tremblay, 2004). Par exemple, le culte de la performance, valorisé à l'école, dans les sports et au travail, amène les hommes à avoir honte de leurs échecs et à se replier sur eux-mêmes (*voir le tableau 5.3*). De plus, tous les comportements associés à la féminité, comme l'expression des émotions, la valorisation des liens affectifs et la vulnérabilité, sont réprimés. Or, ces comportements sont ceux qui permettent le plus souvent la recherche d'aide, et favorisent la création de réseaux de soutien affectif. Les hommes se privent ainsi du soutien des

regard 5.1

L'approche salutogène en santé

Une nouvelle approche de l'étude des problématiques de santé se tourne vers la manière dont la santé est générée, la « salutogénèse ». On reconnaît que des facteurs ou des processus différents contribuent à créer de la santé. L'approche salutogène se définit comme une approche positive et constructive de la santé. Au lieu de mettre l'accent sur le problème, la pathologie, les actions en promotion de la santé chercheront à favoriser les facteurs contribuant à produire de la santé. Concernant la santé mentale des hommes et des jeunes, il peut être approprié de se concentrer sur ces conditions salutogènes, même si elles ne correspondent ni aux normes idéales attribuées au rôle masculin contemporain ni aux normes thérapeutiques standardisées. Ainsi, la manière masculine pour un père d'entrer en relation avec ses enfants, par le jeu, peut être valorisée sans qu'elle soit un calque de la manière féminine servant de standard du rôle parental. C'est pourquoi plusieurs chercheurs pensent qu'il faut revoir les normes thérapeutiques générales, qui sont stéréotypées.

Tableau 5.3 • **Quelques aspects de la socialisation masculine et leurs effets sur la santé mentale des hommes**

Socialisation masculine	Effets sur la santé mentale
Performance	Honte de l'échec
Répression des émotions	Difficultés à définir les sources de stress, les frustrations
Évitement du féminin en soi	Homophobie, mépris des femmes (ou dépendance envers elles)
Autonomie	Isolement affectif
Prétention à se débrouiller seul	Refus de demander de l'aide
Désir de prouver sa masculinité	Insécurité identitaire
Valorisation de la force et de la violence	Dévalorisation de la parole, comportements agressifs

Source : Adapté de Tremblay, G. 2004. *Portrait des besoins des hommes québécois en matière de santé et de services sociaux.* Annexe 2. Québec : Comité de travail en matière de prévention et d'aide aux hommes. [En ligne], www.peres-separes.qc.ca/Pdf/DossierChaud_Comite_A2.pdf (Page consultée le 29 septembre 2010)

autres en ne comptant que sur eux-mêmes, en valorisant l'autonomie et la débrouillardise. Le fait de se sortir d'une épreuve seul, sans aide, peut même s'apparenter à une marque de virilité. La valorisation de l'action, voire de la violence, en tant que mode de résolution des problèmes, au détriment de la recherche de solutions par la négociation, l'analyse ou la réflexion, est aussi considérée comme une attitude accentuant la détresse, car elle ne favorise pas les modes pacifiques de résolution des conflits.

On pourrait enfin établir un lien entre les façons plus masculines de composer avec la détresse mentale — alcool, colère, hostilité, surinvestissement dans le travail — et la discrimination dont les hommes seraient victimes de la part des intervenants des services sociaux et de santé. Il semblerait que plusieurs hommes soient privés d'aide et de soins parce qu'ils sont rejetés ou réprimés par des intervenants et, surtout, des intervenantes préférant traiter des personnes plus dociles.

La reconnaissance du rôle que joue la socialisation dans la santé mentale, tant chez les hommes que chez les femmes, devrait donner de l'ampleur au mouvement visant à offrir de nouveaux modèles d'expression de la détresse. Changer le regard et les attentes de la société par rapport aux hommes et aux femmes, tel serait le défi d'un vaste programme de prévention de la détresse au Québec.

5.4 LE SUICIDE : POUR UNE COMPRÉHENSION SOCIOLOGIQUE

Rappelons en premier lieu que le suicide demeure un phénomène exceptionnel. En 2008, il représente 2,1 % de toutes les causes de décès au Québec. Cependant, il compte pour une part importante des décès chez les hommes de certaines catégories d'âge : près du quart des décès chez les 15 à 34 ans (St-Laurent et Gagné, 2010, p. 9). Comme ces décès sont évitables, le suicide constitue une catastrophe sociale et interpelle la santé publique.

La courbe des suicides s'est inversée au Québec depuis 1999. En effet, après une longue période de croissance, qui a atteint un sommet en 1999 avec 1 620 décès par suicide, le nombre des suicides complétés a diminué à 1 103 en 2008. Cette baisse est observée tant pour les hommes que pour les femmes, et pour toutes les catégories d'âge (St-Laurent et Gagné, 2010, p. 4). Le Québec rejoint la tendance internationale, où s'observe aussi une baisse des taux de suicide dans de nombreux pays, à l'exception notable de ceux d'Europe de l'Est. Il n'en demeure pas moins que le Québec est la province canadienne où se commet le plus grand nombre de suicides masculins et féminins, et l'une des sociétés où la surmortalité masculine par suicide est très élevée, à l'instar de la France, de l'Autriche, de la Finlande et du Japon.

En fonction des groupes d'âge, la baisse la plus importante touche les adolescents âgés de 15 à 19 ans, représentant une moyenne de 12 % par année sur dix ans, et les jeunes adultes, représentant 7 % par an en moyenne. Quant aux femmes, la baisse a été de 7 % en moyenne annuellement chez les adolescentes âgées de 15 à 19 ans, et de 5 % chez les femmes âgées de 35 à 49 ans. En 2008, les femmes du groupe des 50 à 64 ans ont été les seules à avoir connu une hausse, de 1 %, ce qui suscite certaines inquiétudes pour l'avenir (St-Laurent et Gagné, 2010, p. 13). La figure 5.1 montre l'évolution des taux de suicide au Québec.

Figure 5.1 • Le taux ajusté[a] de mortalité par suicide selon le sexe, pour l'ensemble du Québec, de 1981 à 2008[b, c]

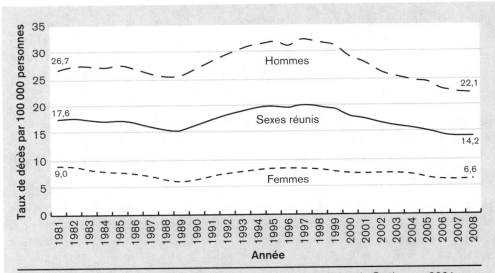

[a] Taux ajustés selon la structure par âge, sexes réunis, de la population du Québec en 2001.
[b] Moyennes mobiles calculées sur des périodes de trois ans.
[c] Données provisoires pour les années 2007 et 2008.

Source: St-Laurent, D., et M. Gagné. 2010. *La mortalité par suicide au Québec: tendances et données récentes.* Québec, INSPQ, p. 5. [En ligne], www.aqps.info/media/documents/Statistiques2010suicide.pdf (Page consultée le 29 septembre 2010)

❓ Les personnes qui se suicident souffrent-elles d'un trouble mental ?

La grande majorité des personnes souffrant de troubles mentaux ne se suicident pas, malgré leurs problèmes. Plusieurs études avancent cependant que de 60 % à 90 % des gens qui se suicident ont un problème de santé mentale, dont principalement la dépression, la schizophrénie et le trouble de personnalité limite (Comité d'experts sur l'organisation des soins en santé mentale, 2004; Mishara, 2003). Les facteurs de vulnérabilité personnelle, tel le trouble mental, se conjuguent alors aux autres facteurs de risque, par exemple la consommation abusive d'alcool et de drogues.

Cependant, le suicide relève aussi de facteurs sociaux et culturels. Ce sont les personnes célibataires et divorcées qui se suicident en plus grand nombre. Le mariage et, surtout, la présence d'enfants jouent un rôle protecteur, et cela est plus vrai pour les hommes. Les taux de suicide sont nettement plus élevés chez les hommes vivant en milieu rural et dans les régions périphériques à plus faible densité de population qu'en milieu urbain. La progression des suicides a été fulgurante au Nunavik, où ils sont la cause d'un tiers des décès. Le suicide touche davantage les Québécois francophones et les francophones des autres provinces (St-Laurent et Gagné, 2010). Dans les grands centres urbains il y a moins de suicides, ainsi que chez les communautés ethnoculturelles et les immigrants. Par contre, le taux plus bas des suicides en milieu urbain cache un autre aspect : dans les sociétés riches, ce sont les moins nantis qui se suicident davantage. Parmi les moins nantis, les autochtones, les jeunes hébergés dans les centres jeunesse, les hommes incarcérés dans les centres de détention ainsi que les jeunes hommes homosexuels sont plus particulièrement vulnérables.

5.4.1 Une compréhension sociologique : relations entre la défavorisation et l'intégration sociale

Le phénomène du suicide relève de causes multifactorielles. Il est présent dans toutes les sociétés humaines, et les taux varient d'une société à l'autre. Le sociologue français Émile Durkheim en a fait l'objet d'une première grande investigation empirique à la fin du XIXe siècle. Si, dans la majorité des sociétés et des religions, le suicide est interdit, il peut être ailleurs accepté comme moyen légitime d'expier une faute et même valorisé. Durkheim avait décrit trois types de suicide selon les circonstances sociales : anomique, égoïste et altruiste (Beaudelot et Establet, 2006). Le suicide est un acte forcément personnel, mais s'inscrit dans un environnement social qui exerce une forte prégnance sur son apparition. En ce sens, le suicide éclaire le type de société dans laquelle il survient. Pourquoi alors constate-t-on au Québec une surmortalité masculine élevée, c'est-à-dire un ratio de trois suicides masculins pour un suicide féminin (en 2008) ?

Trois dimensions associées à la pauvreté peuvent expliquer cette tendance. Premièrement, ce sont les membres des milieux aisés qui cumulent le plus de relations sociales de toutes sortes et qui bénéficient des avantages d'une forte intégration sociale. Les chercheurs français Beaudelot et Establet ont montré, pour la France, que les catégories intellectuelles supérieures, qui représentent 10 % de la population active masculine, « concentrent 34 % des relations d'amitié, 35 % des relations de travail, 24 % des relations de parenté et 23 % des relations de voisinage » (Nicoud, 2006). La situation québécoise n'est sans doute pas identique, mais les hommes de milieux favorisés profitent du même genre de réseaux de solidarité et de soutien. Une plus forte intégration sociale joue un rôle de protection contre la détresse psychique et émotive. Deuxièmement, le stress chronique vécu sans ressources sociales est plus élevé chez les personnes défavorisées. Troisièmement, comme nous l'avons constaté dans le chapitre 3, les membres des classes populaires utilisent moins les services de santé préventifs, qui pourraient contribuer à renforcer les facteurs de protection et à diminuer les risques.

Dans la dernière décennie, une autre explication sociologique a émergé. L'influence du genre masculin sur la santé des hommes, et plus largement sur les difficultés d'adaptation sociale que plusieurs rencontrent, a beaucoup été étudiée. On est passé d'une vision monolithique de la masculinité à «la reconnaissance d'une masculinité plurielle et en constante évolution» (Houle et Dufour, 2010, p. 27). Même si le rôle masculin traditionnel peut sembler désuet en 2010, il continue d'exercer une influence déterminante en accroissant les risques de tentative de suicide et en inhibant les facteurs de protection reliés à la demande d'aide et au soutien social (Houle et Dufour, 2010). Houle et Dufour considèrent que les interventions doivent être adaptées aux hommes et prendre en compte leur socialisation au rôle traditionnel. Des approches plus structurées, orientées vers l'action et les solutions, sont préférables aux approches habituelles, tournées vers l'expression des sentiments.

5.4.2 Pourquoi les jeunes sont-ils plus touchés?

Gilles Gagné, professeur de sociologie à l'Université Laval, met en évidence le rôle masculin de pourvoyeur, qui s'est modifié depuis les années 1960. Sous l'emprise de l'Église catholique au Québec, ce rôle était fortement encadré. Les bouleversements sociaux et économiques qui ont permis aux femmes d'occuper une place sociale extérieure à la famille ont laissé un vide quant au rôle masculin, qui a dû se redéfinir. Dans les années 1970, 1980 et 1990, avoir 20 ans était déstabilisant. Cela impliquait pour les hommes une recherche identitaire sans réponse claire fournie par les institutions sociales. Les femmes, quant à elles, étaient protégées par leur réseau affectif et familial: «l'investissement vis-à-vis des enfants et l'absence d'esprit de compétition et de pouvoir dans le travail permettent aux femmes de créer un noyau fort de relations sociales, notamment intergénérationnelles, protecteur vis-à-vis du suicide» (Nicoud, 2006), qui prend tout son sens en particulier lors d'une rupture conjugale. Pour l'heure, les jeunes hommes des nouvelles générations, qui, vivant dans un environnement social plus favorable à l'exercice de la parentalité, s'impliquent auprès de leurs enfants et redéfinissent leurs relations de travail, sont en train de construire un réseau social d'un type qu'on pourrait qualifier de salutogène. La santé mentale en milieu de travail est une piste d'action qu'il faut explorer.

5.5 LA SANTÉ MENTALE DES JEUNES

Le fait de s'intéresser à la santé mentale des jeunes est une façon vitale de remettre en question les modèles d'hommes et de femmes qui leur sont proposés dans la société actuelle, qu'il s'agisse de mettre en œuvre des programmes de prévention dans les écoles ou les autres milieux de vie, ou d'intervenir plus directement pour les soutenir ou les soulager de leur détresse.

5.5.1 Les troubles mentaux et la consommation de drogue

L'*ESCC* de 2002 révèle que 18 % des jeunes Québécois âgés de 15 à 24 ans disent éprouver des symptômes reliés à un trouble mental ou souffrir de problèmes de dépendance à une substance. Les jeunes avouent qu'ils font une consommation « récréative » de l'alcool et de la marijuana. La consommation d'alcool tend à augmenter avec l'âge. La proportion de consommateurs d'alcool passe de 43 % à près de 89 % entre la première et la cinquième secondaire, et près de 35 % des jeunes finissants du secondaire se disent buveurs réguliers (MSSS, 2005b, p. 38). Dans une autre enquête réalisée au Québec en 2003, le tiers des jeunes âgés de 15 à 24 ans disaient avoir déjà consommé des drogues illicites, le plus souvent du cannabis ou de l'ecstasy (CPLT, 2003). La consommation abusive de drogues est l'un des comportements reconnus pour présenter un risque pour la santé mentale, mais elle n'est pas en elle-même un symptôme de trouble mental.

Depuis 30 ans, la prescription de psychotropes aux enfants et aux adolescents a progressé de façon phénoménale. Par exemple, autour de 4 % des enfants québécois prennent aujourd'hui des antidépresseurs ou des psychostimulants. On connaît le Ritalin, prescrit pour soigner le trouble déficitaire de l'attention avec hyperactivité qui se manifeste chez des enfants perturbant le déroulement normal d'une classe. Chez les jeunes hébergés dans les centres de réadaptation des centres jeunesse, les taux de prescription sont beaucoup plus élevés. Par exemple, dans les unités d'encadrement intensif pour les jeunes âgés de 12 à 18 ans, près de la moitié des jeunes sont sous médication. On voit que les psychotropes ont dépassé leur rôle de béquille temporaire, même si les intervenants sont conscients que ces drogues ne constituent pas une réponse aux problèmes sociaux de ces jeunes (Rioux Soucy, 2003).

Une enquête menée auprès d'enfants et d'adolescents du Québec (ISQ, 2002) a dressé un portrait de la santé physique et mentale de jeunes appartenant à trois groupes d'âge : 9 ans, 13 ans et 16 ans. On remarque l'apparition précoce des idées suicidaires. À 9 ans, environ 8 % des enfants avaient pensé à se suicider durant l'année de l'enquête, et cette proportion augmentait avec l'âge chez les filles. À 16 ans, 12 % des filles avaient pensé au suicide durant l'année. Les adolescentes de cet âge ont aussi un niveau de détresse psychologique plus élevé que les garçons : 27 % contre 12 %. Pour éclairer ces différences, notons que 53 % des adolescentes de 16 ans désirent une silhouette plus mince, et 27 % ont un faible niveau d'estime de soi, ce qui signifie, selon les définitions de l'enquête, qu'elles se perçoivent comme des personnes ne possédant pas de belles qualités ou se sentent inutiles. L'inquiétude des jeunes filles concernant leur apparence est un facteur de vulnérabilité pour leur santé mentale. Elles sont nombreuses à reconnaître l'existence de la violence dans leurs relations amoureuses : à 16 ans, 34 % de celles qui ont fréquenté au moins un partenaire durant l'année disent avoir subi de la violence psychologique, 20 % de la violence physique et 11 % de la violence sexuelle.

Chez les garçons âgés de 16 ans, nombreux sont ceux qui reconnaissent avoir fait preuve de violence envers leur partenaire au cours de l'année : 19 % ont eu recours à la violence psychologique, 10 % à la violence physique et 4 % à la violence sexuelle. Un adolescent sur cinq a certains problèmes de comportement (comme commettre des vols, faire mal volontairement à quelqu'un ou se livrer au vandalisme), et 20 % des adolescents âgés de 16 ans portent

Les manifestations d'homophobie ont une influence sur la prévalence du suicide chez les jeunes homosexuels et bisexuels.

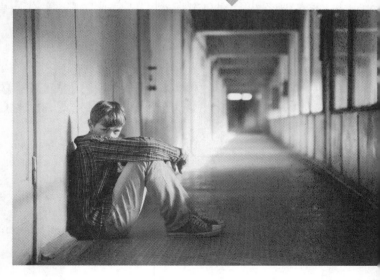

une arme (couteau, chaîne, poing américain) (ISQ, 2002). Environ deux garçons sur trois âgés de 9 ans ont été victimes de violence dans l'environnement scolaire, «se faire crier des injures, se faire menacer de faire détruire un bien leur appartenant ou de se faire frapper, se faire pousser ou frapper violemment» (ISQ, 2002, p.8). Qu'ils soient victimes ou agresseurs, les garçons semblent encore soumis à des expériences de socialisation où il faut apprendre à obtenir ce qu'on veut par la force ou la menace.

Une enquête sur la santé mentale des cégépiens

Le but de cet exercice est de mieux connaître l'état de santé mentale déclaré par vos camarades du cégep.

Répartissez-vous en équipes de trois ou quatre élèves. Chaque équipe élabore un court questionnaire portant sur certaines habitudes de vie (tabagisme, consommation d'alcool et de drogues, activités sportives), sur la qualité du réseau social et sur la perception de la santé mentale des jeunes. Vous pouvez vous inspirer des questions posées dans les enquêtes canadiennes et québécoises, ou d'une enquête qui a eu lieu dans votre région ou votre école secondaire.

Quels résultats obtenez-vous ? Vos données vous permettent-elles de tracer un portrait positif de la santé mentale des cégépiens ? Quels facteurs sociaux influent à votre avis sur la santé des jeunes de votre âge dans votre milieu d'étude ou de travail ? Est-ce que les données de toutes les équipes vont dans le même sens ? Pourquoi ? Le portrait de la santé mentale des cégépiens est-il semblable à celui des autres jeunes Québécois ? Commentez vos résultats.

5.5.2 L'homophobie : un risque particulier

Chez les jeunes hommes, le fait de vivre son homosexualité dans l'ombre a été reconnu comme un risque pouvant conduire à la dépression et au suicide. La prévalence du suicide est six fois plus élevée chez les jeunes hommes homosexuels ou bisexuels que chez les hétérosexuels, et ce, dans la plupart des pays où le phénomène a été étudié (Dorais, 2000, p. 16). En fait, l'orientation homosexuelle accroît ou ajoute des facteurs de risque particuliers qui rendent ces jeunes vulnérables aux idées ou aux conduites suicidaires. Les facteurs de risque constatés sont les manifestations d'homophobie sous forme de rejet, de harcèlement et même d'agression physique (Dorais, 2000), et non l'orientation homosexuelle en tant que telle. Cela peut se vérifier lorsque de jeunes garçons pratiquent des activités considérées comme féminines, la danse par exemple, et qu'ils se voient rejetés par «la gang» (Galipeau, 2004). Ce sont d'abord les manifestations de comportements féminins chez les garçons qui sont stigmatisés, et ensuite leurs préférences sexuelles. Les jeunes gais et les lesbiennes subissent donc doublement les effets de ces normes contraignantes concernant le genre féminin et masculin et l'orientation sexuelle.

5.6 ENTRE L'HÔPITAL ET LA COMMUNAUTÉ : VIVRE AVEC LA MALADIE MENTALE

L'hôpital peut-il traiter le malade ? Doit-il laisser la place à des lieux d'accueil et d'écoute des personnes en détresse situés dans la communauté ? Les réponses à ces questions apportent un éclairage sur les relations sociales qui se sont nouées autour de la folie : une histoire où les relations de pouvoir laissent progressivement la place aux idées d'ouverture à la différence et à l'altérité fondamentale qu'on nomme encore folie. On retiendra ici quelques moments caractéristiques de ce mouvement dans l'histoire du Québec.

La prévention du suicide chez les jeunes

Comment prévenir le passage à l'acte suicidaire ? Dépister les jeunes en situation de détresse extrême ? Promouvoir l'option du «non-suicide» dans la société ? Derrière ces trois questions se profilent des façons bien différentes d'envisager les programmes de prévention du suicide.

Prévenir le passage à l'acte suicidaire

Les moyens de prévention prennent la forme d'interventions directes auprès des personnes, telles les lignes d'écoute téléphonique ou les mesures concrètes ou législatives de réduction de l'accessibilité aux moyens d'attenter à ses jours que sont les armes à feu, les médicaments, les ponts, etc. Le traitement non spectaculaire des cas de suicide par les médias est aussi reconnu comme moyen efficace de contrer les effets d'imitation chez les jeunes dans les jours suivant un drame (Morin et Julien, 2004).

Dépister les jeunes en situation de détresse extrême

Plusieurs programmes misent sur le dépistage et la prise en charge des personnes en détresse par les médecins. Ils sont pertinents si les médecins sont formés pour reconnaître les symptômes discrets de détresse, particulièrement chez les jeunes, qui consultent souvent avant d'attenter à leurs jours, sans toutefois révéler leur état de détresse.

Les programmes d'information ou de formation s'adressant aux enseignants, aux pairs ou aux familles, destinés à les outiller pour aider une personne suicidaire ou l'orienter vers les ressources adéquates, font aussi partie des moyens de dépistage précoce. Ils doivent être utilisés avec prudence, selon l'avis d'une experte en santé publique, Marie Julien. D'après elle, le fait d'accueillir la détresse et d'apporter de l'aide comporte une lourde responsabilité, particulièrement lorsqu'il s'agit d'un jeune, et certaines précautions doivent être prises pour ne pas stigmatiser ceux que l'on considère comme étant à risque. Son *Avis scientifique sur la prévention du suicide chez les jeunes* (Julien et Laverdure, 2004) déconseille aussi de tenir des activités de sensibilisation sur la réalité du suicide auprès de groupes de jeunes, tels des vidéos, des témoignages ou des travaux scolaires sur le sujet. Il semble que ces activités augmentent la détresse des jeunes vulnérables, et les experts craignent qu'elles n'entraînent une banalisation du suicide en tant que solution à un problème (Julien et Laverdure, 2004). Les affiches informant les jeunes et leur entourage des ressources à leur disposition doivent aussi miser sur l'espoir de s'en sortir et ne pas mettre en scène des images évoquant la détresse extrême. L'exploitation du morbide dans les images accessibles dans Internet (photos de suicidés ou de mutilés) renforce déjà trop cruellement cette tendance à la banalisation de la violence, qui peut mener à une désensibilisation par rapport à la mort.

Promouvoir l'option du non-suicide dans la société

Le suicide est trop souvent considéré comme un moyen de mettre un terme à la souffrance ou de régler ses problèmes, et fait partie de notre culture. Il apparaît même comme étant un choix qui appartient à la personne, surtout chez les adultes. Certains experts suggèrent donc de faire la promotion de l'option du non-suicide dans la société (Mishara, 2003, p. 117). Un tel programme met l'accent sur l'acquisition et le renforcement d'habiletés à résoudre de manière saine les problèmes de la vie quotidienne. Que cela se fasse à l'école ou par les émissions télévisées, l'objectif est de prôner le choix du non-suicide auprès des jeunes.

Sources: Morin, R., et M. Julien. 2004. *Sur quelles stratégies de prévention du suicide chez les jeunes doit-on miser ?* Québec : INSPQ ; Julien, M., et J. Laverdure. 2004. *Avis scientifique sur la prévention du suicide chez les jeunes*. Québec : INSPQ ; Mishara, B. L. 2003. «Des pratiques novatrices pour la prévention du suicide au Québec : un défi de société». *Santé mentale au Québec*, vol. XXVIII, n° 1, p. 111-125.

5.6.1 L'enfermement des «fous»

Au Moyen Âge, la folie faisait partie du quotidien des villes et des campagnes, même si elle était considérée comme l'expression du diable ou des mauvais esprits. Ce n'est qu'à partir du XVIIᵉ siècle que l'Occident commence à enfermer les «fous» et tous ceux qui dérangent l'ordre social.

Dans la Nouvelle-France du XVIIᵉ siècle, les premiers hôpitaux généraux (à Québec et à Montréal) servent de lieux de réclusion et de travail pour les marginaux et les personnes sans famille; confinées dans des «loges», sortes de placards sans lumière et sans toilettes, les personnes sont attachées. Le mouvement d'institutionnalisation des fous y sera cependant plus tardif qu'ailleurs. En effet, le Canada français reste une société agricole où la folie est prise en charge par la communauté jusqu'au milieu du XIXᵉ siècle. Les francophones refuseront aussi d'envoyer leurs malades dans le premier asile, géré par des anglophones, le *Montreal Lunatic Asylum,* qui fonctionnera de 1839 à 1884. Avec l'urbanisation et l'industrialisation naissantes au milieu de ce siècle, les communautés religieuses ouvriront des asiles pour les Canadiens français (Dorvil, 2001b, p. 591). L'asile de Beauport, près de Québec, fondé par les Sœurs Grises en 1845, deviendra l'hôpital Saint-Michel-Archange, aujourd'hui l'Institut psychiatrique Robert-Giffard. De même, à Montréal, l'hôpital Saint-Jean-de-Dieu, fondé en 1875, est l'ancêtre de l'hôpital Louis-Hippolyte-La Fontaine. Du côté francophone, les communautés religieuses gèrent la vie quotidienne des malades, consacrée à la prière et aux travaux manuels. Les médecins exercent un rôle paternel autoritaire. Les personnes hébergées ont bien souvent perdu tous leurs droits et ont le statut d'«incapables», ce qui signifie que leurs parents ou les médecins en sont les tuteurs.

Du côté anglophone, les asiles, tel l'hôpital Douglas ouvert en 1889, font plus d'expérimentations thérapeutiques puisque les psychiatres y sont plus nombreux, mais certaines dérives montrent que, là aussi, les droits des malades sont peu pris en compte. De 1957 à 1963, au Allan Memorial Institute de l'université McGill à Montréal, le docteur Cameron a mené, pour le compte de la CIA et de l'armée américaine, plusieurs expériences sans consentement véritable sur des malades: privation de sommeil, isolement total, électrochocs, drogues (Durand, 1999, p. 49).

5.6.2 La désinstitutionnalisation

En 1961, un ex-patient psychiatrique, Jean-Charles Pagé, dénonce le pouvoir des religieuses et du clergé dans les asiles. Les conclusions de son livre *Les fous crient au secours!* seront reprises par un groupe de psychiatres dirigé par le Dʳ Dominique Bédard, qui publiera

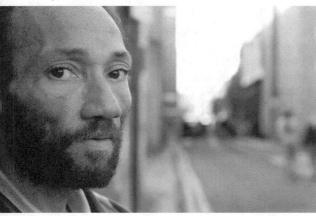

L'institutionnalisation sur une longue période peut handicaper le patient en lui faisant perdre confiance en ses moyens et en le désocialisant.

son rapport en 1962: il faut engager des psychiatres, réduire le nombre d'hospitalisations et renvoyer les patients dans la communauté. Ces réformes seront appliquées au Québec dès les années 1970, dans la foulée de l'étatisation de la santé. Les psychiatres occuperont progressivement une place plus grande dans la direction des soins aux patients à l'hôpital, et leur arrivée amorcera aussi le mouvement de désinstitutionnalisation des patients. Henri Dorvil résume ainsi les trois objectifs qui étaient visés par la désinstitutionnalisation: «favoriser l'accessibilité à des services psychiatriques diversifiés à proximité du milieu de vie des patients, assurer le suivi des patients au sortir de l'hôpital et établir des programmes visant leur réinsertion dans la communauté» (Dorvil, 2001a, p. 590).

Il a été plus facile de sortir les personnes psychiatrisées de l'hôpital que de «sortir l'hôpital» de ces personnes. En effet, l'hospitalisation sur une longue période provoque une désocialisation. L'institutionnalisation laisse des marques semblables à celles qu'on observe dans les prisons, les hôpitaux et les autres lieux fermés sur l'extérieur (Goffman, 1991). La prise en charge de la vie quotidienne à la place des internés, l'absence de droits individuels et la dépersonnalisation des contacts ont surtout pour conséquence d'aliéner les personnes en leur enlevant toute confiance en elles. Ainsi témoigne une jeune «orpheline de Duplessis», internée dans un asile et libérée de l'hôpital en 1961: «Après ma libération, à 23 ans, j'ai réalisé que j'étais vraiment arriérée. Je ne savais rien faire. Je ne savais même pas écrire, comment vouliez-vous que je puisse dialoguer? Je ne savais pas comment approcher les gens de l'extérieur. J'avais l'impression de n'avoir aucune personnalité» (Gill, 1991, p. 269). Victimes du système médical, ces personnes doivent aussi se réapproprier leurs droits sociaux au travail, aux soins, et surtout à la dignité.

Le retour des malades dans la communauté sera favorisé par l'arrivée de nouveaux médicaments à partir des années 1960. Les neuroleptiques et les antipsychotiques réussiront à ralentir l'agitation motrice et à diminuer ou à supprimer les hallucinations. Ils remplaceront les sédatifs, les barbituriques ou les opiacés qui étaient jusqu'alors prescrits, de même que les électrochocs, les contentions et les autres formes d'isolement qui constituaient l'essentiel des traitements. Les antidépresseurs, les tranquillisants et les anxiolytiques, de même que les thymorégulateurs (lithium), viendront s'ajouter à cette gamme étendue de médicaments. Les psychotropes seront utilisés pour soigner bien avant que l'on comprenne leurs mécanismes d'action, et constitueront un outil essentiel à l'investigation du cerveau par les neurosciences (Zarifian, 2004, p. 935).

Le traitement des malades dans la communauté

Le mouvement de désinstitutionnalisation des malades mentaux, devenu massif durant les années 1980, a permis d'offrir des soins dans la communauté à des milliers de personnes, soit près de 40% de celles qui étaient auparavant hospitalisées de façon permanente. Malgré ce résultat positif et les sommes importantes consacrées à leur réinsertion sociale, les personnes souffrant de troubles chroniques présentent une grande vulnérabilité, puisque leur milieu familial ou social est habituellement plus restreint. Elles reviennent plus souvent à l'hôpital, parfois à intervalles de plus en plus rapprochés: il s'agit du «syndrome de la porte tournante», un va-et-vient perpétuel entre l'urgence et la communauté, qui décourage profondément les malades et leurs soignants. Le recours à l'urgence de l'hôpital, et même à la prison pour les personnes en état de crise, illustre les limites de l'approche biomédicale reposant sur le recours aux médicaments, mais aussi celles de l'approche reposant sur la prise en charge dans la communauté.

De nouvelles formes de suivi intensif des patients dans le milieu naturel

Il semble donc que l'espoir mis dans le traitement de tous les malades dans leur milieu de vie reste encore illusoire, malgré les formes de soutien intensif qui sont pratiquées de façon expérimentale depuis les années 1990, par exemple le suivi intensif en milieu naturel (SIMN), réalisé par une infirmière fournissant quotidiennement à la personne un encadrement pour la prise de médicaments, ou par un travailleur social s'assurant que la personne rencontre des bénévoles, des amis, fait des démarches de réinsertion ou va à ses rendez-vous médicaux. Des mises en garde ont cependant été formulées dans le milieu en ce qui concerne cette intervention : certaines formes de suivi sont si contraignantes que les patients préféreraient rester à l'hôpital. En déployant « une toile d'araignée métallique autour du patient pour qu'il reste tranquille », ces méthodes sont parfois perçues comme une prescription de contention à domicile (Dorvil, 2001b, p. 607). Les murs de l'asile sont-ils devenus ceux de la communauté ? Malgré ces critiques, l'approche communautaire reste essentielle à la réinsertion sociale puisqu'elle s'applique à trouver des solutions aux problèmes des personnes dans leur milieu de vie.

5.6.3 Les organismes communautaires

❓ **Quel rôle le secteur communautaire peut-il jouer dans la réinsertion sociale des malades et des personnes stigmatisées ?**

Rappelons brièvement le contexte social dans lequel s'est développé le secteur communautaire en santé mentale. Au cours des années 1980, le tissu social se fragilise : les couples se séparent, les mises à pied et le recours à l'aide sociale deviennent fréquents, la pauvreté, l'itinérance (qui touche des personnes de plus en plus jeunes) et la détresse mentale se répandent dans les villes. Les organismes communautaires en santé mentale répondent aux besoins grandissants des personnes fragilisées, ex-psychiatrisées ou non, et à ceux de leurs familles. Issu de groupes très diversifiés — militants pour la défense des droits sociaux, associations bénévoles, groupes féministes —, ce secteur s'est défini en tant que solution de rechange au modèle psychiatrique de prise en charge des exclus. L'approche communautaire est axée sur le soutien social, l'écoute et le partage visant à faire reculer les sentiments d'isolement, d'aliénation et d'exclusion. Le regroupement des ressources alternatives en santé mentale au Québec se définit comme un mouvement social qui porte des valeurs axées sur le pluralisme des approches et des pratiques ainsi que sur l'appropriation par les personnes du pouvoir qu'elles ont sur elles-mêmes et leur milieu de vie (RRASMQ, 2006). Les intervenants qui y œuvrent définissent plus souvent leur rôle comme étant en opposition plutôt qu'en complémentarité avec les pratiques des institutions officielles du réseau de la santé et des services sociaux[1]. Le soutien communautaire peut prendre plusieurs formes, mais il est avant tout volontaire.

L'intervention féministe en santé mentale

L'approche féministe d'intervention en santé mentale s'est développée dans les groupes de femmes ; cette approche repose sur un processus d'*empowerment* des femmes, trop souvent soumises au discours paternaliste et patriarcal dominant dans le système de santé. Les pratiques visant à redonner du pouvoir aux femmes et à respecter leur rythme dans leur processus d'appropriation de leur corps et de leur santé constituent quelques-uns des outils d'intervention privilégiés. Dans les années 1970, les féministes ont dénoncé la médicalisation des formes de rébellion des femmes aux prises avec la violence de leur conjoint ou avec les structures sociales sexistes. Dans le livre *Va te faire soigner, t'es malade* (Guyon *et al.*, 1981), des femmes ont levé le voile du silence entourant la violence conjugale et la domination masculine, considérées comme les causes directes des dépressions et autres troubles de santé mentale vécus dans l'ombre et parfois le déni.

---

1. Voir le tableau 3.7 (*p. 108*), qui souligne les différences entre l'intervention de type communautaire et l'intervention professionnelle (approche classique) auprès des personnes démunies.

L'encadré 5.1 résume les trois grandes périodes du statut social accordé à la folie et à la maladie mentale.

• **De la folie à la santé mentale, trois grandes périodes**

De 1839 à 1960 : l'institutionnalisation de la folie

- 1839-1889 : création des premiers asiles
- Asiles religieux
- Hébergement et enfermement de personnes âgées, handicapées, malades, déficientes, orphelines
- Soins : prières, surveillance, contention, quelques médicaments ; électrochocs, bains froids
- Absence de droits des malades : statut d'incapables

De 1960 à 1990 : la désinstitutionnalisation

- *Les fous crient au secours !*, livre de J.-C. Pagé en 1961
- Rapport Bédard en 1962
- Sortie des patients des hôpitaux
- Arrivée des psychotropes
- Transformation des asiles en hôpitaux psychiatriques de courte durée
- Création de ressources d'hébergement spécialisées
- Contestation des approches institutionnelles :
  - approche communautaire
  - intervention féministe en santé mentale

Depuis 1990 : le virage en santé mentale

- Politique de santé mentale (1989) :
  - accent sur la prévention
  - rôle des CLSC en tant que premiers intervenants
  - formes novatrices de suivi dans la communauté
  - reconnaissance du rôle des organismes communautaires
- Loi sur la pauvreté et l'exclusion (2003)
- Plan d'action en santé mentale 2005-2010

5.6.4 Viser l'inclusion sociale : est-ce utopique ?

En 1989, le Québec a amorcé dans le domaine de la santé mentale un virage misant sur le développement des soins primaires. L'accent mis sur les soins dans le milieu de vie et sur les formules de partenariat entre établissements de santé et organismes communautaires est au cœur de ce virage. Le ministère de la Santé et des Services sociaux a présenté un plan d'action en santé mentale pour les années 2005-2010 qui confirme son engagement dans une approche préventive et globale.

Le processus de désinsertion sociale : une spirale vers le bas

La désinsertion est un processus qui isole progressivement certains groupes des ressources permettant la participation sociale. En effet, quand un groupe de jeunes d'une région éloignée

Plan d'action québécois en santé mentale 2005-2010

Le ministère de la Santé et des Services sociaux a formulé un plan en santé mentale qui met l'accent sur la prévention et sur des formules communautaires d'entraide (MSSS, 2005c). L'intervention de crise (écoute téléphonique et services de crise : évaluation, diagnostic et traitement) serait assurée par des équipes de professionnels en santé mentale, spécialisés auprès des jeunes ou des adultes. Ces centres auraient pour tâche d'acheminer les patients plus gravement atteints ou potentiellement dangereux, voire criminels, vers les cabinets de psychiatres.

Le plan prévoit ainsi réduire le temps d'attente pour une première consultation ou pour un traitement, quelle que soit la région de résidence de la personne. Les objectifs consistant à tenter de rapprocher les services de la population et à trouver de nouvelles façons de rejoindre des clientèles particulièrement à risque, comme les jeunes hommes suicidaires ou les mères seules et en détresse, constituent les deux priorités de ce plan.

Un exemple d'intervention communautaire qui serait favorisée par ce plan : les consultations de groupe dans les centres de santé et de services sociaux, où une douzaine de personnes aux prises avec une dépression ou un trouble anxieux rencontrent un psychologue et s'apportent un soutien mutuel. Ces formules de soutien ont fait leurs preuves dans les organismes d'entraide par les pairs, tels les Alcooliques anonymes (AA), ou dans les organismes communautaires voués à la défense des droits des malades.

« Ce qui a été aidant, raconte un homme de 35 ans, c'est de me retrouver face à des personnes qui ne me jugeaient pas. Dans le premier organisme communautaire de réinsertion au travail que j'ai consulté, la conseillère m'a intégré à un groupe et, après quelques semaines, je faisais un programme d'emploi. Dans ce milieu de travail, on ne m'a pas posé de questions sur ce qui m'a amené à la sécurité du revenu. J'ai pu me faire une crédibilité par mon travail et les résultats que j'obtenais. Par contre, plus tard, j'ai vécu l'inverse et l'absence de crédibilité.

« À chaque étape où on m'a fait confiance, j'ai senti qu'on ne s'attendait pas à ce que je me casse la gueule. Mais je savais que si j'avais un problème, on serait là pour m'aider. Avec le temps, c'est moi qui ai eu confiance en moi, parce que d'autres ont eu confiance en moi avant. »

Sources : MSSS. 2005c. *Plan d'action en santé mentale 2005-2010. La force des liens* (p. 55 pour le témoignage). [En ligne], http://publications.msss.gouv.qc.ca/acrobat/f/documentation/2005/05-914-01.pdf (Page consultée le 6 octobre 2010) ; Lambert, R. 2004. « Troubles mentaux : des espoirs pour demain ». *Québec Science*, vol. 43, n° 2, octobre 2004 ; Blais, D. M., *et al.* 2004. *Parole et parcours d'un pouvoir fou. Guide pour une réflexion et un dialogue sur l'appropriation du pouvoir individuel et collectif des personnes utilisatrices de services en santé mentale.* Montréal : Action Autonomie.

ou sortant d'un centre d'accueil se retrouve sans possibilité d'accéder à un emploi ou à un logement, on peut penser qu'il suffit de changer de région ou de retourner à l'école. Plusieurs pourront ainsi assurer leur avenir alors que, pour d'autres, ce sera le début d'une spirale menant parfois jusqu'à la rue. Ce processus peut se réaliser lors d'un parcours de vie qui commence par une situation de pauvreté et de précarité, puis se stabilise ou non dans une situation de dépendance, et enfin évolue vers la marginalisation et l'exclusion (Paugam, 1991).

La précarité

Travail précaire, chômage qui revient trop souvent, relations sociales instables... autant d'indices d'une situation de précarité. Pour les jeunes, le fait d'éprouver des problèmes d'insertion professionnelle pour cause d'abandon scolaire ou de difficultés à trouver un emploi stable fragilise le parcours de vie. Chez d'autres, ces problèmes sont les premières manifestations d'un trouble mental qui déstabilisera les relations sociales. Les programmes d'insertion au travail ou de formation professionnelle peuvent apporter un espoir, et nombreux sont ceux qui obtiennent du succès, mais les formes actuelles d'organisation du travail (temps partiel, abolition de postes) renforcent la précarité. L'essoufflement et la dépression guettent celles et ceux qui n'arrivent pas à composer avec ces tensions.

La dépendance

Le processus s'aggravera si un divorce, une rupture familiale ou un déménagement mènent à l'isolement et à la méfiance vis-à-vis des autres. Certaines conditions de vie difficiles se conjuguent et constituent des facteurs de vulnérabilité. Ces facteurs peuvent miner les possibilités sociales de sortir d'une situation de dépendance, d'isolement ou de précarité qui perdure trop longtemps.

Les stigmates de la pauvreté deviennent plus visibles lorsque la misère s'installe: les personnes ayant perdu leurs habiletés professionnelles ou relationnelles auront tendance à éviter les situations sociales trop humiliantes, telles les entrevues d'emploi ou les demandes d'aide. Dans le cas des jeunes aux prises avec des problèmes de santé mentale, les difficultés à trouver un emploi seront encore plus criantes. Une enquête a révélé que plus de la moitié d'entre eux sont inactifs, c'est-à-dire qu'ils ne sont ni travailleurs ni étudiants; la plupart bénéficient de la sécurité du revenu et sont considérés comme inaptes au travail, selon les critères de l'aide sociale (Desmarais, 2000, p. 54).

L'exclusion

Le processus de désinsertion est accompli quand les relations d'une personne ou d'un groupe se traduisent par des expériences de dévalorisation, de rejet ou d'humiliation. Ces confrontations continuelles entraînent l'intériorisation d'une identité négative et des sentiments de honte de soi. La personne finit par se sentir responsable de son rejet et par partager l'opinion des autres sur elle-même. Elle ne vaut plus rien pour autrui. Pour certains, l'alcool, les drogues et les antidépresseurs viendront parfois remplacer une relation affective qui fait cruellement défaut. Les recherches sur les parcours de vie des personnes itinérantes montrent que l'enchaînement des facteurs de vulnérabilité personnelle ou familiale (divorce, mauvais traitements, violence) se conjugue aux facteurs économiques (chômage, déqualification) pour entraîner de plus en plus de personnes vers la dérive ou le naufrage (Declerck, 2001).

5.6.5 Pour une politique d'inclusion sociale

Bien sûr, tous les chômeurs ou décrocheurs ne seront pas entraînés dans cette spirale de la marginalisation; beaucoup pourront reprendre pied grâce au soutien de leur milieu familial ou relationnel, mais ce processus de désinsertion a tendance à toucher de plus en plus de communautés, de régions et de catégories sociales vulnérables aux grands changements sociaux et économiques qui caractérisent les sociétés actuelles.

Les groupes communautaires qui défendent les droits des personnes malades ou marginalisées réclament que les gouvernements mettent en place

La dépression se caractérise par une morosité durable et un désintérêt.

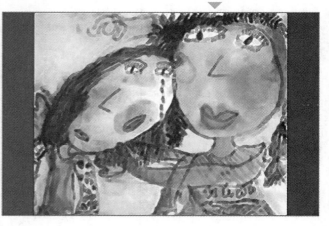

des moyens pour contrer la pauvreté et l'exclusion. Dans le champ de la santé mentale, on souhaite une véritable politique d'inclusion sociale. Cet objectif signifie qu'on ne mise pas seulement sur l'adaptation des personnes à une collectivité, mais qu'on veut changer la société pour que soient éliminés les obstacles à leur participation sociale. Il en est ainsi de l'adaptation des règles, des pratiques et des normes en matière d'éducation, d'emploi, de santé, de transport et d'habitation, pour tenir compte des différences et des besoins des personnes marginalisées. Les revendications pour une politique favorisant le logement social, sous forme de coopératives, font partie de ces actions prioritaires visant à prévenir la désinsertion sociale. La *Loi visant à lutter contre la pauvreté et l'exclusion sociale* (loi 112), adoptée en 2003 par le gouvernement québécois, comprend une stratégie nationale pour agir sur les causes et conséquences de la pauvreté.

L'information et l'éducation sur les maladies mentales sont essentielles pour réduire les détresses évitables comme le suicide, la toxicomanie et la dépression. Cependant, l'information ne peut à elle seule réduire la stigmatisation. En effet, les personnes pauvres, marginalisées ou en état de crise ont besoin d'une aide particulière de la part des services sociaux, puisqu'elles ne bénéficient pas toujours d'un réseau de soutien leur permettant de résister aux difficultés de la vie. Les groupes communautaires jouent donc un rôle préventif essentiel dans ce processus de résistance aux effets de la stigmatisation sociale.

---

exercice 5.3

Un plan d'intervention en santé mentale

À partir des problèmes de santé mentale constatés chez les jeunes au Québec, formulez un objectif visant à promouvoir la santé mentale chez les cégépiens. Sur quel(s) facteur(s) de protection devrait s'appuyer ce plan ? Comment et par qui devrait-il être réalisé ? Cherchez à savoir si un tel plan existe dans votre cégep ou ailleurs dans votre région. Déterminez une action concrète permettant de mettre en œuvre votre objectif de santé mentale pour les cégépiens.

En bref

Dans ce chapitre sur la maladie et la santé mentale, nous avons vu les éléments suivants.

▶ **La maladie mentale et la société**
La définition de la maladie mentale est relative à une société et s'inscrit donc dans un contexte culturel. Elle existe relativement à une norme sociale. La théorie de l'étiquetage social de Becker explique le poids représenté par un diagnostic de maladie mentale pour une personne et l'effet de stigmate qu'il entraîne. Il existe des modèles culturels d'expression de la détresse, les syndromes culturellement construits (SCC),

dont la dépression est un exemple en Occident dans les sociétés individualistes qui prônent la réalisation de soi. En Amérique du Nord, la souffrance émotive est l'objet d'une médicalisation. Pourtant, le *DSM-IV*, qui définit et classifie les maladies mentales en regard du modèle biomédical, n'échappe pas à l'ethnocentrisme et au sexisme.

▶ **Le portrait de la santé mentale**
Un Canadien sur cinq souffrira d'une maladie mentale au cours de sa vie. Les Québécois sont plus nombreux que les autres Canadiens à être

satisfaits de leur vie et à considérer leur santé mentale comme excellente. À l'inverse, une proportion plus grande présente un niveau élevé de détresse psychologique. Ce sont les jeunes femmes âgées de 15 à 24 ans qui sont les plus touchées. Les différences de santé mentale sont liées aux conditions économiques et sociales particulières aux hommes et aux femmes.

La demande d'aide varie selon le genre

Les femmes qui ressentent de la détresse psychologique sont deux fois plus nombreuses à consulter un spécialiste que les hommes. Elles consomment aussi davantage de psychotropes que les hommes. La détresse des femmes est plus médicalisée que celle des hommes. D'autre part, les hommes sont victimes de discrimination dans le recours aux services d'aide, car les symptômes de leur détresse ne sont pas reconnus comme tels dans les services de santé. Les hommes s'adressent aux services de santé en état de crise, car ils attendent longtemps avant de le faire et répriment toute expression de souffrance émotive, qu'ils compensent dans des comportements à risque comme la consommation de drogue et d'alcool ou par le surinvestissement dans le travail. L'approche salutogène serait une avenue à développer en matière de santé pour les hommes. En général, la demande d'aide augmente avec l'âge.

Le suicide au Québec

Même s'il demeure un phénomène exceptionnel, le suicide interpelle la santé publique puisque chaque cas représente un décès évitable. Le taux de suicide a diminué au Québec depuis 1999, mais il reste le plus élevé parmi les provinces canadiennes. Ses causes sont multifactorielles, et plusieurs facteurs sociaux et culturels ont été mis en évidence, dont l'état matrimonial, le milieu de vie, l'origine ethnoculturelle, l'orientation sexuelle et le niveau de vie. La pauvreté est le facteur de risque le plus déterminant avec le genre : les hommes pauvres se suicident en nombre élevé.

La sociologie s'est depuis longtemps intéressée au suicide comme révélateur de la vie sociale. Elle nous apprend qu'un réseau social riche et diversifié joue un rôle protecteur, ce qui semble se vérifier dans le cas des membres des milieux sociaux favorisés. Aussi, les personnes démunies vivent un stress chronique et disposent de peu de ressources pour y faire face. Enfin, le rôle traditionnel masculin limite aujourd'hui l'adaptation et l'intégration sociale.

La santé mentale des jeunes

La médicalisation de la détresse est remarquable au vu de l'augmentation de la prescription de psychotropes aux jeunes, particulièrement à ceux qui sont pris en charge par les centres jeunesse.

Les tendances observées chez les adultes se vérifient aussi chez les jeunes. Les filles ont une faible estime d'elles-mêmes et sont souvent victimes de violence dans leurs fréquentations. Plusieurs garçons avouent avoir eu recours à la violence envers leur partenaire ou à l'école.

Les modèles sociaux valorisant la force masculine et la vulnérabilité féminine constituent des facteurs de risque particuliers pour la santé mentale des jeunes. L'homophobie renforce le rejet social des jeunes gais et lesbiennes et peut les conduire au suicide.

Certains programmes de prévention du suicide chez les jeunes misent sur l'intervention directe, par exemple les lignes d'écoute téléphonique ; d'autres s'appuient sur le dépistage et l'orientation des jeunes vulnérables, tels les programmes de soutien par les pairs. Enfin, on expérimente des programmes de promotion des habiletés à résoudre les problèmes de la vie quotidienne de manière saine afin de faire reculer le recours au suicide.

Entre l'hôpital et la communauté

L'histoire de la prise en charge de la maladie mentale au Québec peut être divisée en trois périodes. La première est le mouvement d'institutionnalisation (1839-1960), où l'on enferme les malades dans des asiles sous la protection des communautés religieuses. La seconde est connue sous le nom de désinstitutionnalisation

(1960-1990), où l'on prescrit des médicaments aux malades, qu'on renvoie dans la communauté. Cette époque voit aussi le début de l'approche prônée par les groupes communautaires et féministes. Depuis les années 1990, un virage en santé mentale se dessine, axé sur la prévention et la consolidation des formules de suivi dans le milieu de vie, en collaboration avec les groupes communautaires. Les groupes communautaires proposent une solution de rechange à l'hospitalisation et soutiennent les personnes dans leurs démarches d'aide de toutes sortes. Ils offrent un lieu d'appartenance et d'identité collectives à ceux qui sont très isolés.

▶ **L'enjeu actuel : prévenir l'exclusion sociale**

La pauvreté mine la santé mentale, car elle se traduit trop souvent par une accumulation de problèmes qui fragilisent la capacité de résilience. Elle entraîne un processus de désinsertion sociale qui se réalise en trois étapes : une situation de précarité peut évoluer vers plus de dépendance, pour enfin aboutir à la marginalisation puis à l'exclusion. Le fait d'aider les personnes pauvres à échapper à la spirale de la désinsertion est un enjeu crucial pour la santé mentale des catégories sociales les plus vulnérables, dans le contexte des grands changements sociaux et économiques qui affectent les sociétés actuelles.

Exercices de compréhension

1. Encerclez l'énoncé qui est vrai.
   a) La santé mentale est définie objectivement dans le *DSM-IV.*
   b) Le taux de suicide est stable depuis 1999 au Québec.
   c) La dépression nerveuse en Occident est un SCC.

2. Encerclez l'énoncé qui est faux.
   a) La maladie mentale relève strictement de facteurs biologiques.
   b) La maladie mentale s'exprime davantage dans un environnement social défavorisé.
   c) Le *DSM-IV* est sexiste dans sa définition des troubles mentaux.
   d) La maladie mentale se rapporte aux normes de comportement dans une société.

3. La théorie de l'étiquetage social explique que le diagnostic de maladie mentale entraîne des conséquences sur la personne qui le reçoit. Quelles sont ces conséquences ?

4. Montrez comment l'expression de la détresse psychique relève de modèles culturels ?

5. Questions portant sur le suicide au Québec.
   a) Pourquoi le suicide constitue-t-il une catastrophe sociale ?
   b) Quelle tendance suit le taux de suicide au Québec ?

   c) Présentez au moins quatre facteurs sociaux et culturels associés aux décès par suicide au Québec.
   d) Quelle explication sociologique peut-on donner du nombre de suicides masculins et du fait qu'ils sont plus nombreux en milieu rural et en région périphérique ?

6. Vrai ou Faux ?
   a) Le réseau affectif des femmes les protège du suicide.
   b) L'approche salutogène en santé masculine met l'accent sur les comportements à risque des hommes.
   c) Peu de Québécois jugent leur santé mentale excellente.
   d) Les Québécois sont plus nombreux que les autres Canadiens à signaler un niveau élevé de détresse psychologique.
   e) Les hommes s'adressent plus souvent que les femmes aux services d'aide.

7. Construisez un tableau comparatif de la santé mentale des hommes et des femmes, en indiquant les principaux problèmes de santé mentale, les facteurs sociaux reliés à ces problèmes et une explication sociologique.

8. Présentez deux points forts et deux points faibles du phénomène de la désinstitutionnalisation des personnes atteintes de maladie mentale.

9. Qu'est-ce qui distingue l'approche des organismes communautaires de celle des réseaux institutionnels de services ?

Médiagraphie

Lectures complémentaires

Chandler, M. J., *et al.* 2010. *Le suicide chez les jeunes Autochtones et l'effondrement de la continuité personnelle et sociale.* Québec : PUL, 210 p.

Institut national de santé publique (INSPQ). 2008. *Avis scientifique sur les interventions efficaces en promotion de la santé mentale et en prévention des troubles mentaux.* Québec : INSPQ, 150 p. [En ligne], www.inspq.qc.ca/pdf/publications/789_Avis_sante_mentale.pdf (Page consultée le 29 septembre 2010)

Ordre des infirmières et infirmiers du Québec (OIIQ). 2007. *Prévenir le suicide pour préserver la vie.* Québec : OIIQ, 47, p. [En ligne] www.oiiq.org/uploads/publications/autres_publications/Suicide/SuicideGuide.pdf (Page consultée le 29 septembre 2010)

Picquart, J. 2005. *Pour en finir avec l'homophobie.* Paris : Éditions Léo Scheer, coll. « Documents », 187 p.

Jaccard, R. 2004. *La folie.* Paris : PUF, coll. « Que sais-je ? », 127 p.

Lamoureux, J. 2001. « Marges et citoyenneté ». *Sociologie et Sociétés*, vol. 33, n° 2, p. 29-47. Consultable sur *Érudit.* www.erudit.org/revue/socsoc/2001/v33/n2/008310ar.pdf (Page consultée le 29 septembre 2010)

Sites Web

Revue *Santé mentale au Québec* : www.rsmq.cam.org
La revue *Santé mentale au Québec* existe depuis 30 ans. Son site donne de l'information sur le domaine de la santé mentale au Québec et sur ses plus récents développements, que ces derniers relèvent des politiques, des interventions, de la recherche ou de la clinique, et ce, tant dans les secteurs gouvernemental qu'institutionnel et communautaire. Il met aussi en relation les principaux sites en français et en anglais sur la santé mentale. Le site a été conçu et est géré par les revues *Santé mentale au Québec* et *Filigrane*, fondées respectivement en 1976 et en 1992.

Regroupement des ressources alternatives en santé mentale du Québec (RRASMQ) : www.rrsmq.com
Le Regroupement des ressources alternatives en santé mentale du Québec (RRASMQ) est un organisme sans but lucratif qui regroupe 115 ressources alternatives en santé mentale réparties sur le territoire du Québec.

Santé Canada : la santé mentale : www.phac-aspc.gc.ca/mh-sm/index-fra.php
Ce site facilite l'accès à des documents concernant la promotion de la santé mentale, la planification, la prestation, le coût et l'évaluation des programmes et des services en santé mentale au Canada, ainsi que les questions, les problèmes et les troubles liés à la santé mentale qui touchent la population canadienne.

Masculinités et société : www.criviff.qc.ca/masculinites_societe
Masculinités et Société est une équipe de recherche interuniversitaire, interdisciplinaire et partenariale dont la programmation s'inscrit dans une perspective proféministe libérale. L'équipe de recherche s'est donné les deux objectifs suivants : mieux comprendre les quatre réalités masculines prioritaires que sont la paternité, la violence, la santé et la diversité culturelle, et avoir une meilleure connaissance de la demande d'aide des hommes et de la réponse des services sociaux et des services de santé.

Documents audiovisuels

Le Québec prend-il soin de ses hommes ?
Documentaire donnant la parole à des hommes qui ont vécu des moments difficiles dans leur vie et présentant leurs démarches de demande d'aide. Aborde la problématique de la détresse mentale relativement à la socialisation masculine, ainsi que les groupes d'entraide masculins. Reportages en Mauricie, au Témiscaminque et sur la Côte-Nord.

Émission *Kilomètre Zéro,* magazine socioculturel. *2010.* Animatrice : Karina Marceau. Production : Kilomètre zéro - Télé-Québec, lundi 11 octobre 2010. Durée : 22 min 58 sec. [En ligne], http://video.telequebec.tv/video/4643/le-quebec-prend-il-soin-de-ses-hommes

Ça tourne dans ma tête
La réalisatrice cherche à démystifier la maladie mentale chez des enfants et des adolescents, dépression, troubles bipolaires ou TDAH/H . Témoignage de quatre jeunes et de leurs parents. Documentaire ONF, octobre 2010. Réalisatrice : Louiselle Noël. [En ligne], www.onf.ca/film/ca_tourne_dans_ma_tete_bande_annonce

Les miroirs déformants
Le documentaire s'attarde au trouble de la personnalité limite (TPL) qui affecte 4 % à 6 % de la population. Le réalisateur pose plusieurs questions sur la maladie et « les réponses aux questions soulevées tendent à attirer l'attention vers les enjeux humains et sociaux du trouble de la personnalité limite, son origine et la manière d'aider les gens en souffrant » (tiré du site de Anagram Films). Documentaire, 2010. Maison de production Anagram Films. Réalisateur : Etienne Gervais. [En ligne], www.anagramfilms.ca/lancementmiroirsdeformants.html

Qu'est-ce qui conduit une femme à l'itinérance ?
« Bien qu'elles soient moins visibles que les hommes, les femmes font plus que jamais partie des nouveaux visages de l'itinérance. Jeunes, âgées, mères, autochtones, elles sont de plus en plus nombreuses à se retrouver, à un moment de leur vie, sans domicile fixe. Comment ces femmes se retrouvent-elles dans la spirale de l'itinérance ? Quelles stratégies doivent-elles déployer pour survivre et échapper à la rue ? »
Émission *Kilomètre Zéro.* 2009. Production : Télé-Québec, 2008. Animation : Karina Marceau. Durée : 22 min 58 s. [En ligne], http://video.telequebec.tv/video/2451/qu-est-ce-qui-conduit-une-femme-a-l-itinerance (Page consultée le 29 septembre 2010)

En toute citoyenneté !
Vidéo sur des pratiques citoyennes en milieu communautaire, montrant comment des groupes favorisent la prise de parole de leurs participants, leur compréhension des enjeux qui les touchent, bref, leur citoyenneté.
Production : Les Productions Bonsaï, 2000. Réalisation : Sophie Deraspe. Recherche, scénario et animation : Jocelyne Lamoureux. Organisme associé : Service aux collectivités de l'UQAM. Durée : 32 min.

Le pavillon de l'oubli (*The Sleep Room*)
Téléfilm sur l'affaire Cameron, au Allan Memorial Institute de Montréal, à la fin des années 1950. La première partie (90 min) relate les expérimentations douloureuses effectuées sur les malades sans leur consentement préalable.
Production : Cinar, 1997. Réalisation : Anne Wheeler. Scénario : A. Collins. Durée : 180 min.

Vol au-dessus d'un nid de coucou (*One Flew over the Cuckoo's Nest*)
Ce film de fiction raconte la révolte des patients d'un hôpital psychiatrique contre une infirmière symbolisant le pouvoir répressif de l'hôpital. Adaptation d'un roman de Ken Kesey illustrant la théorie de l'étiquetage de la maladie mentale. Production : Fantasy Films, 1975. Réalisation : Milos Forman. Durée : 133 min.

CHAPITRE 6

L'institution de la santé au Québec

Comment soignait-on les personnes autrefois ? Pourquoi l'État a-t-il pris en charge les services sociaux et de santé au Québec ? Comment la réforme du système de santé s'est-elle réalisée ? Quel est l'avenir du système de santé québécois ? Quels sont les défis que rencontrent les infirmières ?

Après avoir terminé l'étude de ce chapitre, vous devriez être en mesure :

▶ de décrire les dimensions privée et charitable des soins de santé aux XVIIe, XVIIIe et XIXe siècles ;

▶ d'expliquer l'intervention de l'État dans les soins et l'assistance sociale ;

▶ de présenter les objectifs et les étapes de l'étatisation du système de soins ;

▶ de comprendre les causes sociales et économiques de la deuxième réforme du système de santé ;

▶ d'énumérer les principaux éléments de la réorganisation du système de soins ;

▶ de discuter des enjeux du système de santé pour le XXIe siècle ;

▶ de connaître les arguments liés à la privatisation des services médicaux ;

▶ de discuter des défis de la profession infirmière.

6.1 LA GENÈSE DU SYSTÈME DE SANTÉ AU QUÉBEC

« Au cours des cinquante dernières années, aucune institution, dans aucun pays, n'a soulevé autant d'espoirs tout en étant source d'autant de débats et de désarrois que le système de santé. »

Contandriopoulos *et al.* 2008. *Le privé dans la santé*, p. 11.

L'histoire de la santé au Québec est fascinante. Les enfants nés après 1970 ont grandi dans un système complètement institutionnalisé et pris en charge par l'État : la santé est devenue une institution sociale. Qu'en était-il pour les générations qui les ont précédés ?

D'où vient l'idée d'un système de santé accessible à tous et gratuit ? Quels en ont été les artisans ? Dans quel but a-t-on mis en place les nombreux organismes et établissements qui, pour l'essentiel, façonnent toujours le paysage d'aujourd'hui ?

6.1.1 L'assistance charitable aux malades et aux démunis : une affaire privée

De la naissance de la colonie de la Nouvelle-France jusqu'au XIXᵉ siècle, les soins aux malades sont donnés selon le principe de la charité et ils relèvent du domaine privé. Les soins et l'aide aux démunis (ces deux volets de l'entraide sont indissociables) constituent une responsabilité individuelle et familiale. L'État n'intervient pas dans la distribution des soins, sauf en situation de crise.

🅠 Qui prenait en charge les malades ?

Les auteurs de *La santé et l'assistance publique au Québec, 1886-1986* (Anctil et Bluteau, 1986) ont documenté la façon dont, jusqu'au début du XXᵉ siècle environ, les soins aux malades étaient d'abord du ressort des membres d'une famille, puis de la paroisse, du village ou, en cas d'incapacité de la famille, des congrégations religieuses et des œuvres de bienfaisance, qui prenaient le relais. Tout chrétien avait l'obligation morale de soutenir les personnes démunies et malades de sa communauté. Cette charge revenait au premier chef à la famille élargie — parents, enfants, frères et sœurs, parenté par alliance. Si celle-ci ne pouvait assumer cette responsabilité, des secours de charité, par exemple le « banc du quêteux » ou l'entraide du voisinage, compensaient les difficultés familiales.

Le Comité d'étude sur l'assistance publique (comité Boucher) soulignait dans son rapport de 1963 que chaque famille ou chaque village estimait de son devoir de pourvoir à l'entretien des personnes infirmes ou

---

pauvres. Concrètement, cette responsabilité se traduisait, pour les familles, par la présence au foyer de membres de plusieurs générations, y compris les vieillards et les orphelins, les infirmes ou d'autres proches parents (Anctil et Bluteau, 1986). La prise en charge des malades par la famille se prolongera jusqu'aux années 1960 dans le milieu rural québécois.

L'assistance charitable correspond à l'idéologie religieuse et sociale de ce temps : il s'agit d'une affaire privée qui relève des familles et des communautés, qui permet d'exercer un contrôle social sur les classes inférieures de la société.

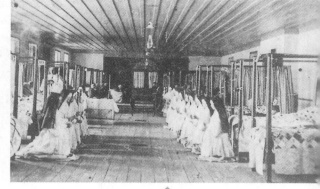

L'Hôtel-Dieu de Montréal en 1877.

Y avait-il des hôpitaux ?

Des établissements comme les hôpitaux et les asiles ont été mis sur pied pour pallier l'incapacité des familles et des paroisses à s'occuper des démunis, surtout dans les périodes de crise économique, de disette ou d'épidémie, où les malades abandonnés et les pauvres errent dans les campagnes et les villes.

L'hôpital est un lieu d'accueil, comme l'indique son origine latine, *hospitalis,* qui veut dire « hospitalité » et qu'il partage avec le mot « hôtel ». Les hôpitaux portent alors le nom d'hôtel-Dieu : lieu d'hospitalité de Dieu. En Nouvelle-France, les hôpitaux sont organisés selon le modèle de la France, où en coexistent deux types : les hôpitaux généraux et les hôtels-Dieu.

Les hôtels-Dieu étaient destinés aux soins aux malades. Ils avaient développé la fonction curative. Les soins médicaux étaient assumés par des médecins et des chirurgiens généralement nommés par l'État. Les religieuses propriétaires choisissaient les **apothicaires.** Contrairement à leurs équivalents français, qui s'occupaient essentiellement des pauvres, les hôtels-Dieu de Nouvelle-France hébergeaient des patients de toutes les classes sociales. Les hôpitaux généraux se concentraient plutôt sur la fonction d'assistance aux démunis. L'historien de la santé François Guérard rappelle que ces derniers constituaient surtout des lieux d'enfermement et de mise au travail des mendiants et des invalides. Plusieurs catégories d'indigents étaient reçues dans les hôpitaux généraux : vieillards, orphelins, prostituées, veuves, enfants abandonnés, infirmes, aliénés, qui étaient tenus reclus dans des loges construites à cette fin.

Apothicaire
Ancêtre du pharmacien, qui fabriquait des médicaments.

C'est au XVIIᵉ siècle que les hôpitaux voient le jour. Trois hôtels-Dieu sont ouverts à Québec (1639), à Montréal (1642) et à Trois-Rivières (1697), tandis qu'un hôpital général est fondé à Québec (1692) et un autre à Montréal (1694) (Guérard, 1996). Les Augustines et les Hospitalières, deux communautés religieuses féminines venues d'Europe, prennent en charge ces hôpitaux, qui fonctionnent grâce à des dons.

Qui donnait des soins aux malades ?

La population recourt à plusieurs catégories de soignants, qui se feront concurrence jusqu'à la fin du XIXᵉ siècle, moment où la profession médicale obtiendra le monopole des soins de santé.

La population peut recourir aux services de médecins, de chirurgiens-barbiers ou d'apothicaires — lesquels ont en principe reçu une formation —, quérir une sage-femme pour les accouchements ou consulter des thérapeutes d'horizons divers tels des membres du clergé, des rebouteux ou « ramancheurs », des guérisseurs (Guérard, 1996).

Cette organisation, basée sur l'entraide traditionnelle et la bienfaisance des communautés religieuses placées sous le contrôle de l'Église, se maintiendra sous le régime anglais, le changement de métropole contribuant à renforcer les liens entre l'Église catholique et la population canadienne-française.

savoir plus 6.1

Les donneurs de soins

Les médecins reçoivent une formation universitaire, qui leur octroie un statut social supérieur à celui des autres soignants. Jusqu'au XIXe siècle, ils sont pourtant peu nombreux et concentrés dans les villes. En plus d'être chargés des soins donnés dans les hôpitaux, ils travaillent au domicile de leurs patients, qu'ils recrutent parmi la bourgeoisie et la noblesse. Les médecins posent des diagnostics et prescrivent divers traitements, sans exécuter eux-mêmes les soins, considérés comme un travail manuel, qu'ils délèguent aux chirurgiens. Michel Sarrazin est le premier médecin en Nouvelle-France.

Les chirurgiens, dont les chirurgiens-barbiers, sont les donneurs de soins les plus nombreux. On les trouve aussi bien à la campagne qu'à la ville. Ils seront assimilés aux gens de métier jusqu'en 1750, date à partir de laquelle ils seront contraints de passer un examen devant le médecin du roi. Par conséquent, ils ne bénéficient pas du même prestige que les médecins, et leurs honoraires sont moins élevés. Ils pratiquent eux aussi l'art de la médecine à domicile, tant auprès des classes aisées qu'auprès du peuple. Robert Giffard, premier seigneur du Canada, fut aussi le premier chirurgien de l'Hôtel-Dieu de Québec. Guérard souligne que la compétence des médecins est inégale, étant donné le peu d'encadrement dont leur pratique est l'objet. Enfin, la frontière entre le médecin, le chirurgien et l'apothicaire n'est pas clairement établie.

Les chirurgiens-barbiers sont bien acceptés de la population, mais se disputent une place au côté des charlatans, des «ramancheurs» ou des guérisseurs possédant des «dons». Voici une description des règles de la pratique de la chirurgie stipulées dans l'édit de 1592, promulgué par Henri IV: «[...] l'état de maître-barbier et chirurgien [...] s'étend non seulement sur le fait des barbes et cheveux, mais à la chirurgie en théorie et pratique: anatomie du corps humain, et de panser apostumes [abcès], plaies, ulcères, fractures, dislocations, cognissance [connaissance] des simples [plantes médicinales], composition de médicaments et autres choses concernant la santé du corps humain» (Anctil et Bluteau, 1986, p. 16). La saignée et la purge sont les principales thérapeutiques.

L'historienne Hélène Laforce rapporte que les sages-femmes sont présentes dès les débuts de la colonie. Elles ont reçu une formation, notamment à l'école de l'Hôtel-Dieu de Paris, et sont rémunérées par le roi. Trois catégories de sages-femmes font des accouchements: les sages-femmes entretenues, formées en Europe, pratiquent dans les villes; les sages-femmes approuvées (ayant prêté le serment des sages-femmes), qui sont les plus nombreuses, pratiquent en ville et à la campagne; les «matrones», sages-femmes issues de la campagne, non formées. Selon Hélène Laforce, qui a rédigé *Histoire de la sage-femme dans la région de Québec* (1985), qui couvre le régime français, chirurgiens et sages-femmes travaillent en collaboration et se respectent mutuellement.

Les apothicaires ou les chirurgiens-apothicaires sont les ancêtres des pharmaciens. Louis Hébert, premier colon de la Nouvelle-France, était apothicaire. Plusieurs religieuses pratiquaient le métier d'apothicaire dans les hôpitaux.

Sources: Guérard, F. 1996. *Histoire de la santé au Québec.* Montréal: Boréal; Anctil, H., et M.-A. Bluteau, 1986. «La santé et l'assistance publique au Québec. 1886-1986». *Santé et société,* édition spéciale; Laforce, H. 1985. *Histoire de la sage-femme dans la région de Québec.* Québec: IQRC.

6.1.2 Les problèmes sociaux et les premières interventions de l'État

En principe, l'État n'intervient pas dans les affaires de la santé, qui sont sous l'autorité directe de l'Église. Plusieurs sociétés de secours mutuel voient le jour à partir du XIXe siècle et s'ajoutent à l'œuvre de charité de l'Église. C'est le cas de la Société Saint-Vincent-de-Paul, fondée en 1846, organisme mi-laïque mi-religieux qui agit auprès des pauvres. Le but avoué des associations charitables et de secours mutuel, qui se multiplient dans la deuxième moitié du XIXe siècle, est de prémunir la population contre la maladie et les autres malheurs inhérents à la vie en société, tels la pauvreté ou le vice (alcoolisme, prostitution).

Jusqu'au milieu du XIXe siècle, les soins de santé et d'assistance relèvent toujours du domaine privé, soit des familles, des congrégations religieuses et des associations charitables. Le soutien financier de l'État est limité, et celui-ci délègue la majorité de ses responsabilités aux deux groupes précédents.

Ce réseau privé de soutien montre pourtant ses limites avec l'industrialisation de la société québécoise et la pauvreté grandissante de la classe ouvrière, qui culminera avec la crise économique de 1929.

Tout au long du XIXe siècle, la misère sociale s'accentue, et le cortège des laissés-pour-compte, des indigents et des malades grossit. De 1760 à 1840, plusieurs épidémies éclatent : variole, syphilis et choléra font des milliers de victimes. Ces épidémies amènent l'État à construire des hôpitaux temporaires pour recevoir les malades contagieux, tel l'hôpital de la Marine en 1834. De même, on assiste, surtout à Montréal, à l'émergence de dispensaires reliés aux hôpitaux, qui offrent gratuitement aux pauvres des services médicaux et chirurgicaux externes, et qui distribuent des médicaments.

L'État délègue des responsabilités aux municipalités en ce qui concerne les soins à offrir aux indigents sur leur territoire. Les municipalités constituent un nouvel échelon de pouvoir concurrençant l'autorité religieuse, jusqu'alors seule responsable de la santé. Le *Code municipal* de 1870 confirme qu'il appartient aux municipalités de voir à l'administration des établissements d'aumône, de secourir les pauvres à domicile, d'aider les hôpitaux installés sur leur territoire et d'émettre des règlements d'hygiène publique et de salubrité afin de diminuer la mortalité et la mendicité (Anctil et Bluteau, 1986). Cependant, les municipalités se dérobent à leur responsabilité, parce qu'elles n'ont tout simplement pas les revenus nécessaires.

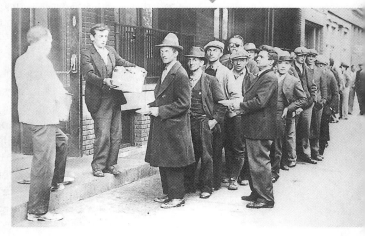

Une image typique des conséquences de la crise économique de 1929.

❓ Qu'en est-il de la pratique de la médecine ?

L'art de la médecine est encore fortement empirique, et nombre de praticiens traditionnels concurrencent les médecins (surtout en milieu rural). Les médecins travaillent toujours à domicile auprès de la clientèle plus riche. La popularité du médecin ira cependant croissant au rythme des épidémies enrayées, des découvertes médicales et des campagnes de sensibilisation à la salubrité.

Avec l'augmentation du nombre de malades et les difficultés financières récurrentes qu'éprouvent les institutions charitables, l'État devra petit à petit soutenir les soins aux malades en fournissant des subsides.

De plus, la maladie passera du statut de phénomène individuel plus ou moins associé à une punition divine ou à une fatalité (statut renforcé en général par la philosophie du système caritatif privé, qui se voue au soulagement des victimes de cette fatalité) à celui de problème social. Le gouvernement sera obligé de mettre sur pied des bureaux de santé pour essayer de circonscrire et d'enrayer les épidémies.

Le mouvement hygiéniste

En 1887, à la suite de l'épidémie de variole de 1885 qui avait fait 6 000 morts dans l'ensemble du Québec malgré une campagne de vaccination (à laquelle la population s'était montrée réfractaire), le gouvernement crée le Conseil d'hygiène de la province de Québec et marque de manière formelle le début du **mouvement hygiéniste** au Québec.

Le Conseil d'hygiène mène une véritable offensive en vue de combattre les problèmes majeurs de l'époque : les maladies infectieuses telles la tuberculose et la grippe espagnole (1918), la recrudescence des maladies vénériennes (syphilis) et, surtout, la mortalité infantile encore très élevée. À la fin du XIXe siècle, en moyenne 500 enfants âgés de moins de un an meurent chaque été de la diarrhée, attribuable à la mauvaise qualité de l'eau et du lait durant les mois de juillet et d'août (Anctil et Bluteau, 1986). Le travail effectué par le Conseil d'hygiène de la province de Québec contribuera à diminuer la mortalité due aux maladies contagieuses.

En 1921, le gouvernement promulgue la *Loi de l'assistance publique du Québec*. Cette loi inaugure une première forme de subventions à la santé et à l'assistance. Elle a pour but de permettre l'hospitalisation des indigents sur le territoire des municipalités et de veiller à ce qu'ils aient le minimum nécessaire à leur subsistance. Elle introduit un financement tripartite : un tiers des ressources provient du gouvernement provincial, un autre tiers de la municipalité (où réside la personne pauvre) et le dernier tiers de l'institution elle-même, sous forme de services. La loi maintient le statut privé de l'assistance, mais reconnaît le caractère public et social de l'indigence de même que le devoir que s'est donné l'État de soutenir les institutions d'assistance et de développer les infrastructures.

L'année 1926 amène un autre tournant dans la santé publique au Québec : la mise sur pied des unités sanitaires, avec le soutien de la fondation américaine Rockefeller. Les unités sanitaires relèvent directement du gouvernement provincial. Leur travail est axé sur la médecine préventive : elles font de l'éducation auprès de groupes cibles de la population, comme les mères, et procèdent au dépistage des maladies contagieuses. Leurs effets sont concrets, et elles couvrent l'ensemble du Québec. S'y ajouteront, dans les années 1930, des cliniques pour les soins aux nouveau-nés et d'autres pour la prévention de la tuberculose.

L'essoufflement de la charité privée

Pourtant, la crise économique de 1929 exacerbe une fois de plus les capacités de soutien des structures traditionnelles privées, laïques et confessionnelles, qui, pour l'essentiel, demeurent la base du système de soins et d'assistance au Québec. Ces structures sont de plus en plus inadéquates. La crise accroît leurs problèmes financiers. L'essoufflement des moyens charitables suscite une nouvelle conscience du rôle de l'État : la pauvreté n'est pas qu'une responsabilité individuelle, une tare de la famille ou de l'individu, elle constitue aussi une responsabilité collective.

Dans le sillage de la crise économique, le gouvernement fédéral met fin aux allocations aux municipalités pour les offrir directement aux provinces, créant ainsi un précédent constitutionnel. Les deux gouvernements, fédéral et provincial, adopteront différentes lois dans les domaines de l'assistance et de la santé pour venir en aide aux catégories précises de démunis que sont les vieillards, les orphelins et les mères nécessiteuses. Deux

Mouvement hygiéniste
Mouvement lancé par le Conseil d'hygiène de la province de Québec en vue de combattre les maladies infectieuses et la mortalité infantile.

grands programmes d'aide verront le jour pour les familles des chômeurs touchés par la crise économique : les travaux publics et les secours directs.

L'après-guerre

À la fin de la Seconde Guerre mondiale, dans un contexte de croissance économique et de transformations sociales et culturelles profondes, la santé de la population s'améliore et les structures médicales et hospitalières se multiplient, reposant toujours sur des assises traditionalistes.

Globalement, de 1940 à 1960, l'état de santé des Québécois s'améliore grandement grâce au déclin de la mortalité infantile, à une hausse appréciable de l'espérance de vie des hommes et des femmes, à une chute de la mortalité maternelle liée aux grossesses et aux accouchements, et à une régression de la mortalité causée par les maladies infectieuses comme la tuberculose.

Dans le secteur hospitalier, des changements durables prennent forme. Les années 1940 à 1960 sont caractérisées par la croissance de la pratique médicale en milieu hospitalier. La médecine hospitalière et curative en vient à remplacer la médecine hygiéniste des années précédentes. Le nombre de personnes travaillant dans le secteur médical augmente sans cesse. La croissance du réseau hospitalier est l'élément frappant de cette période. Le nombre d'hôpitaux privés laïques ainsi que le nombre de lits d'hospitalisation connaissent une hausse notable. La direction et l'encadrement du personnel hospitalier sont assurés par des religieuses ou des laïcs. Le réseau hospitalier est divisé selon une base linguistique, la majorité des institutions étant cependant francophones.

Tous ces changements sont pourtant insuffisants. De nombreuses critiques portant sur la déficience du rôle de l'État dans les domaines de la santé et de l'assistance sociale proviennent des milieux intellectuels et syndicaux. Précisément, on constate que le système socio-sanitaire fonctionne encore sur des bases religieuses et d'assistance privée, dans un contexte de **sécularisation** croissante et de volonté de modernisation de la société québécoise.

Sécularisation
Séparation du religieux et du social.

6.1.3 La première réforme : la prise en charge de la maladie par l'État

Au cours des années 1960 a lieu un véritable va-et-vient de commissions d'enquête et de projets de loi entre les paliers des gouvernements fédéral et provincial pour organiser les secteurs de la santé et des services sociaux.

Ces allers-retours s'expliquent par la dimension politique propre à chacune des interventions, le gouvernement fédéral s'investissant d'une mission sociale dans les domaines de la santé et du bien-être et cherchant à orienter les politiques globales partout dans le pays. Quant au Québec, jaloux du pouvoir que lui confère la Constitution dans des domaines qui relèvent de la compétence des provinces, il souscrit à reculons aux programmes fédéraux (par exemple, l'assurance-chômage est créée en 1927 par Ottawa, mais Québec n'y adhère qu'en 1936) et essaie d'imprégner ceux-ci de son caractère particulier sur les plans religieux et linguistique, c'est-à-dire catholique et français.

Cela dit, l'**étatisation** des programmes sociaux et de santé semble incontournable. L'État doit offrir une certaine sécurité aux individus et aux familles en ce qui concerne divers risques, tels la maladie et le chômage, afin d'éviter des crises semblables à celle de 1929. Des intellectuels d'avant-garde, des économistes, des sociologues, des syndicalistes et même des religieux revendiquent un rôle plus grand de l'État. L'État-providence, qui connaîtra son essor dans les années 1970, voit le jour.

Que faut-il retenir de l'effervescence des années 1960 et 1970, où tant de projets de lois, de règlements et d'organismes ont été lancés ?

Étatisation
Prise en charge par l'État.

Retenons que, dans les années 1960, l'esprit de la mission sociale de l'État se traduit par la multiplication des mesures législatives visant à améliorer les structures existantes et élargissant le champ couvert par l'État. Pendant cette période a également lieu l'évaluation du réseau social et sanitaire existant, de ses faiblesses et des orientations aux fins de son développement.

Enfin, tous ces changements sont rendus possibles grâce à un contexte de prospérité économique. Les grands idéaux de la Révolution tranquille ne s'embarrassent guère de l'augmentation des dépenses de l'État.

Parmi les principaux événements qui amorcent l'ère des réformes au début des années 1970, mentionnons les suivants :

- En 1961, sous la gouverne du Parti libéral de Jean Lesage, le Québec adhère au programme à frais partagés d'assurance hospitalisation instauré en 1957 par le gouvernement fédéral, qui assure à tous les Québécois un accès gratuit aux services hospitaliers.
- En 1963, le rapport du comité Boucher est déposé. La Commission d'enquête sur l'assistance publique recommande à l'État de prendre la relève en ce qui concerne les activités d'assistance sociale. Elle recommande aussi l'intégration administrative des politiques relatives à la main-d'œuvre, à l'éducation, à la santé et au bien-être social dans le cadre d'une politique sociale et économique d'ensemble.
- En novembre 1966, la création de la Commission d'enquête sur la santé et le bien-être social fait suite à la proposition fédérale d'implanter un autre programme à frais partagés, l'assurance maladie. Ses coprésidents seront Claude Castonguay et Gérard Nepveu. La Commission déposera son rapport en 1970. Chargée de faire enquête sur l'ensemble des domaines de la santé et du bien-être social, la commission Castonguay-Nepveu définira une nouvelle philosophie globale de la santé qui façonnera entièrement l'organisation des services de santé et des services sociaux.

Le système universel de santé

Entre 1970 et 1975, en l'espace de cinq ans seulement, seront créées la plupart des institutions composant le réseau public de la santé et des services sociaux qui caractérise le Québec moderne[1] :

- En décembre 1970, le ministère des Affaires sociales est créé. Il sera responsable de l'administration des établissements de santé et de services sociaux, du régime d'assurance maladie, du régime de rentes et de l'aide sociale. Celui-ci devient le ministère de la Santé et des services sociaux (MSSS) en 1985.
- En 1970, le Québec adhère au programme à frais partagés fédéral-provincial d'assurance maladie, régime universel et gratuit assurant à tous les Québécois l'accès aux services de médecins aussi bien à l'hôpital que dans un cabinet privé.
- Dans une volonté de régionalisation, la *Loi sur la santé et les services sociaux* (1971) institue les régions sociosanitaires et un conseil régional de la santé et des services sociaux (CRSSS) pour chacune d'elles. Cette loi subit des modifications majeures en 2005-2006. En 2010, on dénombre au Québec 18 régions sociosanitaires, dont la gouverne est assurée par les agences de la santé et des services sociaux (ASSS).
- À partir de 1971, les centres locaux de services communautaires (CLSC) offrent des services dits « de première ligne ». Ils doivent servir de porte d'entrée au réseau de la santé et des services sociaux. L'implantation des CLSC est accomplie en trois

Un tableau présentant la philosophie et les principes avancés par la commission Castonguay-Nepveu pour la réforme du système de santé et des services sociaux peut être consulté sur le Web : www.cheneliere.ca/lacourse

---

1. Voir l'organigramme du réseau de la santé et des services sociaux en 2010, à la figure 6.2, page 194.

vagues étalées sur 15 ans ; ainsi, à la fin des années 1980, on comptera 170 CLSC sur le territoire québécois. Aujourd'hui, les CLSC sont fusionnés avec les hôpitaux et les centres d'hébergements et de soins de longue durée (CHSLD) au sein des centres de santé et des services sociaux (CSSS), au nombre de 95, et constituant ce que le ministère nomme les réseaux locaux de services (RLS).

- En 1971, les centres de services sociaux (CSS) sont créés. Ils devaient regrouper le personnel des 42 agences de service social. Les CSS connaîtront plusieurs changements dans leur mandat, lequel s'articule autour des services sociaux personnels et spécialisés en adoption, en placement d'enfants, en consultation, en admission dans les centres d'accueil et en protection de la jeunesse. Ceux-ci deviendront les centres de protection de l'enfance et de la jeunesse (CPEJ) d'aujourd'hui.
- En 1974 sont mis sur pied 32 départements de santé communautaire (DSC) à l'intérieur des centres hospitaliers. Ils ont pour mission d'intégrer la santé publique et d'organiser des activités de prévention à l'échelle régionale. Dans le réseau actuel, les directions de santé publique (DSP) sont intégrées aux agences de santé.

La très grande majorité des hôpitaux existaient avant la réforme des années 1970. Certains d'entre eux deviendront propriété publique (le gouvernement acquerra plusieurs établissements construits avant 1971), d'autres demeureront la propriété d'organismes privés, tout en étant financés par des fonds publics. Certains hôpitaux ont été créés selon les dispositions de la loi de 1971, le plus important étant la Cité de la santé de Laval, qui a ouvert ses portes en 1978. Les hôpitaux publics sont regroupés en deux grandes catégories : les centres hospitaliers, qui prodiguent des soins de courte durée, et les centres hospitaliers de soins prolongés, où l'on soigne les personnes en perte d'autonomie et les personnes âgées.

Le tableau 6.1 résume les grandes périodes du développement du système de santé et des services sociaux au Québec.

Tableau 6.1 ● Les quatre grandes périodes du développement du système de santé et de services sociaux au Québec

Première période : de la colonie jusque vers 1850	Deuxième période : de 1850 à 1960	Troisième période : de 1960 à 1980	Quatrième période : à partir de 1980
La santé est une affaire de charité privée. • Importance de la religion et de la famille • Rôle des congrégations religieuses et des œuvres de bienfaisance • Diversité des donneurs de soins	La santé devient un problème social. • Urbanisation et industrialisation • Mouvement hygiéniste • Passage de problème individuel à problème social	Centralisation et étatisation des domaines de la santé et des affaires sociales (première réforme). • Révolution tranquille • Amorce de la réforme (années 1960) : commission Castonguay-Nepveu • Mise en place de la réforme (années 1970) : création de nouveaux organismes, étatisation des services de soins et des services sociaux	Évaluation et deuxième réforme : les enjeux pour l'an 2000. • Récession économique (1980) : la commission Rochon • Deuxième réforme de la santé ; transformation des établissements et virage ambulatoire • Bilan et critiques • Enjeux économiques et sociaux pour l'an 2000

6.2 L'ÉVALUATION ET LA DEUXIÈME RÉFORME : LES ANNÉES 1980 ET 1990

Durant la décennie 1970, on met en place le réseau institutionnel moderne de la santé et des services sociaux au Québec, tout comme dans le reste du Canada et dans la majorité des pays occidentaux, d'ailleurs. L'étatisation du secteur de la santé est un phénomène international, un mouvement de fond dans lequel s'engagent la plupart des pays industrialisés, à l'exception notable des États-Unis, qui s'en tiendront à une économie sociale privée. Cette étatisation a reposé sur le développement et le renforcement du secteur médico-hospitalier.

Cette réforme ne s'est pas réalisée sans tensions entre les aspirations technocratiques et les principaux acteurs, les groupes d'intérêts se multipliant avec la reconnaissance que conférait l'État à leur rôle légitime dans le domaine de la santé.

Ainsi, les différentes corporations de médecins ont offert une résistance majeure aux projets du gouvernement, notamment sur le plan de l'assurance maladie, qui concrétisait le paiement à l'acte étatisé. Les médecins spécialistes, surtout, craignaient une forme de médecine institutionnalisée, dirigée par l'État, où le statut d'entrepreneur privé du médecin et sa liberté professionnelle seraient entravés, enfermés dans la bureaucratie de l'appareil d'État. En réalité, les médecins ont largement profité du nouveau régime d'assurance maladie, particulièrement les généralistes (médecins de famille), qui ont rehaussé leur statut social en même temps que leur rémunération globale. De plus, la liberté de pratique des actes médicaux est restée très large.

À la fin des années 1970, cet ensemble complexe et rapidement mis en place sera le théâtre de nombreux affrontements, notamment sur le plan des relations de travail et des rapports entre institutions ; cette dynamique aura pour effet de rigidifier les relations entre les différentes composantes du système de santé (Baillargeon, 1990).

6.2.1 La croissance des dépenses de santé

Au fil des décennies, le secteur de la santé s'est accaparé d'une part importante des dépenses de l'État. Au cours des années 1970, les dépenses de santé ont progressé deux fois plus rapidement que la richesse collective (PIB), une situation qui s'explique par la mise en place du système public de santé. Depuis 1985, les dépenses privées s'accroissent à leur tour. L'augmentation des dépenses privées s'explique par plusieurs facteurs : l'augmentation des revenus provenant de l'hébergement des adultes dans les CHSLD (Rheault, 1994) ; l'accroissement de la richesse des personnes et de la collectivité et leur recours à de plus en plus de biens et de services liés à la santé (MSSS, 1999) ; l'offre continue de services du secteur privé associée à la réduction des dépenses publiques.

En 2009-2010, 26,9 milliards de dollars sont accordés à la mission gouvernementale de la santé et des services sociaux, ce qui représente 40,5 % des dépenses du gouvernement (MSSS, 2010). On estime qu'environ six millions de personnes reçoivent des soins de santé durant une année, ce qui représente 80 % de la population (Gouvernement du Québec, 2010, p. III). Au Québec en 2009-2010, les dépenses par habitant en dollars courants sont de 3 439 $ (MSSS, 2010).

Le tableau 6.2 et la figure 6.1 résument les dépenses publiques et les dépenses privées de santé ainsi que leur proportion par rapport à la richesse collective (PIB).

Tableau 6.2 • **Les services de santé : dépenses publiques et dépenses privées**

Dépenses du secteur public	Dépenses du secteur privé
• Dépenses assumées par l'État • Assurance hospitalisation et assurance maladie • Programmes complémentaires : services dentaires aux enfants, certains services d'optométrie, orthèses, prothèses • Services pharmaceutiques pour les prestataires de l'assurance emploi	• Somme des contributions des personnes ou de leur assureur • Achat de services qui ne sont pas couverts par les régimes d'assurance publics • Frais d'hébergement : contribution des personnes âgées dans les CHSLD, contribution pour une chambre individuelle à l'hôpital • Services professionnels : dentiste, psychologue, thérapeute dans un cabinet privé, etc. • Médicaments non couverts par l'assurance médicaments et produits de santé personnels (appareils auditifs, prothèses, orthèses, etc.)

Figure 6.1 • **La proportion des dépenses de santé, publiques et privées, en pourcentage des dépenses totales, et dépenses totales en pourcentage du PIB, au Québec, de 1989 à 2009 (calculs faits en dollars courants)**

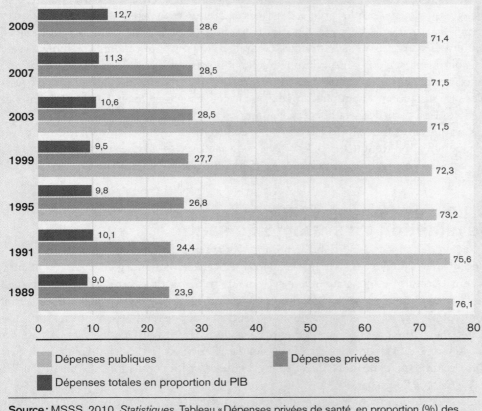

Source : MSSS. 2010. *Statistiques.* Tableau «Dépenses privées de santé, en proportion (%) des dépenses totales de santé, Canada, provinces, territoires, 1989 à 2009»; Tableau «Dépenses publiques de santé, en proportion (%) des dépenses totales de santé, Canada, provinces, territoires, 1989 à 2009»; Tableau «Dépenses totales en proportion (%) du produit intérieur brut (PIB), Canada, provinces, territoires, 1989 à 2009». [En ligne] www.msss.gouv.qc.ca/statistiques/stats_sss/index.php?id=147,127,0,0,1,0 (Page consultée le 2 septembre 2010)

Dans la foulée de la récession économique de 1981, les décideurs politiques et économiques se sont inquiétés de la hausse marquée des dépenses de santé, supérieure à celle de la richesse collective.

Dans les années 1980 et 1990, d'importants facteurs ont exercé une pression à la hausse sur les dépenses en santé. Le premier d'entre eux a été la croissance extraordinaire des coûts des programmes de médicaments gratuits (aux personnes de plus de 65 ans et aux bénéficiaires de l'aide sociale) et de services médicaux (l'assurance maladie). Cette croissance s'expliquait par l'augmentation du nombre de bénéficiaires de ces programmes, mais surtout par l'arrivée sur le marché de nouvelles molécules (nouveaux médicaments) et par l'augmentation des prix des médicaments génériques et des produits d'origine. En ce qui concerne les services médicaux, «il y a plus de médecins en 1992 qu'il y en avait dix ans auparavant, ils offrent plus de services et ces services coûtent plus cher. En conséquence, le nombre de **services médicaux par habitant** a augmenté, passant de 9,9 à 11,6» (CSBE, 1995, p. 8).

Le deuxième facteur ayant contribué à la hausse des dépenses de santé dans les années 1980 a été le recours croissant de la population aux services offerts dans les hôpitaux. En 1991, il représentait 54,2 % au Québec contre 48,8 % au Canada (CSBE, *id.*).

Dès lors, la question se pose de manière cruciale en ces termes : le Québec est une des sociétés qui dépense le plus pour les services de santé. Ces dépenses se traduisent-elles par de meilleurs résultats de santé comparativement à des sociétés qui consacrent moins de ressources à la santé ? Quelle stratégie faudrait-il adopter pour rendre le système de santé plus performant, pour conserver une qualité des services élevée ? Maîtrise-t-on la croissance des dépenses de santé ? Le Québec, à l'instar des autres provinces, est aux prises avec une situation d'autant plus difficile que le gouvernement fédéral a réduit unilatéralement les transferts d'argent affectés à la santé.

Ces questions touchant l'**efficience** et l'**efficacité** du système de santé seront posées à la Commission d'enquête sur les services de santé et les services sociaux (commission Rochon), créée en juin 1985, soit près de 15 ans après l'implantation du système public de santé au Québec.

6.2.2 Les années 1980 : l'évaluation du système de santé

Au début des années 1980, dans de nombreux pays occidentaux, des chercheurs ont évalué l'incidence du développement des soins médicaux sur la santé globale des populations occidentales. Ils ont constaté que le système de soins n'est pas le seul déterminant de la santé, l'environnement socio-économique ayant un poids beaucoup plus lourd sur la santé des populations : « Plusieurs personnes croient en effet que l'état de santé d'une société est directement proportionnel aux dépenses engagées dans les services de santé. Or, on sait que le taux d'utilisation des services de santé et le recours aux soins n'expliqueraient que 20 % des différences de mortalité et de morbidité entre les populations des pays industrialisés » (MSSS, 2005a, p. 59).

Aussi, contrairement à la croyance initiale, les coûts de la santé ne se sont pas résorbés, car la demande de soins est potentiellement illimitée. Dans ce contexte, aucun système de santé ne parvient à combler tous les besoins en santé. Enfin, les écarts de santé entre groupes sociaux ne se sont pas réduits. Concernant les soins de santé eux-mêmes, le chercheur Yvon Brunelle rappelle que 20 % des interventions biomédicales sont, au mieux, inutiles, et, au pire, dangereuses pour la santé, et qu'au plus 30 % des

Services médicaux par habitant
Nombre de services fournis pour chaque personne dans une année.

Efficience
Rapport entre ce qui est réalisé et les moyens mis en œuvre. Relation entre les dépenses et les résultats de santé.

Efficacité
Ce qui produit l'effet attendu. Relation entre la quantité des services et les résultats de santé.

La santé au Québec

Au Québec, avant l'instauration du régime universel de soins de santé, quelles relations les personnes entretenaient-elles avec la santé et la maladie ? Comment se soignait-on ? Qui s'occupait des malades ? En puisant dans votre propre histoire familiale, essayez de décrire la réalité sociale des différentes générations de Québécois en ce qui concerne la maladie et la santé.

1. Vous devez effectuer deux entrevues : une première avec une personne âgée de 70 ans et plus, et une deuxième avec un adulte âgé de 50 à 60 ans.

2. Les questions que vous poserez à ces deux personnes concernent la période où elles étaient de jeunes enfants ou de jeunes adultes. Il est important que les personnes interrogées puissent vous entretenir de deux époques différentes : les années 1930 et 1940 pour la personne la plus âgée, et les années 1960 et 1970, c'est-à-dire la période entourant l'introduction de l'assurance maladie au Québec, pour la personne plus jeune.

À partir de ces deux entrevues, décrivez la manière dont les gens percevaient la santé et comment ils vivaient la maladie à chacune des époques en question. Vous conclurez en faisant une comparaison avec votre propre réalité de jeune adulte des années 2010. Quels sont les éléments semblables et différents dans le système de soins, dans les rapports des personnes avec la maladie et la santé, et quant au rôle joué par la famille ?

Suggestions de questions d'entrevue :

1. Que voulait dire, dans votre temps, être en bonne santé ?
2. Existait-il des recettes « familiales » pour guérir des maladies bénignes ? Décrivez-en une qui était populaire. Ces recettes étaient-elles fréquemment utilisées ? Étaient-elles efficaces ?
3. Qui appelait-on en premier lieu quand on était malade ?
4. Y avait-il beaucoup de médecins ? Leurs services coûtaient-ils cher ? Allait-on les voir souvent ?
5. Qui aidait les gens malades ? Allait-on à l'hôpital ? Avait-on peur de l'hôpital ? Quel était le rôle de la famille, du prêtre, de la parenté vis-à-vis des gens malades ?
6. Où les femmes accouchaient-elles ? Comment se déroulait l'accouchement ?
7. Comment était perçue la maladie : comme une fatalité ? une punition de Dieu ? une chose à combattre ? Les malades étaient-ils considérés comme des paresseux ?
8. Comment étaient perçus les médecins ? les infirmières ? Y avait-il d'autres catégories de personnes auxquelles on avait recours pour se soigner ?
9. Dans la famille, qui se préoccupait de la santé des membres de la famille (hygiène, alimentation, soins aux malades) ?
10. Y avait-il des différences entre la ville et la campagne ?
11. Quelles étaient les maladies les plus fréquentes ? les plus graves, celles dont on avait peur ? Qu'est-ce qui les causait selon les croyances de l'époque ?

Vous avez la possibilité de poser d'autres questions qui vous viennent à l'esprit.

Un tableau synthèse des résultats d'entrevues effectuées par des étudiants se trouve sur le site Web www.cheneliere.ca/lacourse

interventions dans les soins de santé de courte durée reposent sur des évaluations solides (Brunelle, 1994).

La commission Rochon

Au Québec, la commission Rochon a déposé son rapport en février 1988. Ce rapport deviendra un document de référence incontournable, tant pour ce qui est des données de recherche sur la santé de la population qu'en ce qui a trait aux recommandations qui serviront d'assise à la deuxième réforme de la santé, laquelle s'amorcera en 1992.

Les abus des usagers : mythe ou réalité ?

Plusieurs élèves pensent sans doute que les usagers consomment trop de services. Qui n'a pas repris à son compte cette anecdote du malade qui se rend à l'urgence pour faire soigner un rhume ou une grippe ? Comment, dans une société individualisée comme la nôtre, ne pas faire reposer le fardeau du mauvais fonctionnement du système de santé sur les épaules des personnes qui abusent des médicaments, des visites à l'hôpital, des consultations auprès de plusieurs médecins, des traitements, etc. ?

La consommation abusive des services, si elle existe, n'en est pas moins circonscrite ; elle est loin de représenter un fléau. Au Canada, aucune commission d'enquête, parmi celles qui ont été chargées d'examiner la situation des systèmes de santé provinciaux, n'a vu dans le comportement des consommateurs la principale cause des difficultés financières des systèmes ou de l'engorgement des urgences.

Il est vrai que, globalement, en tant que population, nous consommons plus de services de santé qu'il y a 30 ans. Cela est dû essentiellement à l'augmentation de l'offre de services et du nombre de médecins et de professionnels paramédicaux plutôt qu'à une surconsommation individuelle. Les services de santé ne sont pas un bien de consommation comparable aux autres ; ils n'apportent aucun bénéfice immédiat. Les personnes consultent parce qu'elles appréhendent un problème ou qu'elles veulent le régler, et non pour éprouver un plaisir.

D'autre part, c'est le professionnel de la santé qui juge de la pertinence d'un traitement ou d'un test de laboratoire. Dans ce contexte, l'utilisation d'un ticket modérateur, c'est-à-dire la tarification individuelle du service afin de sensibiliser le consommateur aux coûts et de réduire les abus, n'est pas une solution adéquate, selon de nombreux spécialistes qui se sont penchés sur la question.

Le Conseil de la santé et du bien-être (CSBE) a examiné des expériences de tarification de services réalisées un peu partout dans le monde. Il en a conclu que la tarification, en constituant un obstacle, réduit la consommation des services médicaux à court terme, mais que celle-ci revient à son niveau antérieur au bout d'un certain temps. On a constaté exactement la même situation au Québec avec la tarification des médicaments aux personnes âgées au début des années 1990 (2 $ par ordonnance) : la première année, il y a eu une diminution, laquelle a été suivie d'un retour au niveau de consommation antérieur dès la deuxième année.

Aussi, une fois l'usager entré dans le système (lors de la première consultation), la tarification n'a plus d'effet sur la consommation. En effet, le nombre de services requis dépend principalement de la décision des médecins, directement ou indirectement, soit les tests diagnostiques, les traitements, les médications, les hospitalisations, etc. L'économiste de la santé Robert Evans estime que les abus commis par des patients représentent de 1 % à 2 % du total des dépenses en santé (FCRSS, 2001).

Finalement, l'utilisation d'un ticket modérateur a des effets plus graves (non recherchés) sur des groupes de patients. En effet, les personnes pauvres, particulièrement les enfants et les personnes âgées, sont les plus touchées par la tarification. Les patients démunis ont tendance à reporter la consultation, ce qui entraîne une aggravation de leur état de santé et une augmentation des risques de décès. La tarification diminue également l'utilisation des services préventifs et la prise de médicaments, même ceux qui sont jugés efficaces et essentiels.

Sources : Fondation canadienne de la recherche sur les services de santé. 2001. *À bas les mythes. Les frais d'utilisation mettraient fin au gaspillage et garantiraient une meilleure utilisation du système de soins de santé.* [En ligne]. www.chsrf.ca/mythbusters/html/myth4_f.php (Page consultée le 22 septembre 2010) ; CSBE. 1995. *Un juste prix pour les services de santé*, p. 12 à 15. [En ligne] www.csbe.gouv.qc.ca/fileadmin/www/Archives/ConseilSanteBienEtre/Avis/19950601_avis_cfr.pdf (Page consultée le 22 septembre 2010)

❓ Pourquoi une deuxième réforme ?

Quelles raisons militaient en faveur d'une nouvelle réforme du système de santé sur laquelle, pour une rare fois, se sont entendus tous les intervenants, qu'il s'agisse des professionnels, des syndicats, des technocrates ou des politiciens ? On peut résumer à trois facteurs la réponse à cette question.

Le premier facteur est la progression des coûts des services de santé, fortement associée à la dynamique inflationniste du système de santé lui-même. On produit de plus en plus de services, et ces derniers sont de plus en plus sophistiqués et de plus en plus coûteux.

Le deuxième facteur est l'adaptation des services de santé aux problèmes et aux groupes en émergence : les personnes âgées, les membres des communautés ethnoculturelles, les problèmes sociaux comme la toxicomanie, l'itinérance, la violence familiale et la négligence, les jeunes en difficulté d'adaptation, le suicide, de même que les nouvelles maladies, comme le sida et la maladie d'Alzheimer.

Le troisième facteur est l'amélioration de l'efficacité des services de soins. Peut-on obtenir de meilleurs résultats de santé avec les ressources actuellement investies dans le système de santé ?

Que dit la commission Rochon ? Essentiellement, que le système de santé est bon et la croissance des coûts, contrôlée. La santé de la population s'est améliorée. Cependant, de nouveaux problèmes sociaux et problèmes de santé émergent, et il existe des rigidités administratives, corporatives et syndicales qui rendent le système moins efficace. On pourrait aussi améliorer son efficience et stabiliser la croissance des coûts. Il n'y a pas de véritable politique globale de santé, et la régionalisation reste à faire. La promotion de la santé et la prévention doivent être mises à l'ordre du jour. En somme, il faut renforcer le système existant, ce qui conduira à la deuxième réforme du système de santé québécois. Le rapport de la commission Rochon sera suivi de documents d'orientation gouvernementale (Lavoie-Roux, 1989 ; Livre blanc, 1990), d'une nouvelle loi sur la santé (loi 120 en 1991) et d'une politique globale de la santé en 1992.

Dès lors, la table est mise pour une deuxième réforme du système de santé dont le Dʳ Jean Rochon sera le maître d'œuvre.

🐍 Un tableau présentant les principales conclusions et recommandations du rapport de la commission Rochon peut être consulté en ligne à www.cheneliere.ca/lacourse

6.2.3 Les années 1990 : une deuxième réforme globale

❓ Une fois reconnue la nécessité d'une réforme globale, comment s'y prend-on pour la réaliser ?

Les choix effectués par les ministres de la Santé et les gouvernements qui se sont succédé dans les années 1980 et 1990 ont porté essentiellement sur la réorganisation des services de soins et des structures de santé.

Selon l'économiste de la santé André-Pierre Contandriopoulos, tout système de santé repose sur trois axes : l'équité, la liberté et l'efficience. Au Québec, on a mis en cause l'équité du système de santé public, c'est-à-dire son accessibilité à tous. Pour le chercheur, on ne pourra la maintenir qu'en faisant preuve d'une plus grande efficience, et probablement en limitant les libertés individuelles (Lafrance, 1998). À titre d'exemple, le citoyen devra utiliser une porte

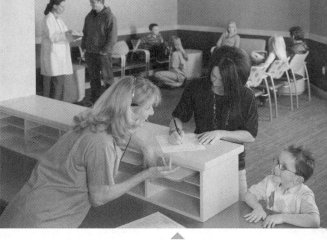

Les CLSC sont amenés à jouer un rôle clé dans la réorganisation du système de santé.

d'entrée unique et s'inscrire à une clinique (CLSC ou clinique privée) pour bénéficier de services gratuits. Cette obligation mettra fin au magasinage et à la liberté totale dans la fréquentation des services.

La réorganisation du système de santé

❓ Concrètement, qu'est-ce qui change ?

Voici les quatre principales mesures adoptées lors de la vaste opération de réorganisation qu'a constituée la deuxième réforme de la santé, mise en œuvre de 1995 à 1999.

- Réorienter le système de santé vers des **services de première ligne.** Sans ajouter de ressources, orienter celles qui existent déjà vers des services de base, dont les services de prévention. Ces services dits de soins primaires ou de première ligne reçoivent les demandes des citoyens, y répondent dans le cas des soins non spécialisés et renvoient au besoin les personnes aux services secondaires et tertiaires (hôpitaux, spécialistes, soins palliatifs). La première ligne est constituée par les services de base qui satisfont une grande partie des besoins de la population dans des cas non urgents et non aigus reliés à la maladie ou aux services sociaux. Les CLSC, les cliniques privées et la ligne téléphonique d'information Info-Santé ont été ciblés en tant que moyens privilégiés de cette réorientation. En 2001 s'y sont ajoutés les **groupes de médecine familiale (GMF).**

- Réaliser le **virage ambulatoire.** Le concept de virage ambulatoire est associé à celui de malade sur pied. En langage médical, l'adjectif « ambulatoire » signifie la capacité du malade de se déplacer, de déambuler. Un malade ambulatoire est un malade qui ne nécessite pas d'hospitalisation. Le virage ambulatoire implique donc une organisation favorisant le déplacement des patients pour l'obtention de services de soins ou celui des donneurs de soins au domicile du patient.

  Pour réaliser le virage ambulatoire, il a fallu limiter le recours à l'hôpital en tant qu'établissement de soins, augmenter l'utilisation de la chirurgie d'un jour (qui se pratiquait déjà depuis au moins 30 ans au Québec) qui a été rendue possible grâce aux progrès technologiques (spécialement le laser) et aux nouveaux produits pharmaceutiques, et favoriser l'utilisation de structures de soins plus légères (clinique privée, ligne Info-Santé, organisme communautaire, soutien familial et CLSC) et de services de maintien à domicile. Il faut également compter sur l'apport indispensable des ressources familiales, majoritairement féminines.

- Réorienter la vocation de l'hôpital. L'accentuation du virage ambulatoire a pour conséquence une modification de la production des soins en milieu hospitalier. L'hôpital sera centré sur les soins tertiaires spécialisés, ce qui impliquera les modifications suivantes : réduction de la durée du séjour à l'hôpital, réduction du nombre de lits avec augmentation de leur taux d'occupation, augmentation du pourcentage de chirurgies d'un jour. L'hôpital devient alors un lieu hautement spécialisé où se trouvent concentrées les technologies coûteuses et les expertises diversifiées. Il est l'espace du traitement, la convalescence s'effectuant à domicile.

  Cette réorganisation s'accompagne du changement de vocation de plusieurs centres hospitaliers, initialement voués aux soins de courte durée, en CHSLD, et du regroupement de plusieurs établissements offrant des services complémentaires au sein d'un territoire (centre d'accueil, CHSLD et CLSC).

Services de première ligne
Services de base qui répondent aux besoins de la population dans les cas non urgents et non aigus.

Groupes de médecine familiale (GMF)
Composés de médecins en clinique privée ou en CLSC et d'infirmières praticiennes, ces groupes assurent des services intégrés, 24 heures par jour et sept jours par semaine, à une population déterminée.

Virage ambulatoire
Organisation dans laquelle le patient se déplace pour recevoir des soins et où la durée d'hospitalisation est réduite.

- Introduire le régime public de l'assurance médicaments. La consultation médicale, l'hospitalisation et la médication sont les trois volets de l'accès aux services de santé. On estime aujourd'hui que trois consultations médicales sur cinq se terminent par l'établissement d'une ordonnance.

La mise en place d'un tel régime était une façon pour l'État de contenir les dépenses reliées aux médicaments, et ce, pour deux raisons. Il s'agissait d'abord de répartir entre tous les membres de la société — qu'ils soient bien portants ou malades, malades légers ou chroniques — les coûts sans cesse croissants des médicaments. Pour assurer une protection à chacun, il faut que tous contribuent au régime. Certains souscrivaient déjà une assurance collective ou individuelle (comme celle de la Croix-Bleue), mais près de un million de Québécois ne bénéficiaient d'aucune protection et devaient assumer la totalité des coûts de leurs médicaments. On peut imaginer aussi ce qu'il pouvait en coûter aux personnes atteintes d'une maladie chronique pour s'assurer. À titre d'exemple, une personne atteinte de diabète insulinodépendant dépensait, pour l'achat de l'insuline, des seringues et des réactifs du glucose, de 2 000 $ à 3 000 $ par année. Pour la sclérose en plaques, le seul médicament Betaseron[MD] atteignait un coût annuel moyen de 17 000 $.

La deuxième raison est reliée à la rationalisation. Il s'agissait en effet de réduire les dépenses publiques dans les programmes de médicaments gratuits destinés aux personnes âgées et aux prestataires de l'aide sociale. Le régime d'assurance médicaments devait contribuer à resserrer le contrôle sur la consommation, les coûts et la mise en marché des médicaments.

D'autres mesures seront imposées dans le sillage de la réforme Rochon, dont la mise en place de régies régionales de la santé et des services sociaux (RRSSS), dotées de pouvoirs décisionnels et fondées sur la participation démocratique des citoyens et de la communauté régionale. Ces régies seront abolies par le gouvernement libéral en 2004. Des structures consultatives telles que le Conseil de la santé et du bien-être (CSBE) et le Conseil d'évaluation des technologies de la santé, nées de la réforme Rochon, connaîtront un changement de mission.

Les soins à domicile, assumés par les infirmières œuvrant en CLSC, font partie du virage ambulatoire.

Un bilan et des critiques nombreuses

Quel bilan peut-on tirer de la mise en place de la réforme, quinze ans plus tard ? D'abord, examinons les points de convergence. Tous les groupes d'intérêts ont reconnu la nécessité d'une réforme du système public de santé. Ce consensus porte particulièrement sur le resserrement des dépenses de santé et sur l'implantation du virage ambulatoire.

Le principe de la réforme n'a donc jamais été remis en question. Les critiques nombreuses qui ont été exprimées à partir de 1997 concernent essentiellement le contexte dans lequel elle s'est concrétisée et la manière dont on a procédé pour l'implanter.

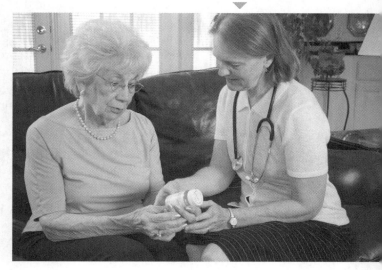

Sur le principe de l'accessibilité aux soins, cette réforme limite la liberté de choix du malade-consommateur-citoyen (selon la place où l'on veut bien le voir dans le système). Théoriquement, en effet, le consommateur perd le choix absolu quant à son donneur de soins. Il ne peut se rendre où il veut et doit suivre la filière de la première ligne. Il n'a pas vraiment le choix des services : l'agence de santé est seule habilitée à déterminer le panier de services qu'elle offre sur son territoire (Lajoie, 1994).

Quelles sont les réussites de la réforme ? Certainement la ligne Info-Santé, qui a largement rempli sa mission de service de première ligne. Les chirurgies d'un jour aussi, dont le pourcentage a augmenté. Globalement, l'assurance médicaments a offert à tous les Québécois une couverture adéquate des médicaments requis. Ombre importante au tableau, toutefois : dans les débuts de son implantation, les personnes ayant de faibles revenus devaient assumer immédiatement une partie des coûts de l'assurance et de leurs médicaments. La morbidité accrue et le recours à l'urgence hospitalière découlant des effets pervers de cette procédure ont été clairement documentés. On a finalement corrigé le tir, les prestataires de l'aide sociale ayant été exemptés de la prime annuelle. Enfin, les coûts du régime public administré par la RAMQ connaissent une hausse vertigineuse.

Quels sont les échecs de cette réforme ? Mentionnons l'engorgement des urgences, problème récurrent depuis la fin des années 1980, qui n'a pas été résolu malgré la mise sur pied d'un groupe tactique d'intervention et l'imposition d'amendes aux hôpitaux fautifs.

Le principal échec est néanmoins attribuable à la rapidité avec laquelle on a procédé à ce chambardement. Au Québec, les hôpitaux sont dotés d'une forte charge symbolique. Un sentiment d'appartenance liait les petites communautés à leur hôpital, à leur centre d'accueil. Les fermetures et les fusions de plusieurs établissements ont heurté de plein fouet plusieurs communautés, qui se sont retrouvées devant le fait accompli. Les professionnels de la santé ont aussi été bousculés et les différents groupes ont, les uns après les autres, défendu leur compétence et leur place dans le système transformé.

Quant au contexte de la réforme, de nombreux acteurs ont soulevé la difficulté, voire l'impossibilité, de réaliser le virage majeur imposé dans le cadre des compressions budgétaires et de la recherche du déficit zéro. Les centaines de départs à la retraite de travailleurs de la santé (les infirmières spécialisées, par exemple, ainsi que des médecins) ont désorganisé la prestation des services dans les hôpitaux. Pour ce qui est des CLSC, on n'a tout simplement pas réaffecté les ressources humaines nécessaires aux services de première ligne, aux traitements et aux soins à domicile. De plus, un des volets importants du virage, soit la prévention et la promotion de la santé axées sur les déterminants socioéconomiques, n'a pas donné sa pleine mesure.

Toutes les critiques ont donc porté sur l'étau des restrictions financières qui a étouffé le système de soins au Québec. Le bilan de la deuxième réforme est présenté dans le tableau 6.3.

6.2.4 Le parachèvement de la réforme : les réseaux locaux de services

« Il n'y a pas de paix pour le système de santé », remarquait un observateur du système de santé québécois (Forest, 2000, p. 325). On ne peut mieux décrire la suite des événements qui ont marqué le départ du ministre Rochon en 1998. Crise après crise, une nouvelle commission d'étude sur la santé et les services sociaux (commission Clair) est créée en juin 2000 et un groupe de travail sur le financement du système de santé est mis sur pied en 2007.

Tableau 6.3 ● Un bilan de la deuxième réforme de la santé

Bilan : consensus	Forces	Échecs
• La réforme était nécessaire pour rationaliser les dépenses de santé et effectuer le virage ambulatoire. • La réforme a eu lieu dans un mauvais contexte économique : compression des dépenses et objectif de déficit zéro. • La réforme s'est réalisée trop rapidement.	• Accent mis sur la mission de première ligne • Succès de la ligne Info-Santé • Augmentation du nombre de chirurgies d'un jour • Virage ambulatoire réalisé • Diminution du nombre et de la durée des séjours à l'hôpital • Couverture universelle des médicaments • Surspécialisation des centres hospitaliers	• Perte d'appartenance communautaire des établissements de la santé • Engorgement des urgences • Listes d'attente en chirurgie et en radiothérapie • Régime public d'assurance médicaments : hausse vertigineuse des coûts et morbidité accrue des personnes vulnérables • Diminution des effectifs : manque de médecins et d'infirmières • Manque de ressources pour les soins à domicile : fardeau de la convalescence et de la réadaptation imposé aux familles, surtout aux femmes • Non-intégration des services entre les hôpitaux et les CLSC

Le chercheur en science politique Pierre-Gerlier Forest a dénoncé la coalition d'intérêts qui s'attaque au système public de santé, financièrement mal en point, en exaltant les bienfaits de la privatisation des services de santé : «Assureurs, médecins entrepreneurs, financiers, idéologues : tous veulent nous convaincre que leur profit individuel est aussi celui de la société dans son ensemble et qu'ils possèdent le secret de la santé pour tous à moindre coût» (Forest, 2000, p. 325).

La vision d'équité sociale en tant que principe fondateur du système de santé universel et accessible à tous est battue en brèche. Le jugement rendu par la Cour suprême du Canada en juin 2005 dans la cause Chaoulli constitue la dernière décision rendant possible la production de services médicaux par l'entreprise privée à but lucratif, par exemple dans des hôpitaux privés (Gravel, 2005).

En somme, on n'a que des reproches à formuler à l'endroit du système de santé. Cependant, les sondages effectués montrent que la population québécoise tient à son système public et universel (Noël, 2009). Elle n'est pas prête à y consacrer plus d'argent, mais les services qu'elle reçoit lui semblent de bonne qualité et elle s'inquiète pour l'avenir (Contandriopoulos et Denis, 2001). La figure 6.2, à la page suivante, présente l'organisation des différents établissements et organismes du réseau de la santé et des services sociaux.

La commission Clair (2000), qui avait pour mandat de trouver des solutions aux problèmes d'organisation et de financement du système public de santé, a recommandé la formation de groupes de médecine familiale (GMF) qui furent implantés depuis. Les citoyens s'inscrivent volontairement auprès d'un GMF, qui offre des services intégrés de soins. Le ministère prévoyait que les GMF faciliteraient l'accès à un médecin de famille et amélioreraient la qualité des soins médicaux généraux, en plus de valoriser le rôle du médecin de famille. Ce modèle de prise en charge médicale vise l'inscription d'environ 70 % de la population québécoise à un GMF. À la fin de 2007, il y avait près de 2 000 médecins membres de GMF et 1,3 million de patients inscrits (MSSS, 2008, p.123). Les médecins de la région de Montréal ont quant à eux préféré la formule des **cliniques-réseau** à celle des GMF. Présentes également dans la

Clinique-réseau
Superclinique qui joue un rôle de coordination des services médicaux. En plus d'offrir des services de première ligne, elle donne accès à des consultations rapides en spécialité et à des services diagnostiques en urgence, en laboratoires et en imagerie médicale.

Figure 6.2 • **Un organigramme^a des établissements et des organismes du réseau de la santé et des services sociaux du Québec (loi de 1991, modifications de 2004 – projet de loi 83)**

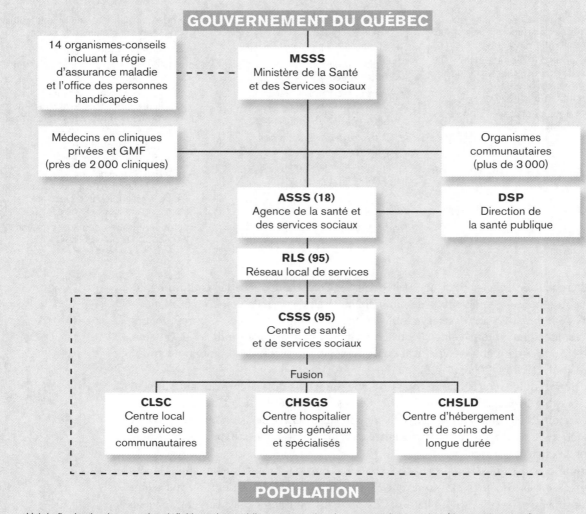

^a Voir la fin du chapitre pour les définitions des établissements et les données sur leur nombre (*Annexe 2, p. 210*).

Source : Figure adaptée par l'auteure. MSSS. 2008. *Le système de santé et de services sociaux au Québec*, p. 5. [En ligne], http://publications.msss.gouv.qc.ca/acrobat/f/documentation/2007/07-731-01F.pdf (Page consultée le 6 octobre 2010)

région de Québec, ces cliniques ouvertes en tout temps offrent des services de radiologie et d'analyses de laboratoire, et assurent une meilleure coordination avec le CSSS de leur territoire.

En 2005, le ministre Couillard a imprimé un changement de philosophie à l'organisation du système de santé en introduisant la notion de réseau local de services (RLS) tout en poursuivant le regroupement des établissements. Les RLS offrent une gamme élargie de services intégrés, de la première ligne jusqu'à l'hébergement, tant en santé qu'en soutien social. Les services sont offerts à la fois par des entreprises privées et des entreprises d'économie sociale, et s'appuient sur les ressources institutionnelles autant que sur les

Le concept des réseaux de services intégrés

Avant que le ministre de la Santé et le gouvernement québécois en arrivent à repenser l'organisation du système de santé autour du concept des réseaux locaux de services, la notion de «réseau» en tant que nouvelle perspective d'organisation a été expérimentée par le biais de différents projets. Comme exemples, on peut nommer le projet Services gérontologiques des Bois-Francs, le projet Soins pour les personnes atteintes de troubles mentaux graves et persistants (hôpital Douglas de Montréal), le Réseau mère-enfant (CHU de Sainte-Justine), et le projet Soins intégrés pour patients souffrant du diabète (CLSC Côte-des-Neiges). Tous ces projets ont fait l'objet d'évaluations.

Les chercheurs Langlois, St-Pierre et Bégin (2003) montrent la particularité du concept de réseau, ses avantages et ses contraintes. «Ces réseaux apparaissent comme une modalité de rapprochement interorganisationnel», permettant une meilleure intégration des services offerts à la population en misant sur la concertation entre les fournisseurs de services (*voir la figure 6.3, p. 196*).

En d'autres mots, face aux reproches formulés à l'endroit d'un système désorganisé dans lequel le patient court à droite et à gauche pour obtenir des services (notamment par les commissions d'enquête Rochon et Clair), les planificateurs proposent les réseaux de services intégrés. Les services peuvent être organisés en fonction des clientèles, des problématiques ou des populations géographiques particulières. Le réseau est axé sur les services à offrir, et non plus sur les établissements qui fournissent les services. La tâche de se concerter et de faire preuve de flexibilité pour mettre en place un continuum de services coordonnés revient maintenant aux distributeurs de soins.

Selon les évaluations qui ont été faites des projets expérimentaux, les avantages propres à ce mode d'organisation sont les suivants :
- recentrage des services autour du patient par le décloisonnement des établissements et des professionnels, et amélioration pour celui-ci de l'accès des services ;
- amélioration de la continuité grâce à la présence d'un intervenant-pivot qui assure la liaison dans la réponse aux différents besoins ;
- accroissement des interrelations entre les équipes de soignants, promotion des échanges d'information, accentuation de la complémentarité entre professionnels et organisations.

Les réseaux soulèvent des contraintes telles la perte d'autonomie des établissements et des professionnels et la subordination des services de soutien aux services curatifs (l'hôpital).

L'implantation des réseaux locaux de services (RLS) effectuée par le ministre Couillard témoigne encore une fois d'une volonté gouvernementale d'en faire davantage avec des ressources limitées. A-t-on trouvé le mode de fonctionnement gagnant ? Les principaux acteurs et actrices du réseau, ainsi que les patients, le diront.

Source : Langlois, A.-M., M. St-Pierre et C. Bégin, 2003. «Les réseaux de services intégrés : possibilités, limites et enjeux». Dans Lemieux, V., *et al.* (dir.). *Le système de santé au Québec. Organisations, acteurs et enjeux*. Québec : PUL.

ressources communautaires. L'objectif est d'offrir des services intégrés, continus et de meilleure qualité afin de répondre à tous les besoins d'un patient, sans rupture dans le suivi.

En somme, la réforme entreprise en 1995 a été parachevée. Les réseaux locaux de services tiendront-ils leurs promesses ? Le défi de la première ligne, si essentielle au bon fonctionnement du système de santé, sera-t-il relevé ? Les problèmes récurrents de financement, le manque de médecins et d'infirmières, le débordement des urgences, les listes d'attente pour des chirurgies ou des examens diagnostiques continuent de faire la manchette des actualités en 2010. Ce sont des problèmes structurels pour lesquels les tentatives de solution échouent les unes après les autres.

Au début de la réforme, sous la direction du Dr Jean Rochon, la contestation de mesures jugées technocratiques par les différents acteurs du système et la population a été vive. Sa

Figure 6.3 • Un organigramme^a de la composition d'un réseau local de services

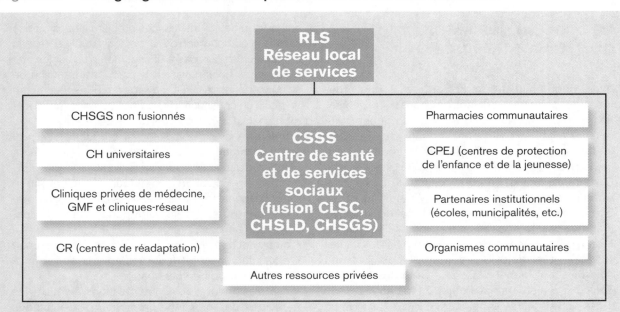

^a Voir la fin du chapitre pour les définitions (*Annexe 2, p. 210*).

Source : Figure adaptée de MSSS. 2010. *Centres de santé et de services sociaux-RLS* (figure, novembre 2004). [En ligne], http://msss.gouv.qc.ca/reseau/rls/index.php (Page consultée le 6 octobre 2010)

poursuite, après quelques modifications cosmétiques dues au changement de gouvernement et de discours politique, a soulevé des passions qui sont retombées depuis lors. Les deux principales objections ont concerné la loi 57, qui a modifié les règles d'accréditation syndicale en milieu hospitalier, et la crainte de voir la mission des CLSC assujettie aux hôpitaux dans le cadre de la fusion forcée avec ces derniers. Au printemps 2005, l'inauguration des réseaux locaux de services n'a pas soulevé de vague, sans doute parce que le système était à bout de souffle.

6.3 LES ENJEUX POUR LE XXIᴱ SIÈCLE

« La mondialisation met à rude épreuve la cohésion sociale de nombreux pays, et les systèmes de santé, éléments clés de l'architecture des sociétés contemporaines, ne fonctionnent manifestement pas aussi bien qu'ils le pourraient et le devraient. [...] Que les systèmes de santé doivent relever mieux – et plus rapidement – les défis d'un monde en évolution, tout le monde en convient. »

OMS, 2008.

Pronostic
Jugement porté sur l'évolution d'une maladie ou l'aboutissement d'un phénomène.

Quel est l'avenir du système de santé universel au Québec et au Canada ? À quelles sortes de services et de soins aurons-nous accès ? Personne ne peut faire de **pronostic** définitif sur le développement du système public de santé.

Cependant, trois grands enjeux se dégagent des problèmes et de l'évolution qu'a connus le système de santé au cours des 35 dernières années. Ces enjeux sont liés aux transformations actuelles imposées au système.

6.3.1 Les coûts : rationalisation et acteurs

Contrôler la croissance des coûts liés à la santé demeure l'enjeu majeur de tous les systèmes de santé au XXIe siècle.

D'une part, le vieillissement de la population et ses besoins en soins et en hébergement pèseront lourd sur les dépenses de santé, même si on peut prévoir que les générations dépassant actuellement la soixantaine seront en meilleure santé. Le fait que celles-ci vivront plus longtemps, atteignant les 80 ans, viendra atténuer les effets positifs de leur meilleure forme physique. D'autre part, de nouvelles maladies chroniques (sida, maladie d'Alzheimer) invalident les personnes durant de longues périodes et exigent des traitements et des médicaments de plus en plus onéreux. Ces maladies s'ajoutent aux maladies chroniques existantes, pour lesquelles les taux de survie se sont grandement améliorés (cancers, maladies cardiovasculaires), augmentant de ce fait le fardeau des coûts.

Enfin, le développement accéléré des technologies médicales et l'introduction de nouveaux médicaments s'additionnent pour alourdir les charges du système de soins. Le budget de la santé pourrait représenter jusqu'à 50 % des dépenses de l'État !

Le deuxième enjeu se rapporte à ce que les technocrates de la santé appellent la rationalisation. Faites le raisonnement suivant : vous avez 100 $ dans vos poches ; avec ces 100 $, vous souhaitez acheter différents biens. Vous pouvez choisir un seul bien valant ce montant ou vous procurer plusieurs biens dont le coût est moindre et qui totaliseront 100 $. Quelle décision prendrez-vous ? Sur quelles bases établirez-vous votre choix : la qualité des biens convoités ? leur utilité ? leur durée prévisible ? Dans un système public de santé, l'État doit répondre aux mêmes questions. Quels services, quels soins, quels traitements doivent être retenus pour optimiser la santé de la population ? Peut-on tout offrir à tout le monde, tout le temps ? Quels seront les résultats de ce choix en matière de santé ? La rationalisation soulève précisément ce genre de questions.

Des choix doivent être faits puisque les contribuables, qui financent par leurs impôts le système de soins universel, ont des ressources limitées. Une des conséquences de ces choix est la « désassurance ». Certains services ne sont plus assurés par le régime public. Un État américain, l'Oregon, a attiré l'attention après être allé très loin dans cette voie. Au Québec, selon le sociologue Marc Renaud, on commence à peine à faire ce genre de réflexion.

Par ailleurs, des lobbys cherchent à influencer les choix du gouvernement. Ainsi en 2010 le gouvernement a ajouté au panier des services médicaux couverts les trois premières tentatives de fécondation pour les couples infertiles.

Les acteurs et leurs intérêts

Quels groupes d'intérêts auront le plus de poids au moment de prendre des décisions ?

Professeur en administration de la santé, André-Pierre Contandriopoulos définit quatre groupes d'acteurs au sein du système de santé, qui tiennent des discours correspondant à des logiques de langage et d'intérêt opposés. Il y a en premier lieu les médecins, qui plaident, sur la base d'une logique de discours professionnel, la souveraineté de la pratique médicale et l'accès à tous les moyens nécessaires pour traiter la maladie. Depuis la première réforme de la santé, ils craignent que leur pratique devienne trop fonctionnarisée.

Du côté des planificateurs, on cherche plutôt à documenter et à évaluer l'univers complexe du système de santé, qui échappe au médecin clinicien, et à établir des lignes directrices « afin de savoir avec exactitude ce qui est bon pour la population » (Laplante, 2002, p. 25). Un troisième groupe, prenant une part grandissante dans l'évolution du système, est composé des représentants de l'industrie pharmaceutique et des assureurs privés. Leur langage est celui de la logique marchande. Pour ce groupe d'intérêts, il faut laisser fonctionner les lois du marché en permettant à la concurrence de s'installer et aux gens de choisir librement leurs soins. La répartition des ressources se ferait alors de manière optimale. Enfin, la collectivité et les groupes sociaux représentent une quatrième catégorie d'acteurs, s'appuyant sur les valeurs démocratiques défendues dans la société. Ils revendiquent un débat social sur les grandes orientations de la santé. Par la participation et la représentation politique, ils essaient d'orienter les décisions vers le bien-être collectif, plus souhaitable que celui de groupes particuliers. Le tableau 6.4 résume les quatre groupes d'acteurs.

❓ Comment harmoniser ces diverses logiques et les valeurs qu'elles sous-tendent ?

Contandriopoulos estime que les quatre logiques coexistent dans le système de santé. Si aucune n'oriente à elle seule tout le système, les groupes s'affrontent sur la place publique pour acquérir plus de pouvoir et d'influence. À l'heure actuelle, le chercheur note que beaucoup d'énergie est déployée pour mettre au premier plan la logique marchande. Des groupes de citoyens constatent un déficit démocratique dans le débat sur la santé, opinion renforcée par le difficile choix du site du mégahôpital universitaire francophone à Montréal et le jugement de la Cour suprême dans la cause Chaoulli. L'observateur privilégié qu'est Michel Venne, directeur de l'Institut du Nouveau Monde (INM), s'inquiétait en 2005 du jugement sur l'accès dans le secteur privé à des services médicaux assurés par le système public : « On va finir par tuer la démocratie si on laisse quatre juges, fussent-ils de la Cour suprême et reflétant une idéologie minoritaire, déterminer les politiques sociales du pays » (Venne, 2005, p. 7).

6.3.2 La privatisation : un enjeu de taille

Enfin, le troisième enjeu en est aussi un de taille : la place du secteur privé dans la prestation de services médicaux à l'intérieur du système public. Il s'agit de savoir si l'on veut davantage de soins privés dans un système qui en comporte déjà beaucoup (Villedieu, 2002). Rappelons

---

Tableau 6.4 ● L'équilibre des logiques d'intérêt et des acteurs dans le système de santé

Logique démocratique	Logique marchande et logique technocratique	Logique professionnelle
• Grands choix collectifs • Reflet des valeurs fondamentales de la société • Participation citoyenne aux débats • Groupes sociaux, politiques, syndicaux	• Cohabitent sous la forme de tensions, d'oppositions • Définissent des modes précis d'organisation	• Souveraine dans l'univers clinique • Assure la régulation de la relation entre le malade et le médecin (ou un autre professionnel)

Source : Laplante, L. 2002. « Un enjeu démocratique ». Entrevue avec Pierre-André Contandriopoulos. *Revue Notre-Dame*, p. 16-28. [En ligne], www.revue-rnd.qc.ca/retro/img4/pdf/0211e.pdf (Page consultée le 22 septembre 2010)

que les médecins demeurent des entrepreneurs privés dans un système public : ils sont des fournisseurs de services médicaux payés par les fonds publics, quel que soit le lieu de leur travail (clinique privée ou hôpital), sauf lorsqu'ils occupent des postes salariés (en CLSC, par exemple).

Déjà, nous savons que les dépenses privées de santé ont connu une croissance plus forte au cours des dernières années. Jusqu'à quel point le secteur privé peut-il entrer dans le système de santé sans lui nuire ? Le danger est d'en arriver à un système à deux vitesses : un système pour les nantis, qui peuvent s'offrir des services privés immédiats et de qualité supérieure, et un autre pour les groupes moins riches, qui auraient accès à un système public caractérisé par des listes d'attente et des services de moindre qualité.

Certains diront qu'un tel système existe déjà. Il est vrai qu'on trouve des listes d'attente dans les hôpitaux, en particulier pour les chirurgies. Mais si l'on observe un recours plus important aux services privés par les consommateurs de soins, celui-ci reste sous la barre des 30 %.

De quelle manière évolueront à l'avenir les dépenses publiques et les dépenses privées ? L'arrêt Chaoulli, rendu par la Cour suprême en 2005 (*voir la rubrique Savoir plus 6.4, p. 200*), a transformé la privatisation passive du financement de la santé en une privatisation active. Depuis 2007, la *Loi modifiant la Loi sur les services de santé et les services sociaux et d'autres dispositions législatives* (loi 33) permet que l'État ne soit plus le seul assureur pour les services hospitaliers, médicaux et pharmaceutiques. Cet arrangement ouvre la voie à une privatisation accrue des services médicaux. Les assureurs privés et les citoyens favorables à une participation accrue du secteur privé dans la santé pavoisent. Pour eux, le droit individuel à la santé l'emporte sur le monopole du système public. D'autres, au contraire, affirment que « l'ouverture aux assurances privées ne serait favorable qu'aux riches, favoriserait une hausse des coûts du système de santé, une augmentation des inégalités sociales devant la maladie et une régression de la solidarité au sein de notre société » (Venne, 2005, p. 7). Le tableau 6.5, à la page 201, résume les valeurs reliées au débat sur la privatisation accrue des services médicaux

Que font les autres pays ?

Alors que de nombreux arguments sont invoqués de part et d'autre, on fait très souvent appel à des comparaisons internationales pour fonder son point de vue. Il est vain de comparer un système de santé à un autre, car ils ne peuvent exister indépendamment de la structure et de l'histoire politiques propres à chaque pays ainsi que des particularismes culturels. Les pays sans système public sont des pays en développement dont les services de santé ne sont le plus souvent accessibles qu'aux plus riches (Picher, 2003). Le système américain, quant à lui, n'est pas un « modèle » imité par les autres pays industrialisés. Les Américains doivent cotiser à des assurances privées, qui leur donnent accès à des hôpitaux privés dont la qualité peut varier. La réforme de la santé proposée par le président Barack Obama, adoptée en mars 2010, permettra d'assurer plus de 30 millions d'Américains sans couverture médicale. Mais de nombreuses restrictions s'appliquent, et l'accès aux interventions est réglementé par les assureurs privés, ce qu'a tenté de changer le président américain. D'autre part, les programmes sociaux destinés aux personnes âgées (Medicaid) et aux personnes démunies (Medicare) ne donnent pas accès aux meilleurs soins (Picher, 2003). La qualité des services publics est considérée comme étant moins bonne et est tributaire du financement accordé par les comtés et les municipalités. D'autre part, la documentation scientifique sur la qualité des soins dans les hôpitaux américains montrerait que « la probabilité de décès

L'arrêt Chaoulli et son impact : vers un système de santé à deux vitesses ?

En juin 2005, la Cour suprême du Canada, dans un jugement partagé (quatre juges contre trois), a déterminé que le gouvernement québécois ne pouvait empêcher une personne de cotiser à une assurance privée pour des soins médicaux assurés par le système public si les délais pour accéder à ces services étaient déraisonnables (Manfredi et Maioni, 2008). Qu'est-ce que ce jugement vient changer pour l'équité et l'accessibilité des services de santé au Québec ? Selon la juriste Marie-Claude Prémont, le « cœur de l'enjeu est dans la modification juridique de la place accordée au secteur privé à but lucratif et dans les liens à tisser avec le financement public de la santé » (Prémont, 2008, p. 281).

C'est donc l'étanchéité entre le réseau public et le réseau privé qui a été mise en brèche par l'arrêt Chaoulli et le projet de loi 33 qui l'a suivi en 2006 (la réponse du gouvernement Charest), créant des passerelles entre le privé et le public.

Que reprochait-on à la réglementation du système de santé ? Pour protéger le régime public, les gouvernements provinciaux au Canada avaient prévu dès son instauration des mécanismes maximisant les ressources financières et humaines dont il pouvait disposer. Dans cette optique, le Québec a souscrit à deux réglementations : la première est l'interdiction de la pratique médicale hybride, « c'est-à-dire l'interdiction au médecin d'être rémunéré à la fois par les fonds publics et des fonds privés »

(Prémont, 2008, p. 284) ; la deuxième est « la prohibition de l'assurance duplicative pour les services couverts par l'assurance publique », celle qui a fait l'objet de l'arrêt Chaoulli. Cette interdiction, selon les quatre juges de la mince majorité, serait contraire à la Charte québécoise des droits et libertés et mettrait en danger la vie des malades à cause des délais trop longs. Cependant, un des requérants à la cause, George Zeliotis, a été traité et soigné dans le système public. Jamais n'a-t-on démontré que l'interdiction de souscrire à une assurance privée avait un impact négatif sur les délais d'attente. Ce jugement fut très critiqué pour la faiblesse de la preuve (Manfredi et Maioni, 2008).

Désormais, le marché des soins médicaux privés peut éclore, les assurances privées permettant aux personnes ayant les ressources financières de se les procurer. Depuis le 1er janvier 2008, les changements à la *Loi sur la santé et les services sociaux* (LSSS) permettent la création de centres médicaux spécialisés offrant chirurgies et hébergement à leurs patients (Prémont, 2008). Le nombre de chirurgies autorisées dans les centres médicaux privés, d'abord restreint à trois (remplacement de la hanche et du genou, chirurgie de la cataracte), augmente graduellement.

Dans les autres provinces (Alberta et Ontario), des poursuites semblables, soutenues par des organisations souhaitant investir dans les soins privés, ont été intentées. Selon Marie-Claude Prémont, les modifications aux règles du financement des soins de santé et les relations public-privé « augurent une implantation graduelle du système de santé à deux vitesses ». Qu'adviendra-t-il du système public ?

Source : Manfredi, C., et A. Maioni. 2008. « L'arrêt Chaoulli et la judiciarisation des politiques de santé », p. 264-280 et Prémont, M. 2008. « Le système de santé québécois et l'intervention de la Cour suprême du Canada fondée sur les droits de la personne », p. 281-300. Dans Béland, F., *et al.* 2008. *Le privé dans la santé. Les discours et les faits.* Montréal : PUL, 475 p.

est de 2 % supérieure dans les hôpitaux à but lucratif sur l'ensemble des études » (Béland et Cambourieu, 2008, p. 322), et de 9 % supérieure dans le cas des enfants.

Les autres pays se répartissent entre deux approches : celle, à l'image du Canada, où le système public couvre la totalité des soins assurés ; et celle, à l'image de la France, où le secteur privé agit en collaboration avec le système public pour dispenser des services médicaux. En France, en Suède et en Australie, sous des formes variées, les gouvernements imposent des frais modérateurs aux services de santé inclus dans les régimes publics. Ces frais sont couverts par les assureurs privés, et de nombreuses exemptions

Tableau 6.5 ● Les valeurs reliées au débat sur la privatisation des services médicaux et hospitaliers au Québec

Pour la privatisation	Contre une plus grande privatisation
• Libre choix des individus et des entreprises • Droit individuel à la santé inaliénable • Développement d'une médecine curative de pointe • Système politique plus néolibéral : l'État se retire et laisse agir les lois de la concurrence et du marché	• Droit pour tous à la santé : équité et accessibilité • Qualité et performance pour l'ensemble du système • Valeurs axées davantage sur la redistribution de la richesse collective • Protection offerte à tous contre les aléas sociaux et de santé • Système politique plus social-démocrate : intervention de l'État

En conclusion
La privatisation est inévitable, car on ne peut empêcher la personne qui le souhaite de payer pour obtenir des services de santé. Il y a trois enjeux : • Le maintien d'un système public de santé solide en trouvant des solutions aux problèmes existants (par exemple, changer le mode de rémunération à l'acte, réduire les listes d'attente). • Le maintien du financement privé à un niveau qui ne mette pas en péril le système public de santé. • Le maintien de l'État dans son rôle de maître d'œuvre du système par l'établissement de règles de fonctionnement et de balises, et par l'exercice d'un contrôle de la croissance des coûts des technologies médicales et des médicaments.

Sources : Institut du Nouveau Monde. 2005. *100 idées citoyennes pour un Québec en santé.* [En ligne], www.inm.qc.ca/pdf/publications/le_supplement.pdf (Page consultée le 6 octobre 2010) ; CSBE. 2002. Avis. *Le financement privé des services médicaux et hospitaliers,* 28 p. [En ligne], www.csbe.gouv.qc.ca/fileadmin/www/Archives/.../20030307_avis_cfr.pdf (Page consultée le 6 octobre 2010) ; Villedieu, Y. 2002. *Un jour la santé.* Montréal : Boréal, p. 252-261.

s'appliquent selon la gravité de la maladie, la durée et l'ampleur du traitement, ainsi qu'à certains services préventifs, aux examens de suivi de grossesse et aux groupes socioéconomiques défavorisés. Tout compte fait, concluent des chercheurs, ces mesures « [ont] annulé l'effet de rationalisation de l'utilisation des services de santé qu'on voulait les voir jouer » (Béland et Cambourieu, 2008, p. 317). En France et en Suède, ces frais n'ont pas entraîné de diminution des listes d'attente dans le système public. En Suède, ils ont suscité des iniquités dans l'accès aux soins pour les plus démunis. En Australie, où l'État favorise la prestation privée des soins, des études ont constaté, dans les hôpitaux privés, une tendance à procéder aux interventions chirurgicales les plus lourdes. Sur le plan de la gestion des coûts, de nouvelles dépenses ont suivi l'introduction au début des années 2000 de politiques favorables à l'assurance privée, et les coûts d'administration sont trois fois plus élevés dans les régimes privés que dans le régime public (Béland et Cambourieu, 2008).

On voit donc que la participation des deux secteurs, privé et public, varie selon l'expérience de chaque société. On constate cependant que, avec une proportion des dépenses privées en santé semblable à celle du Canada, des pays comparables obtiennent un rang différent au classement des systèmes de santé de l'OMS.

6.3.3 Les défis de la profession infirmière

Les réformes subséquentes qu'a connues le système de santé ont modifié non seulement les effectifs des groupes professionnels, mais aussi la pratique professionnelle infirmière elle-même (Dussault et Dubois, 2003). Au chapitre des conditions de travail, la gestion centralisée des relations de travail compromet la flexibilité que le ministre de la Santé cherche à donner au système. Cependant, les modalités appliquées par les administrateurs d'établissement pour contourner cette rigidité contribuent à miner la qualité de vie du personnel infirmier, tant au travail qu'à la maison : on pense aux emplois occasionnels, au travail sur appel, aux postes à temps partiel, aux heures supplémentaires obligatoires, aux équipes volantes, etc. Les jeunes infirmières en font l'expérience lorsqu'elles entrent sur le marché du travail. L'organisation et les conditions du travail créent une insatisfaction permanente dans leurs rangs, et vont à l'encontre du modèle théorique de soins aux malades centré sur l'approche biopsychosociale. La détresse psychologique, l'épuisement professionnel et la difficulté à concilier travail et vie familiale forment les obstacles auxquels font face les infirmières. Ces facteurs rendent problématiques tant le recrutement que la rétention des infirmières dans le système de santé public.

Les chercheurs en sciences infirmières Dallaire, O'Neill, Lessard et Normand (2003) ont documenté les cinq enjeux majeurs pour la profession infirmière québécoise. Ces défis concernent l'hétérogénéité, le recrutement, les conditions de travail, la qualification et la motivation.

Les défis de la solidarité et du recrutement

C'est la profession infirmière qui compte le plus grand nombre de membres dans le système de santé, avec près de 72 000 infirmières (*voir l'annexe 1, p. 209*) se partageant de multiples spécialités et lieux de travail 24 heures par jour, sept jours par semaine, faisant ainsi en sorte qu'une infirmière se trouve en permanence au chevet du patient. Leur grand nombre leur donne une force certaine, mais leurs rangs sont toutefois le lieu de plusieurs divisions, dont celle qui touche l'ordre professionnel (OIIQ), qui veille aux règles disciplinaires et à la protection du public, et le syndicat (FIIQ), qui défend les intérêts des travailleuses. Il y a également la division suscitée par la double formation et celle existant entre les travailleuses selon les spécialités et les lieux de travail, ou entre les fonctions « dépendantes » de la prescription médicale et les fonctions « indépendantes ». Le défi lié au nombre devient donc celui de la collaboration et de la solidarité. À titre d'exemple, la profession infirmière est la seule au Québec à avoir deux niveaux de formation, universitaire et collégial. Les futures infirmières se présentent au même examen de l'OIIQ pour avoir accès à la même profession et aux mêmes emplois (Dallaire *et al.*, 2003). Pour les bachelières, la reconnaissance se traduit par une échelle salariale distincte. En 2008-2009, 43 % des infirmières inscrites à l'OIIQ détenaient un diplôme universitaire en sciences infirmières, une progression de 110 % en quinze ans (OIIQ, 2008, p. 2). Les membres de la profession infirmière ont montré au cours des dernières années une forte solidarité (lors des grèves) et ont resserré leurs rangs. Dans leur pratique quotidienne et sur leurs lieux de travail, elles font preuve d'entraide afin de réduire les tensions découlant de l'organisation du travail.

Paradoxalement, malgré le nombre élevé d'infirmières dans le système de santé québécois, un deuxième enjeu pour la profession est celui du recrutement. En 1997, les retraites massives qui ont suivi le plan de restrictions budgétaires du gouvernement québécois ont retiré plus de 4 000 infirmières expérimentées du réseau de la santé. En 2003, pour la première fois depuis 1997, le nombre de nouvelles infirmières embauchées dépassait celui des départs, et l'OIIQ prévoit que de 2 500 à 3 000 nouvelles infirmières par an s'ajouteront d'ici 2013. En effet, le nombre d'étudiantes en soins infirmiers a fait un bond important après le creux de 1996-1997. En 2009-2010, plus de 5 000 inscriptions ont été enregistrées dans les programmes de formation infirmière au Québec (la tendance est la même au Canada) : « la profession infirmière semble plus attirante que jamais ! » (OIIQ, 2010, p.1).

Cet attrait peut se comprendre : malgré des conditions de travail peu alléchantes, l'emploi est assuré et les possibilités de carrière sont de plus en plus diversifiées. Ces données positives ne doivent pas masquer le manque criant d'infirmières, nécessaires pour combler les postes vacants et les remplacements, et le fait que les infirmières désertent le système public au profit des agences privées. Les infirmières en emploi dans le réseau public représentent 83 % de l'effectif global, une proportion en baisse depuis 2001 (OIIQ, 2009).

Selon les chercheurs québécois, un des facteurs qui pèse beaucoup sur les conditions de travail, déjà difficiles, des infirmières est la promotion par ancienneté, qui bloque l'accès à des postes pour les jeunes infirmières : «Cette clause octroie des privilèges basés sur un critère objectif, l'ancienneté, dans une préoccupation d'équité [...] et peut avoir pour conséquence de confiner pendant des années les débutantes aux horaires de soir, de nuit et de fin de semaine, avec très peu de soutien d'infirmières plus expérimentées» (Dallaire *et al.*, 2003, p. 302).

La problématique des postes attribués par ancienneté évoque également le défi que représente la qualification du travail infirmier. Les infirmières ressentent cruellement le manque de reconnaissance de leur contribution professionnelle à la santé. Les auteurs expliquent ce phénomène par plusieurs causes. Parmi celles-ci se trouve le conflit entre les valeurs humanistes des soins infirmiers et la fragmentation des interventions découlant du recours croissant aux technologies médicales et du rôle d'exécutante exigé des infirmières dans l'équipe médicale. Dans le contexte des réformes de la santé, ces facteurs démotivent les infirmières québécoises.

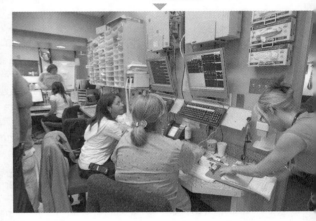

Les infirmières luttent pour la reconnaissance professionnelle et de meilleures conditions de travail.

Pourquoi les infirmières doivent-elles encore se battre ?

Une analyse féministe de la profession infirmière montre que, jusque dans les années 1970, cette profession était définie par des valeurs culturelles associées à la féminité : entraide, douceur, générosité, don de soi, etc. Les soins (*care*) relèvent traditionnellement des mères dans la famille : ils sont assimilés à une tâche domestique, discrète, basée sur la compassion et répondant aux besoins du groupe. Le traitement (*cure*) relève quant à lui traditionnellement des hommes, est perçu comme un acte rationnel et scientifique permettant de dominer la maladie et la mort, et est autonome par rapport à l'institution. Encore aujourd'hui, la métaphore de la famille est visible dans l'organisation de l'hôpital : les infirmières sont subordonnées aux médecins et à l'établissement (D'Amour *et al.*, 2009 ; Dallaire *et al.*, 2003). L'étude de D'Amour sur l'implantation des nouveaux rôles infirmiers, notamment dans les GMF, a confirmé que la position privilégiée des médecins dans le système de santé leur permet d'exercer un contrôle sur le travail des infirmières.

«L'infirmière sera-t-elle une professionnelle de la santé dont l'expertise va s'accroissant ?» demandait la présidente de l'OIIQ, Gyslaine Desrosiers, au début du millénaire (Lemieux, 2000). Malgré les difficultés à redéfinir les espaces d'autorité, de nombreuses expériences confirment l'élargissement du rôle des infirmières et l'utilisation maximale de leurs compétences dans des équipes de travail. À Québec, les gestionnaires des quatre CSSS ont créé un modèle où sont offerts des services de médecins spécialistes et d'omnipraticiens en interdisciplinarité avec les soins infirmiers. Ce partenariat des médecins et infirmières dans les cliniques-réseau (un partenariat public-privé) permet l'actualisation des objectifs du projet de **loi 90**. Le rôle élargi des infirmières constitue le noyau de ce modèle (Berthiaume, 2010). À titre d'exemple, les infirmières ont donné leur congé à environ 20 % à 30 % des patients

Loi 90
Loi modifiant le Code des professions et d'autres dispositions législatives dans le domaine de la santé. Adoptée en 2002, la loi établit un cadre autorisant les infirmières à exercer certaines activités médicales partagées avec les médecins.

Les nouveaux rôles infirmiers et la difficile redéfinition du pouvoir médical

En 2010, quelles sont les relations entre la profession médicale et la profession infirmière ? En 1970, le sociologue américain Eliot Friedson a publié une étude percutante, intitulée *La profession médicale,* dans laquelle il montrait comment la maîtrise de l'aspect technologique de la pratique médicale avait fondé l'autonomie professionnelle des médecins américains et leur avait donné accès à un statut social intouchable (Chapoulie, 1985). La théorie sociologique élaborée par Friedson stipule que l'hégémonie du pouvoir médical se traduit par le contrôle exercé sur les autres professionnels et la division du travail dans le système de santé (Hudon *et al.,* 2009). S'appuyant sur la théorie de Friedson, la chercheuse Danielle D'Amour et son équipe ont examiné l'implantation des nouveaux rôles infirmiers (réglementés par la loi 90) en regard du pouvoir détenu par les médecins. Son équipe de recherche a effectué des entrevues et des observations auprès de médecins et d'infirmières de cinq GMF, de sept établissements accrédités ayant embauché une infirmière praticienne spécialisée (IPS) et de neuf hôpitaux où travaille une infirmière pivot en oncologie (IPO). Les résultats de la recherche montrent que «le pouvoir des médecins s'est manifesté à tous les niveaux du système de santé, parfois même à distance, et s'est répercuté sur

l'organisation locale du travail» (D'Amour, 2009, p. 313). Dépendantes des médecins dans la structure même des GMF, les infirmières n'ont pu exercer leur autonomie professionnelle dans tous les cas. En fait, ce sont les médecins qui favorisent ou freinent l'étendue de la pratique infirmière. À cet égard, celle-ci peut prendre deux formes : soit l'infirmière et le médecin travaillent en collaboration, auquel cas celui-ci a confiance en ses capacités professionnelles et lui confie des tâches, soit le médecin maintient l'infirmière dans un rôle d'assistance technique, témoignant ainsi d'une vision plus traditionnelle de son rôle.

Pour les IPS et les IPO, le même scénario s'est reproduit. Dans certains cas, elles ont été bien soutenues par les médecins, et, dans d'autres milieux, elles l'ont moins été.

Les auteures de la recherche concluent que le déploiement des trois **nouveaux rôles infirmiers** «est largement tributaire du pouvoir des médecins aux différents niveaux décisionnels» (D'Amour, 2009, p. 313). Plus encore, ce sont les structures mêmes du système de santé qui freinent la transformation des pratiques professionnelles en accordant un tel pouvoir d'influence au corps médical. Ce pouvoir va jusqu'à leur permettre de définir les limites du travail des infirmières. La théorie sociologique de Friedson, même s'il faut la tempérer dans un contexte ou l'État intervient pour rationaliser les services de santé, demeure valable pour comprendre pourquoi au Québec les compétences professionnelles des infirmières sont nettement sous-utilisées.

Sources : D'Amour, D., D. Tremblay et M. Proulx. 2009. «Déploiement de nouveaux rôles infirmiers au Québec et pouvoir médical». *Recherches sociographiques,* vol. L, n° 2, 2009, p. 301-320 ; Hudon, R., É. Martin et M. Perreault. 2009. «Le pouvoir médical et le défi de la collaboration interprofessionnelle. Trois cas de figure». *Recherches sociographiques,* vol. L, n° 2, 2009, p. 321-344 ; Chapoulie, M. 1985. «Freidson (Eliot). – *La profession médicale*» [recension]. *Revue française de sociologie,* vol. 26, n° 4, p. 720-722. [En ligne], www.persee.fr/web/revues/home/prescript/article/rfsoc_0035-2969_1985_num_26_4_3997 (Page consultée le 21 septembre 2010)

de ces cliniques, et ont prodigué des soins relativement aux ordonnances collectives et aux protocoles en vigueur. L'infirmière étant en première ligne, «elle doit bien cerner la situation de santé, l'évaluer et porter un jugement clinique. [...] L'application de nombreuses ordonnances collectives fait également partie de sa pratique courante» (Berthiaume, 2010, p. 9).

On pourrait énumérer de nombreux exemples de partenariats fructueux entre médecins et infirmières aux quatre coins du Québec[2]. Pourtant, il faut noter que le Québec

2. La revue de l'OIIQ en recense quelques-uns dans le numéro de l'été 2010. «Quatre exemples où le patient, l'infirmière et le médecin sont gagnants». *Perspective infirmière,* vol. 7, n° 4, juillet-août 2010, p. 25. [En ligne], www.oiiq.org/uploads/periodiques/Perspective/vol7no4/15_exemples.pdf (Page consultée le 21 septembre 2010)

accuse un retard de 40 ans sur les États-Unis et le Canada anglais en ce qui a trait à l'introduction des nouveaux rôles infirmiers. En 2004, l'Ontario comptait 650 infirmières praticiennes. Les premières infirmières praticiennes spécialisées (IPS) n'ont obtenu leur diplôme qu'en 2006 au Québec. En 2009, seulement 30 permis avaient été délivrés (D'Amour *et al.*, 2009, p. 303). Si, comme le pensent de nombreux observateurs et les premières intéressées, « la nature du travail infirmier porte en soi un potentiel et une capacité de transformation du système de santé vers des soins et des services qui répondraient mieux aux besoins de santé de la population » (D'Amour *et al.*, 2009, p. 314), encore faut-il en favoriser le développement et le rayonnement. Cela représente encore un défi pour les infirmières québécoises.

Nouveaux rôles infirmiers
Dans le cadre de la loi 90, responsabilités professionnelles reconnues aux infirmières ; par exemple, infirmière dans les GMF, infirmière praticienne spécialisée (IPS), infirmière pivot en oncologie (IPO) ou infirmière gestionnaire de cas.

En bref

Dans ce chapitre sur l'institution de la santé au Québec, nous avons vu les éléments suivants.

▶ **La santé et l'aide aux démunis reposaient autrefois sur la charité privée**
Du XVIIᵉ au XIXᵉ siècle, les personnes malades et dépendantes (enfants, vieillards, handicapés, pauvres, orphelins) étaient soutenues par les membres de leur famille. En cas d'incapacité de la famille, le village et la paroisse prenaient le relais. Les congrégations religieuses recevaient dans les hôpitaux les plus démunis de la société.

Le principe de la charité relevait du devoir religieux et du devoir social de chacun, dans un système où l'État n'intervenait pas dans les affaires privées.

À leurs débuts, les hôpitaux étaient des lieux d'accueil pour les pauvres et les malades sans ressources familiales. L'hôtel-Dieu se spécialisera dans les soins aux malades. Les médecins, peu nombreux, pratiquaient au domicile de leurs patients, qui faisaient partie de la bourgeoisie et de la noblesse. Ils partageaient l'art de la médecine avec d'autres catégories de donneurs de soins, dont les chirurgiens-barbiers, les sages-femmes et les « ramancheurs ».

Au XIXᵉ siècle, plusieurs œuvres de bienfaisance laïques verront le jour. En plus de soulager la souffrance des démunis, elles chercheront à protéger la société des maladies et des problèmes sociaux de l'époque.

▶ **Les raisons qui ont amené l'État à s'immiscer dans le système de charité privée**
Dès la fin du XIXᵉ siècle, le système privé de soins et d'assistance connaît des problèmes financiers, qui s'accentueront dans les années 1920 et 1930. On assiste alors à la crise de la charité privée. Étant donné l'essoufflement des structures traditionnelles privées, l'État joue un rôle de plus en plus important, marquant une nouvelle approche sociale : la pauvreté et la maladie relèvent de la responsabilité collective. Les municipalités sont tenues d'appliquer des mesures d'hygiène publique visant à contrer les épidémies et à subventionner les soins aux démunis sur leur territoire.

En 1922, le gouvernement vote la *Loi de l'assistance publique,* qui facilite le financement des hôpitaux et introduit une première forme de subvention du gouvernement pour la santé et l'assistance publique. À la suite d'une épidémie de variole, le gouvernement crée le Conseil d'hygiène de la province de Québec, première intervention de l'État dans le domaine de la santé.

L'étatisation du système de santé

La santé de la population du Québec s'améliore grandement après la Seconde Guerre mondiale grâce aux transformations apportées à ses conditions de vie, accompagnées d'une croissance des institutions hospitalières et des ressources médicales. Dans le sillon de la Révolution tranquille et le contexte de la sécularisation de la société, les syndicats et les intellectuels revendiquent la prise en charge par l'État des domaines de la santé, de l'aide sociale et de l'éducation. Cette situation conduira à la première réforme de la santé, découlant du rapport de la Commission Castonguay-Nepveu recommandant la prise en charge par l'État du système d'assistance et de soins de santé.

Les deux principaux programmes qui serviront d'assise au système universel de santé et de services sociaux voient le jour : l'assurance hospitalisation en 1961 et l'assurance maladie en 1970. Plusieurs institutions sont créées, qui façonneront le système de santé québécois, la plus novatrice étant le réseau des CLSC.

Les causes d'une deuxième réforme du système de soins et de services sociaux

Plusieurs raisons expliquent la mise en place d'une deuxième réforme de la santé. Des causes économiques (un contexte de récession économique au début des années 1980 associé à la croissance des dépenses totales de santé), sociales (nouveaux problèmes sociaux, vieillissement de la population) et sanitaires (nouvelles maladies chroniques, technologies médicales, prévention médicale, soins de première ligne) ont concouru à la nécessité d'une transformation du système.

Malgré un consensus au sujet de la nécessité de la deuxième réforme, de nombreuses critiques ont remis en question les méthodes technocratiques des réformateurs et les compressions budgétaires répétées qui ont rendu inopérantes plusieurs transformations, dont le virage ambulatoire. Les ressources financières et humaines n'ont pas été réaffectées dans les nouveaux établissements.

Les principales mesures de la deuxième réforme ont été les services de première ligne, le virage ambulatoire, qui comprend les chirurgies d'un jour et les soins à domicile, le changement de vocation des hôpitaux, l'introduction de l'assurance médicaments ainsi que la création des régies régionales et de certains organismes consultatifs.

Les enjeux relatifs au système de santé au XXIe siècle

Trois enjeux marqueront l'évolution du système de santé : en premier lieu, le contrôle des dépenses publiques de santé, en prenant en considération le vieillissement de la population, l'inflation des ressources médicales, technologiques et diagnostiques, et la présence accrue des maladies chroniques ; ensuite, la détermination des soins que l'État doit fournir dans le contexte des ressources disponibles et des objectifs de santé pour la population ; enfin, la privatisation croissante des services eu égard au maintien d'un système de santé public de qualité élevée. Au Québec, le débat sur la privatisation a connu un regain avec l'arrêt Chaoulli, qui a permis le recours à des assureurs privés pour obtenir des services médicaux privés déjà offerts par le système public.

La profession infirmière

Les infirmières québécoises font face à de nombreux défis dans le cadre des transformations structurelles du système de santé. Les infirmières travaillent actuellement à conquérir leur reconnaissance et leur autonomie professionnelles, acquises grâce au projet de loi 90 dans un contexte où le pouvoir de la profession médicale influence encore la place qu'elles cherchent à occuper. La perception traditionnelle de leur «vocation», faisant des soins (care) une tâche féminine, gratuite et peu valorisée, côtoie celle où on les considère comme des professionnelles compétentes, formées pour accomplir des actes infirmiers de concert avec les médecins.

Exercices de compréhension

1. Avant 1970, le système de soins au Québec était privé. Présentez quatre aspects de ce système ayant prévalu du XVIIᵉ siècle à la Seconde Guerre mondiale.

2. Combien y a-t-il eu de réformes du système de santé ? Identifiez-les et expliquez quels buts elles poursuivaient.

3. Complétez les acronymes suivants :
   CLSC
   CSSS
   MSSS
   ASSS

   En quelle année la *Loi modifiant le Code des professions et d'autres dispositions législatives dans le domaine de la santé* a-t-elle été adoptée ?

4. Trouvez les termes qui vont avec les énoncés suivants :
   a) Je suis responsable de la santé de la population sur mon territoire.
   b) Je suis le processus de prise en charge de la santé par le gouvernement.
   c) Nous satisfaisons les besoins de la population en situation non urgente et non aiguë.
   d) J'assure l'accessibilité des services médicaux à tous les Québécois et Québécoises.

e) J'offre des services continus et intégrés à une population.
f) Je suis une organisation qui repose sur le partenariat médecin-infirmière et offre des services 24 heures par jour, sept jours par semaine.

5. Présentez, parmi les mesures implantées de 1995 à 1999, les deux qui vous semblent les plus importantes, en justifiant votre choix.

6. Les facteurs suivants expliquent la hausse des coûts dans le système de santé : la croissance des coûts _____ et l'augmentation de l'offre de _____ .

7. Le bilan de la réforme du système de santé mise en œuvre de 1995 à 1999 est strictement négatif. Vrai ou Faux ? Justifiez votre réponse.

8. Qu'est-ce qui se produit dans le réseau de la santé à partir de 2005 ?

9. Discutez des défis de la profession infirmière et des obstacles à une plus grande autonomie professionnelle.

10. On ne peut considérer que les usagers abusent du système de santé, parce que _____ .

Médiagraphie

Lectures complémentaires

Contandriopoulos, A.-P., *et al.* 2008. *Le privé dans la santé*. Montréal : Les Presses de l'Université de Montréal, 472 p.

«Le pouvoir médical». Numéro thématique sous la direction de Raymond Hudon. *Recherches sociographiques,* vol. L, nᵒ 2, mai-août 2009, p. 245-443. [En ligne], www.erudit. org/revue/rs/2009/v50/n2/index.html (Page consultée le 21 septembre 2010)

Venne, M. (dir.). 2005. *100 idées citoyennes pour un Québec en santé*. Supplément de l'*Annuaire du Québec*. Montréal : Fides/INM, 95 p. [En ligne], www.inm.qc.ca/pdf/activites/ pj/le_supplement.pdf (Page consultée le 21 septembre 2010)

Conseil de la santé et du bien-être (CSBE). 2005. *Consultation sur les enjeux éthiques collectifs du système de santé et de bien-être. Analyse des résultats*. Rapport. Québec : CSBE, 30 p. [En ligne], www.csbe.gouv.qc.ca/fileadmin/ www/Archives/ConseilSanteBienEtre/Rapports/ 20050825_Consultation_enjeux_ethiques2_.pdf (Page consultée le 21 septembre 2010)

Sites Web

Institut de recherche en santé publique de l'Université de Montréal (IRSPUM) : www.gris.umontreal.ca
Anciennement connu sous le nom de Groupe de recherche interdisciplinaire en santé (GRIS),

l'IRSPUM est un regroupement interdisciplinaire de plus de 200 chercheurs universitaires œuvrant dans le domaine de la santé publique. Leurs intérêts couvrent la santé des populations et ses déterminants, l'organisation et le fonctionnement des systèmes de soins ainsi que les interventions susceptibles de contribuer à la protection et à la promotion de la santé.

Coalition Solidarité Santé : www.cssante.com
Cette coalition formée d'organisations syndicales et communautaires se veut un lieu d'échanges et d'information sur l'avenir du système public de santé et de services sociaux.

Médecins québécois pour le régime public (MQRP) : www.mqrp.qc.ca
Médecins québécois pour le régime public regroupe des médecins de diverses régions du Québec et de plusieurs disciplines (généralistes, spécialistes, médecins de santé publique, universitaires et médecins en formation). Le groupe s'est constitué en 2005 dans la foulée du jugement Chaoulli de la Cour suprême, qui a levé, au Québec, l'interdiction de recourir à l'assurance privée pour les soins et services couverts par le régime public. Le regroupement veut proposer des solutions publiques, concrètes et équitables pour l'accès à tous les soins et services nécessaires.

Documents audiovisuels

Frais médicaux
Deux reportages, l'un sur une coopérative de santé et l'autre sur une clinique privée, posent la question de l'accessibilité des patients à leur médecin de famille et celle de la facturation des services médicaux. Ces reportages abordent l'enjeu de la privatisation des services médicaux et de la survie du système de santé public. La spécialiste Marie-Claude Prémont est interviewée. Émission *La Facture*. Production: Radio-Canada, 2010. Recherche et animation: Pierre Craig. Durée : 20 min. [En ligne], www.radio-canada.ca/audio-video/pop.shtml#urlMedia=/Medianet/2010/CBFT/LaFactureCombo201009211930.asx (Page consultée le 6 octobre 2010)

Combien vous coûte un médecin de famille ?
Complément en ligne au reportage de l'émission *La Facture*. Discussion avec la D^{re} Marie-Claude Goulet, présidente de MQRP, et le Dr Claude Saucier, vice-président de la Fédération des médecins omnipraticiens du Québec (FMOQ), sur les frais médicaux imposés aux patients et l'érosion du système public.
Émission *La Facture*. Production: Radio-Canada, 2010. Recherche et animation: Pierre Craig. Durée : 30 min. [En ligne], www.radio-canada.ca/emissions/la_facture/2010-2011/la_factureEnLigne.asp (Page consultée le 6 octobre 2010)

Un médecin près de chez vous : est-ce possible ?
Le sujet de ce reportage porte sur la pénurie de médecins de famille au Québec et les expériences dans plusieurs régions pour palier cette pénurie : coopérative de santé à Saint-Cyrille-de-Wendover, télémédecine au Témiscamingue, médecins à domicile à Jonquière.
Émission *Kilomètre Zéro*. Production : Télé-Québec, 2008. Animation : Karina Marceau. Durée : 22 min 54 s. [En ligne], http://video.telequebec.tv/video/736/un-medecin-pres-de-chez-vous-est-ce-possible (Page consultée le 21 septembre 2010)

Période : 1962-1989. Bilan de santé de l'assurance maladie (clips télévisuels)
Ce reportage, très bien fait, relate les événements ayant eu lieu de la naissance de l'assurance maladie en Saskatchewan à la crise des années 1980 ayant précédé la réforme Rochon, et montre les batailles politiques qui ont dû être menées et la résistance des médecins découlant de leur crainte d'une socialisation de la médecine. Le dossier des archives de Radio-Canada contient 15 clips portant sur le système de santé québécois et canadien.
Production : Radio-Canada. Archives. Diffusé le 16 février 1993. Durée : 13 min 27 s. Journaliste : Julie Miville-Deschêne. [En ligne], http://archives.radio-canada.ca/sante/sante_publique/dossiers/213/ (Page consultée le 21 septembre 2010)

Annexe 1

Les effectifs des corporations professionnelles du secteur de la santé et des services sociaux, au Québec, en 1992, 2000 et 2010

Corporations	Nombre de membres			Progression 2000-2010[a]
Corporations d'exercice exclusif	**1992**	**2000**	**2010** (au 31 mars)	
• Acupuncteurs	n.d.	592	740	0,25
• Audioprothésistes	145	195	277	0,42
• Chiropraticiens	775	956	1 198	0,25
• Dentistes	3 294	3 838	4 462	0,16
• Denturologistes	909	939	950	0,01
• Infirmières	63 712	66 421	71 371	0,07
• Médecins	16 625	17 627	20 088	0,14
• Opticiens d'ordonnance	959	958	1 428	0,49
• Optométristes	1 089	1 245	1 346	0,08
• Pharmaciens	4 860	5 876	7 667	0,30
• Podiatres	98	114	100	-0,12
• Sages-femmes	n.d.	54	139	1,57
• Techniciens en radiologie	2 816	3 604	4 853	0,34
Total	**95 852**	**102 419**	**114 619**	**0,119**
Corporations de titre réservé				
• Diététistes	1 748	1 856	2 604	0,40
• Ergothérapeutes	1 393	2 488	4 109	0,65
• Hygiénistes dentaires	2 284	3 565	4 968	0,39
• Infirmières auxiliaires	19 565	16 405	22 287	-0,35
• Inhalothérapeutes	1 725	2 534	3 532	0,39
• Orthophonistes, audiologistes	665	1 085	2 092	0,92
• Physiothérapeutes	2 427	3 260	6 542	1,00
• Psychologues	5 217	6 584	8 469	0,28
• Techniciens dentaires	302	356	457	0,28
• Technologistes médicaux	2 342	2 606	4 379	0,68
• Travailleurs sociaux	3 055	4 721	7 946	0,68
Total	**40 723**	**45 460**	**67 385**	**0,48**

[a] Calculs de l'auteure.

Source : Office des professions du Québec (OPQ). 2010. *Nombre de membres selon le sexe par ordre professionnel au 31 mars 2010*. [En ligne], www.opq.gouv.qc.ca/fileadmin/docs/PDF/Membres_selon_le_sexe_2009-2010.pdf (Page consultée le 22 septembre 2010) ; Dussault, G., et C.-A. Dubois. 2003. « Les personnels de la santé : bénéficiaires ou victimes des changements dans le système de soins ». Dans Lemieux, V., *et al.* (dir.). *Le système de santé au Québec. Organisations, acteurs et enjeux.* Québec : PUL, p. 252-253.

Le tableau de la page précédente présente les effectifs des corporations professionnelles du secteur de la santé et des services sociaux au Québec pour les années 1992 à 2010, ainsi que leur croissance relative (par rapport aux effectifs de 2000).

Ces effectifs représentent une bonne partie des fournisseurs potentiels de services. Pour les professions où certaines activités sont réservées aux membres, l'appartenance à la corporation est obligatoire pour toute personne voulant exercer. Par contre, pour les autres professions, la pratique professionnelle n'est pas limitée aux seuls membres de la corporation et certaines activités sont partagées par des catégories de professionnels.

On constatera que le nombre de professionnels œuvrant dans le secteur de la santé et des services sociaux a augmenté considérablement au Québec.

Cela se vérifie par la diminution du ratio population/professionnel. Le ratio est passé de 574 personnes par médecin en 1981 à 472 personnes par médecin en 2008 (MSSS, 2010). D'autres professionnels, les dentistes, les optométristes et les pharmaciens, ont vu ce ratio diminuer de façon encore plus importante. Doit-on qualifier le phénomène de rattrapage ou d'abondance de l'offre de services?

Enfin, les fournisseurs de soins non reconnus, absents de ce tableau, ont également connu une croissance élevée depuis les années 1970, sans qu'on puisse connaître avec exactitude leur nombre (entre 4 000 et 7 000 selon les études). Il s'agit essentiellement des praticiens des médecines dites douces: homéopathie, ostéopathie, massothérapie, médecines naturelles, approches énergétiques (polarité, réflexologie, etc.) et psychothérapies (Rousseau *et al.*, 1991).

Annexe 2

Les définitions et les missions des établissements du réseau de la santé et des services sociaux

En 2008-2009, le réseau était composé de 294 établissements, dont 191 publics et 103 privés. Quatre centres assument l'ensemble des cinq missions pour les régions nordiques.

Agence de la santé et des services sociaux (ASSS, 18 au total)
Les agences de la santé et des services sociaux sont responsables de la planification régionale, de la gestion des ressources ainsi que de l'allocation budgétaire aux établissements.

Réseau local de services (RLS, 95 au total)
Créés en juin 2004, les 95 réseaux locaux de services ont pour objectif de rapprocher les services de la population et de les rendre plus accessibles, mieux coordonnés et continus, et ce, à l'échelle du Québec.

Centre de santé et des services sociaux (CSSS, 95 au total)
Ce nouvel établissement est né de la fusion de centres locaux de services communautaires (CLSC), de centres d'hébergement et de soins de longue durée (CHSLD) et, dans la majorité des cas, d'un centre hospitalier. Le CSSS agit en tant qu'assise du réseau local de services assurant l'accessibilité, la continuité et la qualité des services destinés à la population du territoire local.

Centre d'hébergement et de soins de longue durée (CHSLD, 118 au total)
Les centres d'hébergement et de soins de longue durée ont pour mission d'offrir, de façon permanente ou temporaire, un milieu de vie substitutif, des services d'hébergement, d'assistance, de soutien et de surveillance ainsi que des services de réadaptation et des services psychosociaux, infirmiers, pharmaceutiques et médicaux aux adultes qui, en raison de leur perte d'autonomie fonctionnelle ou psychosociale, ne peuvent plus demeurer dans leur milieu de vie naturel malgré le soutien de leur entourage.

Centre local de services communautaires (CLSC, fusionnés aux 95 CSSS)

Les centres locaux de services communautaires ont pour mission d'offrir, en première ligne, à la population du territoire qu'ils desservent des services de santé et des services sociaux courants, de nature préventive ou curative, de réadaptation ou de réinsertion.

Centre de protection de l'enfance et de la jeunesse (CPEJ, 16 au total) et centre jeunesse (CJ)

Les centres de protection de l'enfance et de la jeunesse ont pour mission d'offrir, dans une région, des services de nature psychosociale, y compris des services d'urgence sociale requis par la situation d'un jeune en vertu de la loi, ainsi qu'en matière de placement d'enfants, de médiation familiale, d'expertise à la Cour supérieure sur la garde d'enfants, d'adoption et de recherche des antécédents biologiques.

Les centres jeunesse regroupent les centres de protection de l'enfance et de la jeunesse (CPEJ), les points de services de CPEJ, les centres de réadaptation pour jeunes en difficulté d'adaptation (CR-JDA) et les centres de réadaptation pour jeunes mères en difficulté d'adaptation (CR-MDA).

Centre de réadaptation (CR, 41 au total)

Les centres de réadaptation ont pour mission d'offrir des services d'adaptation, ainsi que de réadaptation et d'intégration sociale à des personnes qui, en raison de leurs déficiences physiques ou intellectuelles, de leurs difficultés d'ordre comportemental, psychosocial ou familial, ou de leur alcoolisme ou autre toxicomanie, requièrent de tels services, de même que des services d'accompagnement et de soutien à leur entourage.

Centre hospitalier (CH) et Centre hospitalier de soins généraux et spécialisés (CHSGS, 105 au total)

Les centres hospitaliers ont pour mission d'offrir des services diagnostiques et des soins médicaux généraux et spécialisés, dans les secteurs de la santé physique ou de la santé mentale (soins psychiatriques).

Pharmacie communautaire (1 700 au total)

Milieu où pratique le pharmacien : pharmacie de quartier, pharmacie à grande surface, pharmacie de clinique. Le pharmacien a la responsabilité de conseiller le patient sur sa médication et offre des soins de première ligne.

Source : MSSS. 2009. *Rapport annuel de gestion 2008-2009.* Québec : Gouvernement du Québec, p. 21.

Le réseau de la santé compte aussi les ressources suivantes :

- 2 070 cliniques d'omnipraticiens et de spécialistes, dont 193 groupes de médecine familiale (GMF) et 35 cliniques-réseau ;
- 2 120 ressources intermédiaires (appartements supervisés, résidences de groupe, etc.) ;

- 8 260 ressources de type familial (familles d'accueil pour les enfants et résidences d'accueil pour les adultes) ;
- 2 230 résidences privées avec services pour personnes âgées ;
- 3 520 organismes communautaires ;
- 100 entreprises d'économie sociale en aide domestique.

Sources : MSSS. 2009. *Rapport annuel de gestion 2008-2009.* 129 p. [En ligne], http://publications.msss.gouv.qc.ca/acrobat/f/documentation/2009/09-102-01.pdf (Page consultée le 22 septembre 2010) ; MSSS. 2004. *Répertoire des établissements : lexique.* [En ligne], http://wpp01.msss.gouv.qc.ca/appl/M02/M02Lexique.asp (Page consultée le 10 septembre 2010)

Glossaire

A

Accommodement raisonnable
Aménagement (ou assouplissement) d'une norme ou d'une pratique qui, appliquée à la lettre, pénaliserait la personne qui en fait la demande.

Apothicaire
Ancêtre du pharmacien, qui fabriquait des médicaments.

Approche interculturelle
Reconnaissance des cultures en présence dans un contexte multiethnique et pluraliste.

C

Clinique-réseau
Superclinique qui joue un rôle de coordination des services médicaux. En plus d'offrir des services de première ligne, elle donne accès à des consultations rapides en spécialité et à des services diagnostiques en urgence, en laboratoires et en imagerie médicale.

Comportement de santé
Action individuelle ayant un impact positif ou négatif sur la santé.

Contrôle social
Ensemble des moyens mis en œuvre pour assurer la conformité aux normes sociales.

Culpabilisation de la victime
Responsabilisation d'une personne envers sa maladie.

Culture d'appartenance
Culture dans laquelle on vit, culture d'origine.

Culture savante
Ensemble de savoirs sanctionnés par les scientifiques et les penseurs dominants.

D

Décentration
En communication interculturelle, distanciation de sa culture d'origine pour comprendre une situation dans le cadre d'un autre contexte culturel.

Défavorisation
État de désavantage de personnes ou de familles relativement à un ensemble dont ils font partie: quartier, région ou société.

Démédicalisation
Survient quand un problème n'est plus défini en des termes médicaux.

Déviance
Comportement s'écartant de la norme.

Diagnostic différentiel
Désignation d'une maladie à l'aide de ses symptômes en procédant par l'élimination des maladies les plus graves.

E

Efficacité
Ce qui produit l'effet attendu. Relation entre la quantité des services et les résultats de santé.

Efficience
Rapport entre ce qui est réalisé et les moyens mis en œuvre. Relation entre les dépenses et les résultats de santé.

Endémique
Présence quasi constante d'une maladie à un endroit donné.

Épicurien du quotidien
Qui recherche et apprécie les jouissances de la vie, au jour le jour.

Épidémie
Apparition d'un nombre anormalement élevé de cas d'une maladie selon le lieu et le temps.

Espérance de santé
Espérance de vie selon l'état de santé.

Espérance de vie
Nombre moyen d'années de vie qui tient compte de la mortalité.

Étatisation
Prise en charge par l'État.

Étiologie sociale
Étude des causes sociales des maladies.

Étiologie spécifique
Étude d'une cause spécifique d'une maladie.

Exogène
Qui provient du dehors, de l'extérieur.

F

Fumeurs (ou fumeurs actuels)
Inclut les fumeurs quotidiens et les fumeurs occasionnels.

G

Genre
Identité féminine ou masculine en tant que modèle construit par la société.

Gradient social de santé
Variation progressive de l'état de santé en fonction du statut socioéconomique (SSE).

Groupes de médecine familiale (GMF)
Composés de médecins en clinique privée ou en CLSC et d'infirmières praticiennes, ces groupes assurent des services intégrés, 24 heures par jour et sept jours par semaine, à une population déterminée.

I

Idiosyncrasie
Disposition d'une personne à réagir de façon particulière.

Incapacité
Limitation de l'habileté à exercer les activités normales de la vie quotidienne.

Incidence
Nouveaux cas d'une maladie apparus dans une période donnée.

Indicateur
Élément directement observable dans la réalité.

Indicateur de santé
Variable mesurant l'état de santé d'un individu ou d'une population, qui peut être quantitative ou qualitative.

Interculturalisme
Au Québec, valorisation de la diversité culturelle et intégration à la culture d'accueil majoritaire francophone.

K

Koch
Robert Koch (1843-1910), médecin allemand, découvrit le bacille de la tuberculose en 1882 et celui du choléra en 1883, et mit au point la tuberculine.

L

Loi 90
Loi modifiant le Code des professions et d'autres dispositions législatives dans le

domaine de la santé. Adoptée en 2002, la loi établit un cadre autorisant les infirmières à exercer certaines activités médicales partagées avec les médecins.

M

Macrosociologique
Qui concerne l'étude sociologique sur le plan des structures sociales.

Maladie dominante
Maladie la plus fréquente à un moment donné.

Maladie infectieuse
Contamination par contact avec des agents pathogènes.

Médecin hygiéniste
Spécialiste des moyens individuels et collectifs visant à préserver la santé.

Médicalisation
Processus par lequel des phénomènes sociaux sont définis et pris en charge par la médecine.

Ménage
Ensemble des personnes qui habitent un même logement.

Mesure du panier de consommation (MPC)
Rapport entre le revenu familial réel et la capacité d'acheter un panier de biens et de services minimal.

Métaphore
Signification donnée à un mot par comparaison implicite.

Milieu populaire
Classe sociale composée de la classe moyenne inférieure, d'ouvriers, de petits employés et de personnes sans revenu.

Modèle de maladie
Ensemble de symptômes socialement construits exprimant la détresse ou la souffrance.

Morbidité
Caractère de ce qui est malade ; rapport entre le nombre de malades et la population.

Mortalité infantile
Nombre de décès d'enfants âgés de moins de un an.

Mouvement hygiéniste
Mouvement lancé par le Conseil d'hygiène de la province de Québec en vue de combattre les maladies infectieuses et la mortalité infantile.

Multiculturalisme
Modèle politique favorisant la coexistence de différentes cultures ayant un statut égal.

N

Norme
Ce qui doit être (règle, idéal ou modèle).

Nouveaux rôles infirmiers
Dans le cadre de la loi 90, responsabilités professionnelles reconnues aux infirmières en leur attribuant de nouveaux rôles ; par exemple, infirmière dans les GMF, infirmière praticienne spécialisée (IPS), infirmière pivot en oncologie (IPO) ou infirmière gestionnaire de cas.

O

Ostentatoire
Qui met en valeur de manière exagérée.

P

Pandémie
Épidémie à l'échelle mondiale.

Paradigme
Modèle de pensée dans une discipline scientifique.

Parasitose
Maladie due à un parasite qui s'est logé dans l'organisme humain.

Pasteur
Louis Pasteur (1822–1895), chimiste et biologiste français, révéla la nature microbienne des maladies infectieuses, conçut le vaccin contre la rage en 1885, et mit au point une méthode de conservation, la pasteurisation.

Pathogène
Qui provoque une maladie.

Pauvreté absolue
Situation où l'on ne dispose pas du minimum vital requis pour le logement, la nourriture, l'habillement.

Pauvreté relative
Pauvreté mesurée en fonction de la richesse collective.

Pharmacopée
Ensemble de remèdes.

Positivisme
Étude objective des phénomènes par l'observation et l'expérimentation.

Postulat
Principe admis comme point de départ.

Précarité
Ce qui est incertain, n'offre pas de stabilité et de durée.

Prévalence
Nombre de personnes touchées par une maladie à un moment donné.

Prévalence du tabagisme (usage du tabac)
Avoir fumé au moins une fois au cours des 30 jours précédant l'enquête.

Pronostic
Jugement porté sur l'évolution d'une maladie ou l'aboutissement d'un phénomène.

Psychosomatique
Se dit d'une maladie organique liée à des facteurs émotionnels.

Q

Quintile
Portion qui représente 20 % d'une population. Le quintile 1 représente les 20 % de la population les plus riches ou favorisés, et le quintile 5, les 20 % les plus démunis.

R

Rapports sociaux
Relations entre les individus et entre les individus et les groupes.

S

Santé objective
Santé décrite par les statistiques sur la mortalité et la morbidité.

Santé populationnelle
Actions sur les facteurs qui influencent la santé au profit de toute une population plutôt que de personnes prises isolément ou uniquement des utilisateurs de services de santé.

Santé subjective
Appréciation par les personnes de leur état de santé.

Santéisation
Morale de vie mettant l'accent sur les comportements positifs pour la santé.

Savoir populaire
Ensemble de significations et d'explications de la maladie ancrées dans les croyances culturelles.

Sécularisation
Séparation du religieux et du social.

Services de première ligne
Services de base qui répondent aux besoins de la population dans les cas non urgents et non aigus.

Services médicaux par habitant
Nombre de services fournis pour chaque personne dans une année au Québec.

Seuil de faible revenu (SFR)
Niveau de revenu en deçà duquel les familles allouent une proportion plus élevée de leur revenu à la nourriture, au logement et à l'habillement.

Somatisation
Traduction en symptômes physiques d'un conflit psychique.

Statut socioéconomique (SSE)
Indice formé du revenu, de l'emploi et de la scolarité.

Stigmatisation
Processus par lequel des individus ou des groupes se voient imposer une définition dépréciative d'eux-mêmes.

Surmédicalisation
Médicalisation excessive.

Système de santé
Organisation institutionnelle des soins et des services de santé.

U

Utopie
Projet qui ne tient pas compte de la réalité.

V

Vecteur
Véhicule par lequel se propage la maladie.

Vieillissement de la population
Proportion de gens âgés de 65 ans et plus dépassant 8 % de la population.

Virage ambulatoire
Organisation dans laquelle le patient se déplace pour recevoir des soins et où la durée d'hospitalisation est réduite.

Bibliographie

Absil, G., et Vandoorne, C. 2004. *L'approche par milieu de vie.* Document PPT. Université de Liège, janvier-février 2004. [En ligne], http://apes.be/documentation.htm (Page consultée le 4 novembre 2010)

Adam, P., et C. Herzlich. 1994. *Sociologie de la maladie et de la médecine,* n° 128. Paris : Nathan, 127 p.

Agence de développement de réseaux locaux de services de santé et de services sociaux de Montréal (ADRLSSSSM). 2004. *L'approche populationnelle : une nouvelle façon de voir et d'agir en santé,* 7 p. [En ligne], www.santemontreal.qc.ca/pdf/PDF_CSSS/approche.pdf

Agence de la santé et des services sociaux de Montréal (ASSSM). 2007. *Pour une approche globale de la sécurité routière.* Mémoire préparé par la Direction de santé publique de Montréal, 5 décembre 2007, 33 p. [En ligne], www.santepub mtl.qc.ca/Publication/pdfenvironnement/memoiresecroutiere.pdf

Agence de la santé publique du Canada (ASPC). 2009. *Obésité au Canada : aperçu.* Ottawa, Gouvernement du Canada, 6 p. [En ligne], www.phac-aspc.gc.ca/publicat/2009/oc/pdf/oc-fra.pdf (Page consultée le 28 octobre 2010)

Aïach, P. 2004. « Processus cumulatif d'inégalités : effet d'amplification et disposition à l'appropriation sociale ». *Santé, Société et Solidarité.* Revue de l'Observatoire franco-québécois de la santé et de la solidarité, vol. 2, p. 39–47.

Ampleman, G., et R. Duhaime. 1986. *Formation à l'intervention en périnatalité en milieux populaires.* Maîtrise. Université Laval, École de Service social.

Anctil, H. 1992. « La réforme des services de santé et des services sociaux ». *Revue Notre-Dame,* n° 3, mars 1992, p. 1–13.

Anctil, H., et M.-A. Bluteau. 1986. « La santé et l'assistance publique au Québec 1886-1986 ». Édition spéciale de *Santé Société.* Québec : MSSS, 127 p.

Anctil, H., et A. Juhel. 2004. « Le système de santé québécois : un édifice imposant en constante rénovation ». Dans M. Venne (dir.). *L'Annuaire du Québec 2005.* Montréal : Fides, p. 321–327.

Anctil, H., et C. Martin. 1988. « La promotion de la santé : une perspective, une pratique ». *Santé et société.* Québec : Ministère de la Santé et des Services sociaux, 32 p.

Angers, M. 2005. *Initiation pratique à la méthodologie des sciences humaines,* 4e éd. Montréal : Éditions CEC, 198 p.

Association américaine de psychiatrie. 2003. DSM-IV-TR. *Manuel diagnostique et statistique des troubles mentaux,* 4e éd. Traduction française de P. J. D. Guelfi *et al.* Paris : Masson, 1120 p.

Association canadienne pour la santé mentale (ACSM). 2010. *Information rapide : la santé mentale/la maladie mentale.* [En ligne], www.cmha.ca/bins/content_page.asp?cid=6-20-23-43&lang=2

Association canadienne pour la santé mentale de Chaudière-Appalaches (ACSM-Chaudière-Appalaches). 2010. Définition de la santé mentale. [En ligne], www.acsm-ca.qc.ca/definition-sm (Page consultée le 18 septembre 2010)

Association québécoise d'établissements de santé et de services sociaux (AQESSS). 2010. *Sondage auprès des Québécois âgés de 50 à 64 ans sur le vieillissement.* Mai 2010, 54 p. [En ligne], www.aqesss.qc.ca/docs/pdf/Grands_dossiers/personnes_agees/CROP_AQESSS_PALV.pdf

Baillargeon, J.-P. 1990. « Système de santé ». Dans S. Langlois (dir.). 1990. *La société québécoise en tendances 1960-1990.* Québec : IQRC, p. 307–312.

Banque de données en santé publique (BDSP). 2003. *Glossaire européen en santé publique.* [En ligne], http://bdsp.ehesp.fr/Glossaire/Default.asp (Page consultée le 29 avril 2010)

Barrette, C., É. Gaudet et D. Lemay. 1996. *Guide de communication interculturelle,* 2e éd. Montréal : Erpi.

Battaglini, A. 2007. *L'intervention de première ligne à Montréal auprès des personnes immigrantes : estimé des ressources nécessaires pour une intervention adéquate.* Agence de la santé et des services sociaux de Montréal, Direction de santé publique, 8 p. [En ligne], www.santepub-mtl.qc.ca/Publication/pdfmigration/ressources.pdf

Beaudelot, C., et R. Establet. 2006. *Suicide. L'envers de notre monde.* Paris : Seuil.

Becker, H. 1985. *Outsiders. Études de sociologie de la déviance.* Paris : Métailié, 247 p.

Bedos, C., et C. Mongrain. 2009. « À l'écoute des uns et des autres ». *Développement Social,* vol. 10, n° 2, novembre 2009, p.41. [En ligne], www.inspq.qc.ca/DeveloppementSocial/rds/rds102.pdf#page=1

Bégin, P., et L. Dunnigan. 2004. *La Politique de la santé et du bien-être : une évaluation de sa mise en œuvre et de ses retombées sur l'action du système sociosanitaire québécois de 1992 à 2002.* Québec : MSSS, 273 p. [En ligne], www.msss.gouv.qc.ca

Béland, F. 2001. « La Commission Clair et les services aux personnes âgées : des doutes sur la "Caisse Vieillesse" ». *Le Devoir,* mardi 30 janvier et jeudi 1er février 2001, 7 p. [En ligne], www.ledevoir.com

Bernier, S., et D. Brochu. 2001. « Usage du tabac ». Dans *Enquête sociale et de santé 1998,* 2e éd. Collection « La santé et le bien-être ». Québec : ISQ, Direction Santé Québec, p. 99–115.

Bertrand, L. 2009. « Le marché Frontenac, pour l'accès à des aliments frais et pour la revitalisation d'un quartier ». *Développement social,* vol. 10, n° 2, novembre 2009, p. 28. [En ligne], www.inspq.qc.ca/DeveloppementSocial/rds/rds102.pdf#page=1

Bibeau, G. 2002. « L'intersectorialité, une utopie mobilisatrice ? ». Dans *L'action intersectorielle en santé mentale.* Québec : Comité pour la santé mentale du Québec, p. 279–297.

Bibeau, G., A. M. Chan-Yip, M. Lock, C. Rousseau et C. Sterlin. 1992. *La santé mentale et ses visages. Un Québec plurieth-nique au quotidien.* Boucherville : Gaëtan Morin Éditeur et Comité de la santé mentale du Québec, 289 p.

Bigras, T. 1995. « Les situations de travail en milieu hospitalier plu-riethnique ». Dans *L'interculturalisation du programme de soins infirmiers.* Actes du colloque. Sainte-Adèle, 10 et 11 novembre 1995, p. 9–11.

Bisaillon, A., *et al.* 2010. « L'approche populationnelle au quoti-dien ». *Perspective infirmière,* janvier-février 2010, p. 58–62. [En ligne], www.oiiq.org

Bordeleau, M., et I. Traoré. 2007. « Santé générale, santé mentale et stress au Québec ». *Zoom Santé,* Institut de la statistique du Québec (ISQ), juin 2007, 4 p. [En ligne], www.stat.gouv.qc.ca/publications/sante/pdf2007/zoom_sante_juin07_stress.pdf

Bouchard, L. 2008. « Capital social, solidarité réticulaire et santé ». Dans M. De Koninck *et al.* (dir.). *Les inégalités sociales de santé au Québec,* p. 187–208. Montréal : PUM, 404 p.

Brodeur, J.-P., *et al.* 2001. *Étude 1998-1999 sur la santé buccodentaire des élèves québécois de 5-6 ans et de 7-8 ans.* Collection « Analyses et surveillance », n° 18. Québec : MSSS, 151 p.

Brunelle, Y. 1994. « La qualité et le rationnement dans les systèmes de soins ». Texte d'accompagnement de la présentation aux Rencontres de l'Association latine pour l'analyse des systèmes de santé. Lausanne, novembre 1994, 23 p.

Brunelle, Y. 1993. *La qualité des soins et services : un cadre conceptuel.* Collection « Études et analyses ». Québec : Ministère de la Santé et des Services sociaux, Direction de l'Évaluation, 124 p.

Brym, R. J., et J. Lie. 2010. *Individu et société.* Adapté par Canuel, Gaulin, Grosbois et Veillette. Montréal : Modulo, 306 p.

Camirand, H., et V. Dumitru. 2008. « L'activité physique chez les adultes québécois en 2005 ». *Zoom Santé,* Institut de la statistique du Québec (ISQ), mai 2008, 4 p. [En ligne], www.stat.gouv.qc.ca/publications/sante/pdf2008/zoom_sante_mai08.pdf

Camirand, H., et V. Nanhou. 2008. « La détresse psychologique chez les Québécois en 2005 ». *Zoom Santé,* Institut de la statistique du Québec (ISQ), septembre 2008, 4 p. [En ligne], www.stat.gouv.qc.ca/publications/sante/pdf2008/zoom_sante_sept08.pdf

Camirand, J. *et al.* 2009. « La perception de la santé dans la popu-lation de 55 ans et plus et les caractéristiques de santé modu-lant cette perception en France et au Québec ». *Zoom Santé,* juin 2009, n° 18, 12 p.

Campeau, R., M. Sirois et É. Rheault. 2009. *Individu et société. Initiation à la sociologie.* Montréal : Gaëtan Morin, 391 p.

Carrière, G. 2003. « Caractéristiques des enfants et des parents liées à l'obésité juvénile ». Dans *Rapports sur la santé.* Ottawa : Statistique Canada, 14 (suppl.), p. 33–44.

Castel, F. 2006. « L'élargissement de l'éventail religieux au Québec (1961-2001) - Grandes tendances et poids des femmes ». Dans *Diversité de foi, égalité de droits.* Actes du Colloque, Conseil du Statut de la femme (CSF), 23 et 24 mars 2006, p. 45–58. [En ligne], www.csf.gouv.qc.ca/modules/fichierspublications/fichier-38-93.pdf

Castel, F. 2004. « Des luthériens vieillissants aux jeunes musul-mans ». Dans M. Venne (dir.). *Annuaire du Québec 2005.* Montréal : Fides/INM, p. 214–225.

Cauchy, C. 2004. « La dépression frappe les femmes de plus en plus jeunes ». *Le Devoir,* mardi 16 novembre 2004, cahier A, p. 4.

Cellard, A. 1991. *Histoire de la folie au Québec de 1600 à 1850.* Montréal : Boréal, 282 p.

Centre d'étude sur la pauvreté et l'exclusion (CEPE). 2009. *Prendre la mesure de la pauvreté. Avis au ministre.* 75 p. [En ligne], www.cepe.gouv.qc.ca/publications/pdf/Avis_CEPE.pdf

Champagne, S. 2010. « Les boomers, jeunes de cœur et d'esprit ». *La Presse,* vendredi 7 mai 2010, p. A9.

Chanlat, J.-F. 1985. « Types de sociétés, types de morbidités : la sociogenèse des maladies ». Dans J. Dufresne, F. Dumont et Y. Martin (dir.). *Traité d'anthropologie médicale.* Québec/Lyon : IQRC, PUQ et PUL, 1245 p.

Charbonneau, L., et J. Houle. 1999. « Suicide, hommes et sociali-sation ». *Frontières,* vol. 12, n° 1, automne 1999, p. 62–68.

Charte d'Ottawa pour la promotion de la santé. 1986. Ottawa : Organisation mondiale de la santé, Santé et Bien-être social Canada et Association canadienne de santé publique. Conférence internationale pour la promotion de la santé, du 17 au 21 novembre 1986, 4 p.

Chevalier, S., *et al.* 1995. *Indicateurs sociosanitaires. Définitions et interprétations.* Ottawa : Institut canadien d'information sur la santé (ICIS), 230 p.

Choinière, R. 2005. « Taux bruts et taux ajustés de mortalité par cancer du poumon, Canada et provinces, 2000-2002 ». Données non publiées calculées par l'auteur. Mai 2005.

Choinière, R., 2004. « L'état de santé des Québécois : des signes encourageants ». Dans M. Venne (dir.) *L'Annuaire du Québec 2005.* Montréal : Fides, p. 309–315.

Clarkson, M., et L. Pica. 1995. *Un modèle systémique pour l'analyse de la santé et du bien-être.* Montréal : Santé Québec, ISQ, 18 p.

Cohen, D. 2001. « La médicalisation ». Dans H. Dorvil *et al.* (dir.). *Problèmes sociaux,* tome 1. Québec : PUQ, p. 217–231.

Cohen-Émérique, M. 1993. « L'approche interculturelle dans le proces-sus d'aide ». *Santé mentale au Québec,* vol. XVIII, n° 1, p. 69–91.

Colin, C. 1990. « Pauvreté et santé : des liens étroits ». Dans *Les inégalités socioéconomiques et la santé. Comment agir ?* Actes du forum. Québec : MSSS et ASPQ, 150 p.

Colin, C., *et al.* 1992. *Extrême pauvreté, maternité et santé.* Montréal : Éditions coopératives Albert Saint-Martin, 259 p.

Comité d'experts sur l'organisation des soins en santé mentale. 2004. *Troubles suicidaires.* Québec : Ministère de la Santé et des Services sociaux. [En ligne], www.msss.gouv.qc.ca

Comité de travail en matière de prévention et d'aide aux hommes. 2004. *Les hommes : s'ouvrir à leurs réalités et répondre à leurs besoins.* Québec : Ministère de la Santé et des Services sociaux. [En ligne], www.msss.gouv.qc.ca

Comité ministériel sur la réduction des inégalités de santé et de bien-être liées à la pauvreté. 1999. Document de consultation : *Pour réduire les inégalités de santé et de bien-être liées à la pauvreté,* octobre 1999, 19 p. Québec : Gouvernement du Québec. [En ligne], www.msss.gouv.qc.ca

Comité permanent de lutte à la toxicomanie (CPLT). 2003. *La consommation de psychotropes : portrait et tendances au Québec.* Québec : CPLT, 48 p. [En ligne], www.cplt.com/publications/portraittendances.pdf

Commission d'étude sur les services de santé et les services sociaux (commission Clair). 2000. *Les solutions émergentes. Rapport et recommandations.* Québec : MSSS, 410 p. [En ligne], www.msss.gouv.qc.ca

Commission des droits de la personne et des droits de la jeunesse (CDPDJ). 2006. *La place de la religion dans l'espace public.* 12 p. [En ligne], www.cdpdj.qc.ca/fr/placedelareligion/docs/religion-Quebec-statistiques.pdf

Conférence internationale sur l'éducation des adultes (CONFINTEA). 1997. *Apprendre à l'âge adulte et les enjeux du xxie siècle,* Hambourg 1997. Unesco, 437 p. [En ligne], www.unesdoc.unesco.org

Conrad, P. 1995. « Médicalisation et contrôle social ». Dans L. Bouchard et D. Cohen (dir.). *Médicalisation et contrôle social.* Montréal : Acfas, « Les cahiers scientifiques », n° 84, 1995, p. 9–31.

Conseil de la santé et du bien-être (CSBE). 2002. *Avis. Le financement privé des services médicaux et hospitaliers.* Québec : MSSS, 28 p. [En ligne], www.csbe.gouv.qc.ca

Conseil de la santé et du bien-être (CSBE). 2000. *Finir ce qu'on entreprend... Préparer l'avenir.* Mémoire présenté à la Commission d'étude sur la santé et les services sociaux. Québec, octobre 2000, 30 p. [En ligne], www.csbe.gouv.qc.ca

Conseil de la santé et du bien-être (CSBE). 1995. *Un juste prix pour les services de santé. Avis au ministre de la santé et des services sociaux,* 52 p. Québec : Gouvernement du Québec. [En ligne], www.csbe.gouv.qc.ca/fileadmin/www/Archives/ConseilSanteBienEtre/Avis/19950601_avis_cfr.pdf

Conseil régional de l'environnement de Montréal (CRE-Montréal). 2007. *Mesures d'apaisement de circulation dans les quartiers centraux de Montréal,* 16 p. [En ligne], www.aqtr.qc.ca/documents/Congres2007/Conferences2007/42Congres/pdfs/Tremblay_Stefanie.pdf (Page consultée le 26 juillet 2010)

Contandriopoulos, P.-A., et J.-L. Denis. 2001. « Modalités de financement et intégration des services de santé ». Dans *Après le débat sur l'avenir du système... Que faisons-nous ?* Colloque, mars 2001. Québec : CSBE, p. 10–11. [En ligne], www.msssss.gouv.qc.ca/csbe

Corin, E. 1985. « La santé : nouvelles conceptions, nouvelles images ». Dans J. Dufresne, F. Dumont et Y. Martin (dir.). *Traité d'anthropologie médicale.* Québec/Lyon : IQRC, PUQ et PUL, p. 45–69.

Cousineau, M.-È. 2009. « Les infirmières de demain ». *L'Actualité,* 27 mars 2009, p. 3. [En ligne], www.lactualite.com/20090327_151024_7740?page=0,1

Dallaire, C., M. O'Neill, C. Lessard et S. Normand. 2003. « La profession infirmière au Québec : des défis majeurs qui persistent ». Dans V. Lemieux (dir.). *Le système de santé au Québec.* Québec : Les Presses de l'Université Laval, p. 297–335.

David, H. 1995 « L'insoutenable lourdeur de l'autonomie pour les personnes âgées ». Dans L. Bouchard et D. Cohen (dir.). *Médicalisation et contrôle social.* Montréal : Acfas, « Les cahiers scientifiques », n° 84, 1995, p. 43–66.

Declerck, P. 2001. *Les naufragés. Avec les clochards de Paris.* Collection « Pocket ». Paris : Plon, 458 p.

Déjarlais, R., *et al.* 1995. *World Mental Health : Problems, Priorities, and Responses in Low-income Countries.* Oxford : University Press.

De Koninck, M. 2008. « Un regard multidisciplinaire sur la construction des inégalités sociales de santé », p. 57–84. Dans M. De Koninck *et al.* (dir.). *Les inégalités sociales de santé au Québec.* Montréal : PUM, 404 p.

De Koninck, M. 1988. *Femmes, enfantement et changement social : le cas de la césarienne.* Thèse de doctorat en sociologie. Québec : Université Laval, 1988.

De Koninck, M., et D. Fassin. 2004. « Les inégalités sociales de santé, encore et toujours ». *Santé, Société et Solidarité.* Revue de l'Observatoire franco-québécois de la santé et de la solidarité, vol. 2, p. 5–12.

Denis, C., *et al.* 2007. *Individu et société,* 4e éd. Montréal : Chenelière-McGraw-Hill, 339 p.

Desmarais, D., *et al.* 2000. *Détresse psychologique et insertion sociale des jeunes adultes.* Sainte-Foy : Comité de la santé mentale du Québec, 192 p.

Desplanques, G. 1990. « L'inégalité sociale devant la mort ». Dans *Mortalité et causes de décès en France.* Collection « Grandes enquêtes en santé publique et épidémiologie ». Paris : INSERM.

Desrosiers, É. 2007. « Le grand fossé ». *Le Devoir,* vol. 98, n° 239, lundi 22 octobre 2007, p. B3.

Desrosiers, É. 2005. « Un monde en mouvement ». *Le Devoir,* les samedi 16 et dimanche 17 avril 2005, cahier C, p. 1 et 5.

Direction de santé publique de la Capitale-Nationale (DSPQ). 2008. *Portrait de santé de la région de la Capitale-Nationale.* Rapport du directeur de santé publique. Présentation powerpoint. Québec : DSPQ et Agence de la santé et des services sociaux de la Capitale-Nationale. [En ligne], www.dspq.qc.ca/documents/PP_Presse_orange_aveccarte_sanscommentaire_001.pdf

Direction de la santé publique de Montréal (DSPM). 2008. *Regard sur la défavorisation à Montréal.* Montréal : DSPM et Agence de la santé et des services sociaux (ASSS), 28 p. [En ligne], www.santepub-mtl.qc.ca/Portrait/montreal/analyse/defavorisation.html

Direction de santé publique de Montréal (DSPM). 2008. *Suivi du tabagisme à Montréal, 2007.* Montréal, Agence de la santé et des services sociaux (ASSS). [En ligne], www.santepub-mtl.qc.ca/Portrait/montreal/sondage/pdf/tabac.pdf

Direction de la santé publique de Montréal (DSPM). 2007. *Panorama Santé Montréal. Tour d'horizon.* Montréal : DSPM et Agence de la santé et des services sociaux de Montréal. [En ligne], www.santepub-mtl.qc.ca/Portrait/montreal/defavorisation/tourhorizon.html

Direction de santé publique de Montréal (DSPM). 2000. « Culture, santé et ethnicité ». *Rapport Synthèse,* vol. 4, n° 3, mai 2000, 4 p. RRSSS de Montréal-Centre. [En ligne], www.santepub-mtl.qc.ca/Publication/synthese/rapv4n3.pdf

Direction de santé publique de Montréal-Centre (DSP). 2003. *La prévention en actions. Plan d'action montréalais en santé publique 2003-2006.* Montréal : Régie régionale de la santé et des services sociaux, 82 p. [En ligne], www.santepubmtl.qc.ca/Publication

Direction de santé publique de Montréal-Centre (DSP). 2002. *La santé urbaine : une condition nécessaire à l'essor de Montréal*. Montréal : Régie régionale de la santé et des services sociaux de Montréal-Centre, 92 p. [En ligne], www.santepub-mtl.qc.ca/Publication

Dorais, M. 2000. *Mort ou fif. La face cachée du suicide chez les garçons*. Montréal : VLB éditeur, 110 p.

Dorvil, H. 1985. « Types de sociétés et de représentations du normal et du pathologique : la maladie physique, la maladie mentale ». Dans J. Dufresne, F. Dumont et Y. Martin (dir.). *Traité d'anthropologie médicale*. Québec/Lyon : IQRC, PUQ et PUL, p. 305–332.

Dorvil, H., *et al.* 1997. *Défis de la reconfiguration des services de santé mentale*. Rapport du Comité de santé mentale du Québec, 106 p. [En ligne], www.msss.gouv.qc.ca

Dorvil, H., et R. Mayer (dir.). 2001a. *Problèmes sociaux,* tome I. *Théories et méthodologies*. Sainte-Foy : PUQ, 592 p.

Dorvil, H., et R. Mayer (dir.). 2001b. *Problèmes sociaux,* tome II. *Études de cas et interventions sociales*. Sainte-Foy : PUQ, 679 p.

Dorvil, H., M. Renaud et L. Bouchard. 1999. « L'exclusion des personnes handicapées ». Dans F. Dumont, S. Langlois et Y. Martin (dir.). *Traité des problèmes sociaux*. Québec : IQRC, p. 711–738.

Doucet, C. 2009. « Santéisation et souffrance : un enjeu social contemporain ». Dans H. Sanni Yaya (dir.). *Pouvoir médical et santé totalitaire*. Québec : PUL, p. 359–373.

Dubos, R. 1981. « L'homme face à son milieu ». Dans L. G. Bozzini, M. Renaud *et al.* (dir.). *Médecine et société. Les années 80*. Montréal : Éditions coopératives Albert Saint-Martin, p. 53–79.

Duchesne, L. 2005. *La situation démographique au Québec, bilan 2004*. Québec : Institut de la Statistique du Québec (ISQ), 356 p. [En ligne], www.stat.gouv.qc.ca

Duchesne, L. 2000. *La situation démographique au Québec, bilan 2000*. Québec : ISQ, 293 p.

Dufresne, J., F. Dumont et Y. Martin (dir.). 1985. *Traité d'anthropologie médicale*. Québec/Lyon : IQRC, PUQ et PUL, 1245 p.

Dunnigan, L., et N. Gravel. 1992. *La santé des femmes démunies : mieux comprendre pour mieux intervenir*. Québec : MSSS, 76 p.

Dupuy-Godin, M., J. Lévy, P. Verrier, J.-F. Saucier et O. Kowalski. 1996. « Immigration, grossesse et système médical ». Dans J. Alary et L. S. Éthier (dir.). *Comprendre la famille*. Actes du 3e symposium québécois de recherche sur la famille. Sainte-Foy : PUQ, p. 435–446.

Durand, D. 1996. « La santé, usages et enjeux d'une définition ». *Prévenir*, no 30, 1er semestre 1996, p. 3–6.

Durand, G. 1999. *Introduction générale à la bioéthique. Histoire, concepts et outils*. Montréal : Fides et Cerf, 565 p.

Dussault, G., et C.-A. Dubois. 2003. « Les personnels de la santé : bénéficiaires ou victimes des changements dans le système de soins ». Dans V. Lemieux (dir.). *Le système de santé au Québec*. Québec : Les Presses de l'Université Laval, p. 229–259.

Éco-Santé Québec. 2009. [En ligne], www.ecosante.fr/index2.php?base=QUEB&langh=FRA&langs=FRA&sessionid

Ehrenberg, A. 2000. *La fatigue d'être soi : dépression et société*. Collection « Poche ». Paris : Odile Jacob, 318 p.

Émond, V., et L. Rochette. 2005. *La surveillance du diabète au Québec. Prévalence et mortalité en 2001-2002*. Québec : Institut national de santé du Québec (INSPQ), 16 p. [En ligne], www.inspq.gouv.qc.ca

Enyouma, M., *et al.* 2007. *Sciences Humaines. Nouveaux Cahiers de l'infirmière*. Cahier no 6, 3e éd. Elsevier Masson, 230 p.

Evans, R. G., M. L. Barer et T. R. Marmor (dir.). 1996. *Être ou ne pas être en bonne santé : biologie et déterminants sociaux de la maladie*. Montréal : Les Presses de l'Université de Montréal, 359 p.

Fellegi, I. P. 1997. « La relativité et l'absolu. Les seuils de faible revenu utilisés depuis 25 ans ne sont pas des mesures de la pauvreté ». *Le Devoir*, octobre 1997, cahier A, p. 9.

Fellows, C. M., *et al.* 1996. *Economic Issues : A Canadian Perspective*. Toronto : Irwin/McGraw-Hill, « Health Issues ».

Ferland, M., et G. Paquet. 1994. « L'influence des facteurs sociaux sur la santé et le bien-être ». Dans V. Lemieux *et al.* (dir.). *Le système de santé au Québec*. Sainte-Foy : Les Presses de l'Université Laval, p. 53–72.

Ferland, M., G. Paquet et F. Lapointe. 1995. « Liens entre le statut socioéconomique et la santé ». Dans *Santé Québec, Aspects sociaux reliés à la santé*. Rapport de l'enquête sociale et de santé 1992-1993, vol. 2. Québec : Gouvernement du Québec, p. 119–168.

Ferreri, P. 1993. « Médecine familiale et soins transculturels ». *Le Médecin du Québec,* février, dossier « Médecine et ethnies », vol. 28, no 2.

Ferrie, J. E., *et al.* 1995. « Health effects of anticipation of job change and non-employment : longitudinal data from the Whitehall II study ». *British Medical Journal,* vol. 311, no 7015, p. 1264–1269.

Foglia, P. 1996. Série d'articles sur la pauvreté parus dans *La Presse*, 9–14 février 1996.

Forest, P.-G. 2000. « La grande offensive des partisans de la privatisation ». Dans R. Côté (dir.). *Québec 2001*. Montréal : Fides, p. 325–333.

Forget, D. 2004. « La dépression : une maladie sociale ». *Découvrir*, septembre-octobre 2004, p. 26.

Fortin, É., et I. Traoré. 2007. « Les Québécois sont-ils satisfaits de leur vie et du cadre de vie dans lequel ils évoluent ? ». *Zoom Santé*, avril 2007, 4p. [En ligne], www.stat.gouv.qc.ca/publications/sante/pdf2007/zoom_sante_avril07.pdf

Fortin, S., et M.-È. Carle. 2007. « Santé et pluralisme. Vers un nécessaire repositionnement de la culture dans l'espace clinique ». *Bulletin de l'association pour la recherche interculturelle* (ARIC), no 45, décembre 2007, p. 5–19. [En ligne], www.unifr.ch/ipg/ARIC/Publications/Bulletin/No45/003.pdf

Forum national sur la santé. 1997a. « Le gradient socioéconomique ». *Rapport de synthèse du groupe de travail sur les déterminants de la santé*. Ottawa. [En ligne], www.nfh.hc-sc.gc.ca

Forum national sur la santé. 1997b. *La santé au Canada : un héritage à faire fructifier*. Ottawa. [En ligne], www.nfh.hc-sc.gc.ca

Fournier, L., *et al.* 2002. *Enquête sur la santé mentale des Montréalais.* Volume 1 : *La santé mentale et les besoins de soins des adultes.* Montréal : Direction de la santé publique, 250 p. [En ligne], www.santepub-mtl.qc.ca

Freud, S. 1953 (env. 1909). *Cinq leçons sur la psychanalyse.* Paris : Payot.

Frohlich, K., M. de Koninck, A. Demers et P. Bernard (dir.). 2008. *Les inégalités sociales de santé au Québec.* Montréal : PUM, 404 p.

Galipeau, S. 2004. « Sports de gars, sports de filles ». *La Presse,* mercredi 21 janvier 2004, cahier Actuel, p. 1.

Gastaut, Y. 2009. « La diversité culturelle au Québec, enjeux identitaires d'histoire complexe au xxᵉ siècle ». *Migrance,* nº 34, p. 4–28. [En ligne], www.generiques.org/images/pdf/quebec-4-27.pdf

Gaudet, É. 2010. *Relations interculturelles,* 2ᵉ éd. Montréal : Modulo, 256 p.

Gaulejac, V. 1994. « Postface ». Dans J.-B. Robichaud *et al.* (dir.). *Les liens entre la pauvreté et la santé mentale. De l'exclusion à l'équité.* Boucherville : CSMQ et Gaëtan Morin Éditeur, 247 p.

Gaulejac, V., et T. Léonetti. 1994. *La lutte des places. Insertion et désinsertion.* Paris : Épi et Hommes et perspectives, 286 p.

Germain, A., et J.-É. Gagnon. 2003. « L'Autre, là où on ne l'attendait pas ». Dans M. Venne (dir.). *L'Annuaire du Québec 2004.* Montréal : Fides, p. 294–301.

Gervais, M. 2004. « Maladie mentale. Le dernier tabou ». *Québec Science,* vol. 43, nº 2, octobre 2004, p. 42–44.

Giles, P. 2004. *Mesure de faible revenu au Canada.* Ottawa : Statistique Canada. Nº de catalogue 75F0002MIF, 22 p. [En ligne], www. statcan.ca

Gill, P. 1991. *Les enfants de Duplessis.* Montréal : Libre Expression, 271 p.

Gobeil, M. 2010. « Promenons-nous dans les bois ». *Québec Science,* vol. 49, nº 1, août-septembre 2010, p. 80–83. [En ligne], www.quebecscience.qc.ca

Godin, G. 2002. « Le changement des comportements de santé ». Dans G.-N.Fischer (dir.). *Traité de psychologie de la santé.* Paris : Dunod, p. 375–388.

Goffman, E. 1991. *Asylums : Essays on the Condition of the Social Situation of Mental Patients and Other Inmates* (1ʳᵉ edition 1961). Penguin Social Science, 386 p.

Gouvernement du Québec. 1963. *Rapport du Comité d'étude sur l'assistance publique* (comité Boucher). Québec, 230 p.

Gravel, P., et R. Dutrisac. 2005. « Santé : la Cour suprême ouvre la porte au privé ». *Le Devoir,* vendredi 10 juin 2005. [En ligne], www.ledevoir.com

Gravel, S., et A. Battaglini (dir.). 2000. *Culture, santé et ethnicité : vers une santé publique pluraliste.* Direction de la santé publique de Montréal-Centre, 243 p.

Green, L. W., B. D. Poland et I. Rootman (dir.). 2000. *Settings for Health Promotion : Linking Theory and Practice.* Thousand Oaks/Newbury Park, CA : Sage Publications.

Groupe de travail provincial sur la problématique du poids (GTPPP). 2004. *Les problèmes reliés au poids au Québec :* un appel à la mobilisation. Montréal : ASPQ, 23 p. [En ligne], www.aspq.org

Guérard, F. 1996. *Histoire de la santé au Québec.* Montréal : Boréal, 123 p.

Guyon, L. 2003. *L'alcool et les drogues : où en sont les jeunes en 2002 ?* Présentation aux JASP, décembre 2003, 9 p. [En ligne], www.inspq.qc.ca/jasp/archives

Guyon, L., R. Simard et L. Nadeau. 1981. *Va te faire soigner, t'es malade.* Montréal : Stanké, 158 p.

Halpern, C. 2005. « La santé : à la poursuite d'une utopie ». *Sciences Humaines,* nº 154, novembre 2004, p. 50–52.

Halpern, C. 2004. « Le normal et le pathologique ». *Sciences Humaines,* hors série, nº 48, mars-avril-mai 2005, p. 6–8.

Hamelin, M. 2004. « Un passé douloureux. Les immigrants chinois ont été les seuls à devoir payer une taxe d'entrée au pays ». *Le Devoir,* 2-3 octobre 2004, cahier J, p. 4.

Helley, D. 1992. *L'immigration, pour quoi faire ?* Québec : Institut québécois de recherche sur la culture (IQRC), 229 p.

Herzlich, C. 1986. « Sociologie. Santé, maladie et médecine ». Dans *L'état des sciences sociales en France.* Paris : La Découverte, p. 174–177.

Herzlich, C., et J. Pierret. 1984. *Malades d'hier, malades d'aujourd'hui.* Paris : Payot, 295 p.

Hirsch, A., et A. Karsenty. 1992. *Le prix de la fumée.* Paris : Éditions Odile Jacob.

Hoggart, R. 1970. *La culture du pauvre.* Paris : Éditions de Minuit.

Holmes, D., P. Delgado et A. Perron. 2009. « Allaitement maternel et nouvel ordre social : gouvernementalité, soins infirmiers et construction de la maternité ». Dans H. Sanni Yaya (dir.). *Pouvoir médical et santé totalitaire.* Québec : PUL, p.205-224.

Houle, J., et M.-A. Dufour. 2010. « Intervenir auprès des hommes suicidaires ». *Psychologie Québec,* vol. 27, nº 01, janvier 2010, p. 27–29. [En ligne], www.ordrepsy.qc.ca/pdf/Psy_Qc_Janvier2010_Dossier_03_Houle_Dufour.pdf

Illich, I. 1975. *Némésis médicale : L'expropriation de la santé.* Paris : Seuil, 218 p.

Institut de la statistique du Québec (ISQ). 2010a. *Le Québec chiffres en main - Édition 2010,* 71p. [En ligne], www.stat.gouv.qc.ca/publications/referenc/qcmfr.htm

Institut de la statistique du Québec (ISQ). 2010b. Tableau, « Données démographiques. Population par année d'âge et par sexe. 2009 ». [En ligne], www.stat.gouv.qc.ca/donstat/societe/demographie/struc_poplt/201_09.htm

Institut de la statistique du Québec (ISQ). 2010c. *Le Québec dans le monde. Statistiques économiques internationales.* [En ligne], www.stat.gouv.qc.ca/publications/comparaisons_econo/pdf/quebec_monde.pdf

Institut de la statistique du Québec (ISQ). 2010d. Banque de données de statistiques officielles (BDSO). [En ligne], www.bdso.gouv.qc.ca/pls/ken/iwae.proc_acce?p_temp_bran=ISQ

Institut de la statistique du Québec (ISQ). 2010e. *Tableaux statistiques. Naissances et décès.* [En ligne], www.stat.gouv.qc.ca/donstat/societe/demographie/naisn_deces/308.htm

Institut de la statistique du Québec (ISQ). 2010f. *Étude sur la santé mentale et le bien-être des adultes québécois : une synthèse pour soutenir l'action.* Québec : Gouvernement du Québec, 104 p. [En ligne], www.stat.gouv.qc.ca/publications/sante/pdf2008/sante_mentale_methode.pdf

Institut de la statistique du Québec (ISQ). 2010g. *Santé mentale et bien-être des adultes québécois : un aperçu à partir de quelques indicateurs-clés.* Québec : ISQ, 44 p. [En ligne], www.bdso.gouv.qc.ca/docs-ken/multimedia/PB01670FR_Enquete_sante2009H00F05.pdf

Institut de la statistique du Québec (ISQ). 2010h. *Décès et taux de mortalité selon la cause et le sexe, Québec, 2007.* [En ligne], www.stat.gouv.qc.ca/donstat/societe/demographie/naisn_deces/310_2007_tousages.htm (Page consultée le 12 août 2010)

Institut de la statistique du Québec (ISQ). 2009a. *Données sociales du Québec,* édition 2009. Québec : Gouvernement du Québec, 233 p. [En ligne], www.stat.gouv.qc.ca

Institut de la statistique du Québec (ISQ). 2009b. *Enquête québécoise sur le tabac, l'alcool, la drogue et le jeu chez les élèves du secondaire, 2008.* Québec : Gouvernement du Québec, 196 p. [En ligne], www.stat.gouv.qc.ca/publications/sante/pdf2009/Tabac_alcool2008.pdf

Institut de la statistique du Québec (ISQ). 2002. *Enquête sociale et de santé auprès des enfants et des adolescents québécois 1999. Faits saillants.* Québec : ISQ, 10 p. [En ligne], www.stat.gouv.qc.ca/publications/sante/enfant-ado.htm

Institut Fraser. 2009. *Paying More, Getting Less : 2009 Report.* [En ligne], www.fraserinstitute.org

Institut national de santé publique (INSPQ). 2009a. *L'usage de substances psychoactives chez les jeunes québécois.* Québec : INSPQ. [En ligne], www.inspq.qc.ca/pdf/publications/950_UsaSubsPsychoJeunesQueb.pdf

Institut national de santé publique (INSPQ). 2009b. *La consommation alimentaire et les apports nutritionnels des adultes québécois.* Québec : INSPQ, 119 p. [En ligne], www.inspq.qc.ca/pdf/publications/931_RapportNutritionAdultes.pdf

Institut national de santé publique (INSPQ). 2008. *Avis scientifique sur les interventions efficaces en promotion de la santé mentale et en prévention des troubles mentaux.* Québec : INSPQ, 150 p. [En ligne], www.inspq.qc.ca/pdf/publications/789_Avis_sante_mentale.pdf

Institut national de santé publique (INSPQ). 2008. *Poids corporel de la population adulte québécoise : mise à jour 2005.* Québec : INSPQ, 25 p. [En ligne], www.inspq.qc.ca/pdf/publications/739_PoidsCorpoPopuAdulteQuebecoise.pdf

Institut national de santé publique (INSPQ). 2008. *SantéScope.* [En ligne], www.inspq.qc.ca/Santescope/element.asp?NoEle=118 (Page consultée le 27 juin 2010)

Institut national de santé publique (INSPQ). 2007a. *L'espérance de santé au Québec : revue de différentes estimations pour les années 1986 à 2003.* Québec : INSPQ, 35 p. [En ligne], www.inspq.qc.ca

Institut national de santé publique (INSPQ). 2007b. *Monitorage du Plan québécois de lutte contre le tabagisme 2007.* Québec : INSPQ, 115 p. [En ligne], www.inspq.qc.ca/pdf/publications/752_MonitorageTabac.pdf

Institut national de santé publique (INSPQ), en collaboration avec le ministère de la Santé et des services sociaux du Québec (MSSS) et l'Institut de la statistique du Québec (ISQ). 2006. *Portrait de santé du Québec et de ses régions 2006 : les statistiques - Deuxième rapport national sur l'état de santé de la population.* Gouvernement du Québec, 659 p. [En ligne], www.inspq.qc.ca/pdf/publications/545-PortraitSante2006_Statistiques.pdf

Institut national de santé publique (INSPQ) *Enquête sur le tabagisme chez les jeunes 2004-2005. Comparaisons Québec-Canada,* 11 p. [En ligne], www.inspq.qc.ca/pdf/publications/944_EnqueteTabacJeune04-05.pdf

Jaccard, R. 2004. *La folie,* 7e éd. Collection « Que sais-je ». Paris : PUF, 128 p.

Jacob, A. 1990. « Le stress d'adaptation chez les réfugiés ». Dans *Vers une approche multiculturelle en santé mentale,* Actes du colloque, mai 1990. Montréal : Éditions La Rose Blanche.

Jimenez, V. 1995. « La femme immigrante ». Dans H. Bélanger et L. Charbonneau (dir.). *La santé des femmes.* Montréal : EDISEM/Maloine/La Fédération des médecins omnipraticiens du Québec, p. 911–917.

Jolly, C. J., et R. White. 1995. *Physical Anthropology and Archeology,* 5e éd. New York : McGraw-Hill, 532 p.

Julien, M., et J. Laverdure. 2004 *Avis scientifique sur la prévention du suicide chez les jeunes.* [En ligne], www.inspq.qc.ca/pdf/publications/280-AvisSuicideJeunes.pdf

Kickbusch, I. 1996. « Cinquante années d'évolution des concepts de santé à l'OMS : d'une définition à sa reformulation ». *Prévenir,* no 30, 1er semestre 1996, p. 43–54.

Kleinman, A., et J. Kleinman. 1995. « Somatization : The interconnections in Chinese society among culture, depressive experience and the meaning of pain ». Dans A. Kleinman et B. Good (dir.). *Culture and Depression.* Berkeley : University of California Press.

Kuhn, T. 1972. *La structure des révolutions scientifiques.* Paris : Flammarion.

Labesse, M. E. 2010. « Ces gens qui sont les nôtres ». *Développement social,* vol. 10, no 3, mars 2010, p. 9. [En ligne], www.inspq.qc.ca/DeveloppementSocial/rds/rds103.pdf#page=1

Labrèche, M.-S. 2008. *Borderline.* Collection « Compact ». Montréal : Boréal, 159 p.

Labonté, R., et S. Penfold. 1981. « Analyse critique des perspectives canadiennes en promotion de la santé ». *Éducation sanitaire,* vol. 19, nos 3-4, avril 1981, p. 4–10.

Lacourse, M. T. 2007. « Compte rendu ». *Recherches Sociographiques,* vol. 48, no 3, septembre-décembre 2007, p. 228–229. [En ligne], www.erudit.org/revue/rs/2007/v48/n3/018032ar.html

La Fondation de la tolérance. Zone Jeunesse. *Brève histoire de la discrimination au Canada.* [En ligne], www.fondationtolerance.com/zonejeunesse/index.php?p=brevehmain&sub=0 (Page consultée le 27 août 2010)

Laforce, H. 1985. *Histoire de la sage-femme dans la région de Québec.* Collection « Edmond-de-Nevers », no 4. Québec : Institut québécois de recherche sur la culture (IQRC), 237 p.

Lafortune, L., et É. Gaudet. 2000. *Une pédagogie interculturelle.* Montréal : ERPI, 304 p.

Lagacé, C. 2007. *Maintien en emploi, retraite et santé.* Québec : INSPQ, 79 p. [En ligne], www.inspq.qc.ca

Lajoie, A. 1994. « Le droit aux services : une réforme en peau de chagrin ». Dans V. Lemieux (dir.). *Le système de santé au Québec.* Sainte-Foy : Les Presses de l'Université Laval, p. 129–142.

Lalonde, M. 1974. *Nouvelle perspective de la santé des Canadiens.* Ottawa : Ministère de la Santé nationale et du Bien-être social, 82 p.

Lambert, R. 2004. « Troubles mentaux : des espoirs pour demain ». *Québec Science,* vol. 43, n° 2, octobre 2004, p. 44.

Lamontagne, C. 1991. « Le guérisseur et le mécanicien ». *Le Guide Ressources,* mars-avril 1991, p. 108–109.

Langlois, A.-M., M. St-Pierre et C. Bégin. 2003. « Les réseaux de services intégrés : possibilités, limites et enjeux ». Dans V. Lemieux (dir.). *Le système de santé au Québec.* Sainte-Foy : Les Presses de l'Université Laval, p. 145–174.

Langlois, S. 2010. « Québec 2009. Portrait social ». Dans M. Famy (dir.). *L'État du Québec 2010.* Montréal : Boréal, p. 1–59. [En ligne], www.letatduquebec.qc.ca/index.php/index.php/index.php/index.php/quebec-2009-portrait-social

Languirand, J. 1991. « De l'instinct d'interdiction ». *Le Guide Ressources,* vol. 6, n° 4, p. 12.

Lapierre, L., et S. Loslier. 2003. *Identité immigrante et apprentissage en contexte collégial.* Saint-Laurent : Cégep de Saint-Laurent.

Laplante, L. 2002. « Un enjeu démocratique. Entrevue avec Pierre-André Contandriopoulos ». *Revue Notre-Dame,* novembre 2002, p. 16–28.

Lazarus, A., et P. Aïach. 1996. « La santé ? C'est la vie ! ». *Prévenir,* n° 30, 1er semestre 1996, p. 61–71.

Leblanc, P. 1994. « La convivialité revisitée : Ivan Illich ». *Possibles - Pensée pour un autre siècle,* vol. 18, n° 2, printemps 1994, p. 65–72.

Le Breton, D. 2004. *L'interactionnisme symbolique.* Paris : Quadrige et PUF, 249 p.

Le Breton, D. 1995. « Les dimensions culturelles de la douleur ». *Sciences humaines,* avril 1995, p. 23–25.

Leclerc, J.-C. 2005. « Le Québec prend des couleurs ». *Revue Notre-Dame,* vol. 103, n° 2, février 2005, p. 1–14.

Lee, M. 2007. « How sustainable is medicare ? » Centre canadien de politiques alternatives (CCPA), septembre 2007, Ottawa, 33 p. [En ligne], www.policyalternatives.ca/publications/reports/how-sustainable-medicare (Page consultée le 2 juin 2010)

Lefebvre, A., et L. Soderstrom. 2000. *Le vieillissement de la population québécoise : conséquences sur le financement des dépenses publiques de santé.* Québec : Conseil de la santé et du bien-être (CSBE), 59 p.

Lemieux, L. 2000. « La profession d'infirmière à la croisée des chemins ». *Le Soleil,* mercredi 12 avril 2000.

Letellier, M. 1971. *On n'est pas des trous-de-cul.* Montréal : Parti pris, 221 p.

Levasseur, M., et L. Goulet. 2001. « Problèmes de santé ». Dans *Enquête sociale et de santé 1998,* 2e éd. Collection « La santé et le bien-être ». Québec : ISQ, Direction Santé Québec, p. 273–292.

Lévesque-Barbès, H. 2007. *Perspectives de l'exercice de la profession infirmière.* Montréal : OIIQ.

Lévy, J. 1999. « Les conduites à risque sont-elles des conduites suicidaires ? ». *Frontières,* vol. 12, n° 1, automne 1999, p. 39–42.

Lewis, O. 1969. *La Vida.* Paris : Gallimard.

Linteau, P.-A. 2009. « Les grandes tendances de l'immigration au Québec : 1945 : 2005 ». *Migrance,* n° 34. [En ligne], www.generiques.org/migrance_dernier.php

Loiselle, J., et É. Fortin. 2003. « La prévalence du tabagisme ». Dans *Où en sont les jeunes face au tabac, à l'alcool, aux drogues et au jeu ?* Enquête québécoise sur le tabagisme chez les élèves du secondaire, 2002. Québec : ISQ, p. 43–61.

Loux, F. 1983. *Tradition et soins d'aujourd'hui.* Paris : InterÉditions, 1983.

Lovell, A. M. (dir.). 2004. « Santé mentale et société ». *Problèmes politiques et sociaux,* n° 899, avril 2004, 119 p.

Lutumba Ntetu, A., et J.-D. Fortin. 1996. « Pour un réajustement des approches auprès des autochtones ». *L'infirmière canadienne,* mars 1996, p. 42–46.

Maisondieu, J. 2003. « Quand on devient malade ». *Sciences humaines,* n° 138, mai 2003, p. 34–37.

Mallette, L. 2003. « La psychiatrie sous influence ». *Revue Santé mentale au Québec,* vol. 28, n° 1, printemps 2003, p. 298–319. Érudit. [En ligne], www.erudit.org/revue/SMQ/2003/v28/n1/006993ar.html

Marchand, G. 2003. « Cinq approches de la maladie mentale ». *Sciences humaines,* n° 138, mai 2003, p. 36.

Marchand, G., *et al.* 2005. « La santé, un enjeu de société ». *Sciences humaines,* hors série, n° 48, mars-avril-mai 2005, 102 p. [En ligne], www.scienceshumaines.com/la-sante-2c-un-enjeu-de-societe_fr_157.htm

Marmot, M., *et al.* 2010. « Fair Society, Healthy Lives ». *The Marmot Review 2010.* Londres : The Marmot Review éditeur, 237 p. [En ligne], www.marmotreview.org

Massé, R. 1995. *Culture et santé publique.* Boucherville : Gaëtan Morin Éditeur, 499 p.

McAll, C. 2008. « Au cœur des inégalités sociales de santé. L'exclusion et l'inclusion comme rapports », p. 15–26. Dans É. Gagnon, Y. Pelchat et R. Édouard (dir.). *Politiques d'intégration, rapports d'exclusion. Action publique et justice sociale.* Québec : PUL, 387 p.

McKeown, T. 1981. « Les déterminants de l'état de santé des populations depuis trois siècles : le comportement, l'environnement et la médecine ». Dans L. G. Bozzini *et al.* (dir.). *Médecine et société. Les années 80.* Montréal : Éditions coopératives Albert Saint-Martin, p. 143–175.

Ministère de l'immigration et des communautés culturelles (MICC). 2010a. *Tableaux sur l'immigration permanente au Québec, 2005-2009.* Mars 2010, tableau 9a. [En ligne], www.micc.gouv.qc.ca/publications/fr/recherches-statistiques/Immigration_Quebec_2005-2009.pdf

Ministère de l'immigration et des communautés culturelles (MICC). 2010b. *Bulletin statistique sur l'immigration permanente 2009.* Québec, 8 p. [En ligne], www.micc.gouv.qc.ca/publications/fr/recherches-statistiques/BulletinStatistique_2009trimestre4_ImmigrationQuebec.pdf

Ministère de l'immigration et des communautés culturelles (MICC). 2010c. *Fiche synthèse sur l'immigration au Québec,* 16 avril 2010. Québec, MICC. 3p. [En ligne], www.micc.gouv.qc.ca/publications/fr/recherches-statistiques/FICHE_syn_an2009.pdf (Page consultée le 23 juillet 2010)

Ministère de l'Immigration et des Communautés culturelles (MICC). 2009. *Population immigrée recensée au Québec et dans les régions en 2006 : caractéristiques générales.* Québec, 170 p. [En ligne], www.micc.gouv.qc.ca/publications/fr/recherches-statistiques/Population-immigree-recensee-Quebec-regions-2006.pdf

Ministère de la Santé et des Services sociaux (MSSS). 2010. *Quatrième rapport national sur la santé de la population du Québec. L'épidémie silencieuse : les infections transmissibles sexuellement et par le sang.* Québec : Gouvernement du Québec, 73 p. [En ligne], http://publications.msss.gouv.qc.ca/acrobat/f/documentation/2010/10-228-02.pdf

Ministère de la Santé et des Services sociaux (MSSS). 2008a. *Programme national de santé publique 2003-2012. Mise à jour 2008.* Québec : Gouvernement du Québec, 103 p. [En ligne], www.msss.gouv.qc.ca

Ministère de la Santé et des Services sociaux (MSSS). 2008b. *État de santé de la population québécoise. Quelques repères (2008).* Québec : Gouvernement du Québec, 29 p. [En ligne], www.msss.gouv.qc.ca

Ministère de la Santé et des Services sociaux (MSSS). 2008c. *Cadre de référence en matière de sécurité alimentaire.* Québec : Gouvernement du Québec, 37 p. [En ligne], http://publications.msss.gouv.qc.ca/acrobat/f/documentation/2008/08-208-01.pdf

Ministère de la Santé et des Services sociaux (MSSS). 2007. *Troisième rapport national sur l'état de santé de la population québécoise. Riches de tous nos enfants.* Québec : Gouvernement du Québec, 162 p. [En ligne], www.msss.gouv.qc.ca

Ministère de la Santé et des Services sociaux (MSSS). 2006. *Plan d'action de santé dentaire publique 2005-2012.* Québec : MSSS, 66 p. [En ligne], http://publications.msss.gouv.qc.ca/acrobat/f/documentation/2006/06-231-01.pdf

Ministère de la Santé et des Services sociaux (MSSS). 2005a. *Rapport national sur l'état de santé de la population du Québec. Produire la santé.* Québec : Gouvernement du Québec, 120 p. [En ligne], www.msss.gouv.qc.ca

Ministère de la Santé et des Services sociaux (MSSS). 2005b. *Stratégie d'action jeunesse 2005-2008.* Québec : Gouvernement du Québec, 47 p.

Ministère de la Santé et des Services sociaux (MSSS). 2005c. *Plan d'action en santé mentale 2005-2010. La force des liens.* Québec : Gouvernement du Québec, 90 p. [En ligne], www.msss. gouv.qc.ca

Ministère de la Santé et des Services sociaux (MSSS). 2005d. *Statistiques et indicateurs : la production et l'utilisation des services.* Québec : Gouvernement du Québec. [En ligne], www.msss.gouv.qc.ca/statistiques/produc_util.html

Ministère de la Santé et des Services sociaux (MSSS). 2005e. *Réseau : portrait de l'organisation.* Québec : Gouvernement du Québec. [En ligne], www.msss.gouv.qc.ca/reseau/survol.html

Ministère de la Santé et des Services sociaux (MSSS). 2005f. *Répertoire des établissements : lexique.* Québec : Gouvernement du Québec. [En ligne], www.msss.gouv.qc.ca/reseau/etablissements.html

Ministère de la Santé et des Services sociaux (MSSS). 2003b. *Urgences en santé mentale.* Québec : Gouvernement du Québec. [En ligne], www.msss.gouv.qc.ca

Ministère de la Santé et des Services sociaux (MSSS). 2002. *La réduction des inégalités liées à la pauvreté en matière de santé et de bien-être : orienter et soutenir l'action.* Québec : MSSS, Comité ministériel sur la réduction des inégalités de santé et de bien-être liées à la pauvreté, 51 p. [En ligne], http://publications.msss.gouv.qc.ca/acrobat/f/documentation/2003/03-207-01.pdf

Ministère de la Santé et des Services sociaux (MSSS). 1999. *La complémentarité du secteur privé dans la poursuite des objectifs fondamentaux du système public de santé au Québec.* Québec : Gouvernement du Québec, 60 p. [En ligne], www.msss.gouv.qc.ca

Ministère de la Santé et des Services sociaux (MSSS). 1994. *Accessibilité des services aux communautés ethnoculturelles.* Québec : Gouvernement du Québec. [En ligne], www.msss.gouv.qc.ca

Ministère des Relations avec les citoyens et de l'Immigration (MRCI). 2005. *Tableaux sur l'immigration au Québec 2000-2004.* [En ligne], www.mrci.gouv.qc.ca

Mishara, B. L. 2003. « Des pratiques novatrices pour la prévention du suicide au Québec : un défi de société ». *Santé mentale au Québec,* vol. XXVIII, n° 1, p. 111–125.

Morency, P. 2009. « Blessés de la route, des inégalités qui s'expliquent… ». *Développement social,* vol. 10, n° 2, novembre 2009, p. 31. [En ligne], www.inspq.qc.ca/DeveloppementSocial/rds/rds102.pdf#page=1

Morin, M., et T. Apostolidis. 2002. « Contexte social et santé ». Dans G. N. Fischer (dir.). *Traité de psychologie de la santé.* Paris : Dunod, p. 463–489.

Morin, R. 2003. *La santé, l'alcool et les pratiques commerciales ou le difficile équilibre entre les intérêts économiques et socio-sanitaires.* Présentation aux JASP, 2003. INSPQ. [En ligne], www.inspq.qc.ca/jasp/archives

Morin, R., et M. Julien. 2004. « Sur quelles stratégies de prévention du suicide chez les jeunes doit-on miser ? ». Québec : Institut national de santé publique (INSPQ). [En ligne], www.inspq.qc.ca

Mucchielli, A. 1993. *La nouvelle psychologie.* Collection « Que sais-je ? ». Paris : PUF, 128 p.

Nanhou, V., et N. Audet. 2008. « Caractéristiques de santé des immigrants du Québec : comparaison avec les Canadiens de naissance ». *Zoom Santé,* juin 2008, 4 p. [En ligne], www.stat.gouv.qc.ca/publications/sante/pdf2008/zoom_sante_juin08.pdf

Nicoud, C. 2006. Compte rendu. « Suicide : l'envers de notre monde ». Portail liens-socio. Le portail français des sciences sociales. Publié le 31 juillet 2006. [En ligne], www.liens-socio. org/article.php3?id_article=1103 (Page consultée le 20 septembre 2010)

Noël, A. 2009. « La loi 112 et les inégalités sociales ». *Développement social,* vol. 10, n° 2, novembre 2009. [En ligne], www.inspq.qc.ca/DeveloppementSocial/rds/rds102. pdf#page=1

Ordre des infirmières et infirmiers du Québec (OIIQ). 2004. *Perspectives de l'exercice de la profession d'infirmière.* Montréal : OIIQ, 28 p.

Organisation des Nations Unies (ONU). 2009. *World Population Prospects : The 2008 Revision Population Database.* [En ligne], http://esa.un.org/unpp (Page consultée le 3 mai 2010)

Organisation mondiale de la santé (OMS). 2010. *Statistiques sanitaires mondiales 2010.* [En ligne], www.who.int/whosis/ whostat/2010/fr/index.html (Page consultée le 18 mai 2010)

Organisation mondiale de la santé (OMS). 2009. *Santé mentale : un état de bien-être. Faits et chiffres.* Octobre 2009. [En ligne], www.who.int/features/factfiles/mental_health/mental_health_ facts/fr/index1.html (Page consultée le 18 septembre 2010)

Organisation mondiale de la santé (OMS). 2008. *Combler le fossé en une génération.* OMS, Commission des déterminants de la santé, 33 p. [En ligne], http://whqlibdoc.who.int/hq/2008/WHO_ IER_CSDH_08.1_fre.pdf (Page consultée le 15 juin 2010)

Organisation mondiale de la santé (OMS). 2008. *Élargir l'accès aux soins pour lutter contre les troubles mentaux, neurolo- giques et liés à l'utilisation de substances psychoactives.* Genève : OMS, 40 p. [En ligne], www.who.int/mental_health/ mhgap_french.pdf

Organisation mondiale de la santé (OMS). 2005. *Plaidoyer en faveur de la santé mentale.* Genève : OMS, 62 p. [En ligne], www.who.int/mental_health/policy/Plaidoyer_en_sante_ mentale_final.pdf

Organisation mondiale de la santé (OMS). 2000. *Rapport sur la santé dans le monde 2001. La santé mentale : nouvelle conception, nouveaux espoirs.* [En ligne], www.who.int/ whr/2001/main/fr

Organisation mondiale de la santé (OMS). 1946. *Préambule à la Constitution de l'Organisation mondiale de la Santé,* tel qu'adopté par la Conférence internationale sur la Santé, New York, 19-22 juin 1946 ; signé le 22 juillet 1946 par les représentants de 61 États et entré en vigueur le 7 avril 1948. Actes officiels de l'Organisation mondiale de la Santé, n° 2, p. 100. [En ligne], www.who.int/about/ definition/fr/print.html (Page consultée le 15 avril 2010)

Pampalon, R. 1994. « La santé des Québécois et des Québécoises ». Dans V. Lemieux *et al.* (dir.). *Le système de santé au Québec.* Sainte-Foy : Les Presses de l'Université Laval, p. 33–52.

Pampalon, R., D. Hamel et P. Gamache. 2008. « Évolution de la mor- talité prématurée au Québec selon la défavorisation matérielle et sociale », p.13-35. Dans M. De Koninck *et al.* (dir.) *Les inégalités sociales de santé au Québec.* Montréal : PUM, 404 p.

Pampalon, R., et G. Raymond. 2000. *Un indice de défavorisation pour la planification de la santé et du bien-être au Québec.* Québec : INSPQ et MSSS.

Papillon, M.-J. 2003. *Du médicament pour guérir au médicament pour « prévenir » : critique de la place du médicament dans la prévention de la maladie.* Présentation aux journées annuelles de santé publique (JASP). Montréal : ASPQ. [En ligne], www. inspq.qc.ca/jasp/archives

Paquet, G. 2005. *Partir du bas de l'échelle.* Montréal : PUM, 148 p.

Paquet, G. 1994. « Facteurs sociaux de la santé, de la maladie et de la mort ». Dans F. Dumont *et al.* (dir.). *Traité des problèmes sociaux.* Québec : IQRC, p. 223–244.

Paquet, G. 1989. *Santé et inégalités sociales. Un problème de distance culturelle.* Québec : IQRC, 131 p.

Paquet, G., et B. Tellier. 2003. « Les facteurs sociaux de la santé ». Dans V. Lemieux *et al.* (dir.). *Le Système de santé au Québec.* Québec : Presses de l'Université Laval, p. 65–89.

Paquet, S. 2001. *Folie, entraide, souffrance. Anthropologie d'une expérience parentale.* Québec : PUL, 134 p.

Paré, I. 2000. « Le vieillissement : une menace montée en épingle ? ». *Le Devoir,* samedi 29 avril 2000, 4 p.

Paugam, S. 1991. *La disqualification sociale. Essai sur la nouvelle pauvreté.* Paris : PUF, 254 p.

Phaneuf, M. 1996. *La planification des soins : un système intégré et personnalisé.* Montréal : Chenelière/McGraw-Hill, 295 p.

Picher, C. 2003. « L'argent et la santé ». *La Presse,* mardi le 21 jan- vier 2003, cahier D, p. 5.

Piché, V. 2008. Entrevue avec Victor Piché qui discute de la migra- tion internationale et ses conséquences sur le Canada et le monde. Affaires étrangères et commerce international Canada. Gouvernement du Canada. [En ligne], www.international.gc.ca/ cip-pic/discussions/geopolitics-geopolitique/video/piche. aspx?lang=fra

Piché, V., et C. Le Bourdais. 2003. « Le Québec dans 50 ans. Quatre grands défis démographiques du XXIe siècle ». Dans M. Venne (dir.). *L'Annuaire du Québec 2004.* Montréal : Fides, p. 76–83.

Pineault, R., et C. Daveluy. 1986. *La planification de la santé : concepts, méthodes, stratégies.* Ottawa : Les éditions Agence d'Arc, 480 p.

Quéniart, A. 1988. *Le corps paradoxal : regards de femmes sur la maternité.* Montréal : Éditions Albert Saint-Martin, 249 p.

Rabier, J.-C. 1989. *Initiation à la sociologie.* Bruxelles : Érasme.

Rathjen, H., et F. Doucas. 2010. « Taux de tabagisme au Québec ». Coalition québécoise pour le contrôle du tabac (CQCT). Document envoyé par courrier électronique le 3 juin 2010 aux Directeurs de santé publique. Adresse de la coalition : coalition@cqct.qc.ca

Regroupement des ressources alternatives en santé mentale du Québec (RRASMQ). 2009. *Le Manifeste du RRASMQ* (réé- dité en 2009), 11 p. [En ligne], www.rrasmq.com/publications/ Manifeste_reedition2009.pdf

Regroupement des ressources alternatives en santé mentale du Québec (RRASMQ). 2006. *Balises pour une approche alterna- tive des pratiques de soutien communautaire en santé mentale,* 11 p. [En ligne], www.rrasmq.com/publications/Balises_soutien_ com_alternatif_2006.pdf

Renaud, M. 1995. «Le concept de médicalisation a-t-il toujours la même pertinence ?». Dans L. Bouchard et D. Cohen (dir.). *Médicalisation et contrôle social.* Montréal : Acfas, «Les cahiers scientifiques», n° 84, 1995, p. 167–173.

Renaud, M. 1994a. «L'environnement social comme déterminant de la santé». Dans *Pour une société en santé.* Actes du Colloque de la CSD. Montréal : Centrale des syndicats démocratiques (CSD), décembre 1994, p. 16–46.

Renaud, M. 1994b. «Expliquer l'inexpliqué : l'environnement social comme facteur clé de la santé». *Interface,* n° 17, mars-avril 1994, p. 15–25.

Renaud, M. 1985. «De la sociologie médicale à la sociologie de la santé : trente ans de recherche sur le malade et la maladie». Dans J. Dufresne, F. Dumont et Y. Martin (dir.). *Traité d'anthropologie médicale.* Québec/Lyon : IQRC, PUQ et PUL, p. 281–291.

Revue Santé société. 1992. «Le santéisme, crois ou meurs...», vol. 14, n° 3, 1992, p. 21–53.

Rheault, S. 1994. «L'évolution du financement des dépenses québécoises en services de santé». Dans V. Lemieux (dir.). *Le système de santé au Québec.* Sainte-Foy : Les Presses de l'Université Laval, p. 301–325.

Riopelle, L., *et al.* 1984. *Soins infirmiers : un modèle centré sur les besoins de la personne.* Montréal : McGraw-Hill, 354 p.

Rioux Soucy, L.-M. 2005. «L'électrochoc, un traitement controversé de plus en plus prescrit». *Le Devoir,* mercredi 8 juin 2005, cahier A, p. 6.

Rioux Soucy, L.-M. 2005. 2003. «Psychotropes en vogue dans les centres jeunesse». *Le Devoir,* mardi 23 novembre 2003, cahier A, p. 1.

Robichaud, J.-B., *et al.* 1994. *Les liens entre la pauvreté et la santé mentale.* Boucherville : Gaëtan Morin Éditeur, 247 p.

Rocher, F., *et al.* 2007. *Le concept d'interculturalisme en contexte québécois : généalogie d'un néologisme.* Rapport présenté à la Commission de consultation sur les pratiques d'accommodement reliées aux différences culturelles (CCPARDC). Montréal : UQAM, 64 p. [En ligne], www.accommodements.qc.ca/documentation/rapports/rapport-3-rocher-francois.pdf

Rose, R. 2009. «Les femmes âgées et l'égalité économique». Dans M. Charpentier et A. Quéniart (dir.). *Vieilles et après ! Femmes, vieillissement et société.* Montréal : Éditions du remue-ménage, 295 p.

Rousseau, N., F. Saillant et D. Desjardins. 1991. «Profil sociodémographique des thérapeutes holistes au Québec». *Revue canadienne de santé publique,* vol. 82, sept.-oct. 1991, p. 335–340.

Roverer, M., et B. J. Skinner. 2009. *Paying More, Getting Less.* 2009 Report. Fraser Institute, 37 p. [En ligne], www.fraserinstitute.org/research-news/display.aspx?id=13277

Roy, G. 1991. *Pratiques interculturelles, sous l'angle de la modernité.* Montréal : Centre de services sociaux du Montréal métropolitain (CSSS), 88 p.

Saillant, F. 1990. «Les recettes de médecine populaire : pertinence anthropologique et clinique». *Anthropologie et sociétés,* vol. 14, n° 1, p. 93–107.

Saillant, F. 1990. 1988. *Cancer et culture.* Montréal : Albert Saint-Martin, 317 p.

Saint-Hilaire, M. 2007. «Le diagnostic, une imposture ?». *Québec Science,* vol 45, n° 6, mars 2007, p. 51–53.

Saint-Laurent, D., et C. Bouchard. 2004. «Le suicide au Québec : une catastrophe humaine et sociale». Dans M. Venne (dir.). *L'Annuaire du Québec 2005.* Montréal : Fides, p. 316–320.

Sanni Yaya, H. (dir.). 2009. *Pouvoir médical et santé totalitaire.* Québec : PUL, 424 p.

Shah, C. P. 1995. *Médecine préventive et santé publique au Canada.* Adaptation française par F. Turcotte (dir.). Sainte-Foy : PUL, 399 p.

Simpson, A., C. Beaucage et Y. B. Viger. 2009. *Épidémiologie appliquée,* 2e éd. Montréal : Gaëtan Morin éditeur, 318 p.

Soares, A. 2002. «Le prix d'un sourire. Travail, émotion et santé dans les services». Dans D. Harrisson et C. Legendre (dir.). *Santé, sécurité et transformation du travail : réflexions et recherches sur le risque professionnel.* Québec : PUQ, p. 229–250.

St-Amand, N., et M. Kérisit. 1998. *Pauvreté et nouvelles solidarités. Repenser l'intervention.* Montréal : Saint-Martin, 161 p.

Statistique Canada. 2010. Tableau «Fumeurs, selon le sexe, provinces et les territoires». [En ligne], http://www40.statcan.gc.ca/l02/cst01/health74b-fra.htm (Page consultée le 6 août 2010)

Statistique Canada. 2010a. *Enquête de surveillance de l'usage du tabac au Canada 2009* (ESUTC). [En ligne], www.hc-sc.gc.ca/hc-ps/tobac-tabac/research-recherche/stat/ctums-esutc_2009-fra.php

Statistique Canada. 2010b. *Statistiques sur les aliments 2009.* N° de catalogue 21-020-X. Ottawa : Statistique Canada, 43p. [En ligne], http://dsp-psd.tpsgc.gc.ca/collection_2009/statcan/21-020-X/21-020-x2008001-fra.pdf

Statistique Canada. 2010c. *Enquête sur la santé dans les collectivités canadiennes* (ESCC) 2009. [En ligne], http://www40.statcan.gc.ca/l02/cst01/health74a-fra.htm

Statistique Canada. 2007. *Un portrait des aînés au Canada 2006.* N° de catalogue 89-519-XIF. Ottawa : Statistique Canada, 321 p. [En ligne], www.statcan.ca

Statistique Canada. 2002. *Enquête sur la santé dans les collectivités canadiennes* (ESCC). N° de catalogue 82-617. [En ligne], www.statcan.ca

St-Laurent, D., et M. Gagné. 2010. *La mortalité par suicide au Québec : tendances et données récentes.* Québec : INSPQ, 19 p. [En ligne], www.aqps.info/media/documents/Statistiques2010suicide.pdf

Stuart, H. 2003. «Stigmatisation : leçons tirées des programmes visant sa diminution». *Santé mentale au Québec,* vol. XXVIII, n° 1, p. 54–72.

Susser, M. 1974. «Les composantes éthiques de la définition de la santé». *International Journal of Health Services,* vol. 4, n° 3. Traduit par G. Desrosiers, notes de cours. Montréal : Université de Montréal, Département de médecine sociale et préventive, août 1989.

Thébaud-Mony, A. 1996. «Des conférences internationales à la naissance de l'Organisation mondiale de la santé». *Prévenir,* n° 30, 1er semestre 1996, p. 36–42.

Thomas, L. 1979. *The Medusa and the Snail.* New York : Viking, 175 p.

Tjepkema, M. 2004. « Use of Cannabis and other Ilicit Drugs ». *Health Reports,* vol. 15, n° 4, p. 43–47.

Tremblay, G. 2004. « Portrait des besoins des hommes québécois en matière de santé et de services sociaux ». Annexe 2. Rapport du Comité de travail en matière de prévention et d'aide aux hommes. *Les hommes : s'ouvrir à leurs réalités et répondre à leurs besoins.* Québec : MSSS, 166 p. [En ligne], www.msss. gouv.qc.ca

Turgeon, J. *Les immigrants illégaux au Canada.* Mars 2006. Perspective Monde. Université de Sherbrooke. [En ligne], http://perspective.usherbrooke.ca/bilan/servlet/BMAnalyse? codeAnalyse=174 (Page consultée le 26 juillet 2010)

Turmel, A., et L. Hamelin. 1995. « La grande faucheuse d'enfants : la mortalité infantile depuis le tournant du siècle ». *Revue canadienne de sociologie et d'anthropologie,* vol. 32, n° 4, p. 439–462.

Vaillancourt, Y. 1988. *L'évolution des politiques sociales au Québec : 1940-1960.* Montréal : Presses de l'Université de Montréal, 513 p.

Venne, M. 2005. « Mirages de l'hôpital privé ». *Le Devoir,* lundi 13 juin 2005, cahier A, p. 7.

Villedieu, Y. 2002. *Un jour la santé.* Montréal : Boréal, 316 p.

Wachter, T., et D. Sullivan. 2009. « Job Displacement and Mortality : An Analysis using Administrative Data ». *Quarterly Journal of Economics,* August 2009, vol. 124, n° 3, p. 1265–1306. [En ligne], www.mitpressjournals.org/toc/qjec/124/3

Weinberg, A. 2001. « Comment Freud a inventé la psychanalyse ». *Sciences humaines,* n° 113, février 2001, p. 22–27.

White, D. 1994. « La gestion communautaire de l'exclusion ». *Lien social et Politiques – RIAC,* n° 32, automne 1994, p. 37–51.

Wilkins, R. 1980. *L'état de santé au Canada : 1926-1976.* Montréal : Institut de recherches politiques (IRP), mai 1980. Cité par J.-F. Chanlat. « Types de sociétés, types de morbidités : la sociogenèse des maladies ». Dans J. Dufresne, F. Dumont et Y. Martin (dir.). *Traité d'anthropologie médicale.* Québec/Lyon : IQRC, PUQ et PUL, p. 293–304.

Wilson, S. 2005. « Comment fonctionne l'indice de masse corporelle », 14 novembre 2005. HowStuffWorks.com. [En ligne], http://health. howstuffworks.com/bmi.htm (Page consultée le 14 avril 2010)

Wong, J. 1992. « Bébés chinois pas contents ! ». *L'Actualité,* 15 mars 1992, p. 66–68.

Zarifian, É. 2004. « Psychotropes ». Dans D. Lecourt (dir.). *Dictionnaire de la pensée médicale.* Paris : PUF, p. 934–937.

Zola, I. K. 1981. « Culte de la santé et méfaits de la médicalisation ». Dans L. Bozzini, M. Renaud *et al.* (dir.). *Médecine et société. Les années 80.* Montréal : Éditions Albert Saint-Martin, p. 31–51.

Index